こうすればうまくいく！

薬剤師による

処方提案

青島周一［編著］

中外医学社

■執筆者（執筆順）

青島周一　医療法人社団徳仁会中野病院薬局

木村丈司　神戸大学医学部附属病院薬剤部主任

山本雄一郎　有限会社アップル薬局／熊本大学薬学部臨床教授

京極　真　吉備国際大学保健医療福祉学部作業療法学科准教授

黄川田修平　前有限会社つばさ薬局

山本雅洋　株式会社ヤナセ薬局

黒田真生　株式会社ファルマレガシィ代表取締役かわべ薬局薬局長

八田重雄　医療法人社団家族の森多摩ファミリークリニック副院長・薬剤師

門村将太　JCHO札幌北辰病院薬剤科

浦上宗治　佐賀大学医学部附属病院感染制御部病院助教

青木洋介　佐賀大学医学部国際医療学講座教授／佐賀大学医学部附属病院感染制御部部長

鈴木大介　愛知県厚生農業協同組合連合会海南病院薬剤部

桑原秀徳　医療法人せのがわ瀬野川病院薬剤課

矢吹　拓　国立病院機構栃木医療センター内科医長

北　和也　医療法人やわらぎ会やわらぎクリニック副院長

序

　薬剤師が医師に対して行う処方提案とは，薬物療法における薬剤選択やその投与量，投与期間などについて，患者個別に最適と思われる情報を提供する行為であり，医師と薬剤師が連携して薬物治療を考えていくための１つのきっかけといってもよいだろう．

　しかしながら，実際の臨床現場において，多職種連携と呼ばれるものがうまく機能しているか，と問われれば案外そうでもないように思う．意識しているにせよ，そうでないにせよ，結局のところ，とりあえず穏便に済ます，というのが日常業務の実態ではないだろうか．とにかく表だって問題にならないように，できるだけ感情を抑え，相手を非難しないよう配慮しているうちに，真に大切な情報が共有されないことは決して少なくないように思う．逆に，徹底的に議論をしようとすれば，とても連携なんてできない状況に陥ってしまうことさえある．

　これには職種間のギャップというものが大きく影響しているように思う．立場によって薬剤効果や治療に対する関心が異なり，実際に行われている治療の動機や意味づけに大きな違いがあるのだ．つまるところ，処方内容に関する問題は，問題とする側の立場の問題だったりもする．それぞれの立場から治療を考えれば，どちらにも大きな誤りはなく，異なるのは立場の違いだけということは往々にしてあるはずだ．薬剤師による処方提案とはまさにそうした状況の中で行われるものである．

　正しい答えなどない，という状況の中で，どうすればよりよい処方提案につなげることができるのか．そんな疑問に悩む薬剤師も少なくないだろう．本書は，薬局，診療所，病院，また各専門領域それぞれの立場から，どのように薬物療法を考え，そしてどう医師と情報を共有し，実際の治療に反映させていくか，その具体的なプロセスや考え方を紹介している．本書を通じて，いまいち曖昧だった臨床における薬剤師の立ち位置が明確になるだろう．

薬剤師による処方提案の方法論として，私は EBM（evidence-based med-icine）の手法を活用しながら医師との連携を模索してきた．そして薬剤師による EBM を私と共に悩みながらも継続的に実践してきた本書執筆者の1人，黄川田修平氏が 2017 年 9 月に急逝された．私にとっては，尊敬する薬剤師であり，よき理解者でいてくれ，そして大切な友人であった．本書が「薬剤師にとって EBM が当たり前になる未来を作る」という彼の想いに，少しでも貢献することができたら幸いである．

2017 年 10 月

本書を故黄川田修平氏に捧ぐ

青 島 周 一

目次

第1章 処方提案を行うための基本的な方法論

1. 薬剤師からみた薬物療法を取り巻く現状 〈青島周一〉 2
医師と薬剤師の連携におけるいくつかの問題点 2
医師と薬剤師の視点の相違 4

2. 疑義照会と処方提案 〈青島周一〉 9
疑義照会のエビデンス 10
疑義照会の経済的効果 13
疑義照会を実施するための判断要素4分類 17
個別化医療を実現するための"処方提案" 19

3. 処方提案を実践するための方法論
（病態生理，臨床推論などの観点から） 〈木村丈司〉 21
病態生理と臨床推論について 22
病態生理の知識と臨床推論を活用した薬剤師による処方提案
　～具体例をもとに～ 22
病態生理の知識や臨床推論を薬剤師が活用するにあたっての注意事項 … 27

4. 処方提案を実践するための方法論
（薬理学，薬物動態学などの観点から） 〈山本雄一郎〉 30
薬理学とは 30
薬物動態学とは 30
薬力学とは 31
高齢者は特殊患者集団 31
処方医は何を指標に薬剤を選択しているのか 32
薬理学・薬物動態学による処方介入のタイミング 32
古典的な副作用の分類 36

i

目次

薬理学・薬物動態学の活躍の場 ……………………………………… 37

5. 処方提案を実践するための方法論
（EBM 実践の観点から）………………………………〈青島周一〉 39
EBM に対する誤解から ……………………………………………… 39
処方提案における薬剤師の EBM ………………………………… 43
薬剤師の EBM に対する批判的意見とその応答 ……………………… 45

6. 医師と薬剤師の信念対立を解消するために …………………〈京極　真〉 49
目的 ……………………………………………………………………… 49
チームワークの有効性 ……………………………………………… 49
薬剤師がチームワークに参加する意義 ……………………………… 50
チームワークの問題点 ……………………………………………… 51
信念対立解明アプローチ ……………………………………………… 54

第 2 章　ケースで学ぶ処方提案

1. 薬局薬剤師という立場での処方提案 ……………………………… 64
［総論］…………………………………………………〈黄川田修平〉 64
［ケース 1］処方元とトラムセットの処方に関する約束事を
交わした事例 ………………………………〈山本雄一郎〉 69
［ケース 2］クラリスロマイシンとの飲み合わせへの意識を
医師に高めてもらえた事例 ………………〈山本雄一郎〉 75
［ケース 3］薬を中止することに対して不安を抱いている
2 型糖尿病患者 ……………………………〈山本雅洋〉 81
［ケース 4］抗菌薬が処方されているがそれを拒んだ
急性上気道炎患者 …………………………〈山本雅洋〉 92
［ケース 5］降圧薬服用中で症候性低血圧が疑われた症例 …〈黄川田修平〉 101
［ケース 6］DPP-4 阻害薬による水疱性類天疱瘡が疑われた症例
〈黄川田修平〉 109
［ケース 7］アトルバスタチンによる横紋筋融解症が疑われた症例
〈黒田真生〉 116
［ケース 8］患者の服用感をもとに剤型変更になった症例 ……〈黒田真生〉 125

ii

2. 診療所薬剤師という立場での処方提案 …………………………………… 135

[総論] ………………………………………………………………… 〈八田重雄〉 135
[ケース1] 継続的に再評価・検討を行った症例 …………… 〈八田重雄〉 141
[ケース2] 認知症を発症した糖尿病患者 ………………… 〈八田重雄〉 149

3. 病院薬剤師という立場での処方提案 ……………………………… 157

[総論] ………………………………………………………………… 〈木村丈司〉 157
[ケース1] 術後に傾眠，見当識障害が出現した症例 ………… 〈木村丈司〉 162
[ケース2] QT延長作用を有する薬剤の併用症例 ………… 〈木村丈司〉 168

4. 抗菌薬の処方提案 …………………………………………………… 174

[総論] ………………………………………………………………… 〈門村将太〉 174
[ケース1] 市中肺炎（CAP）……………………………………… 〈門村将太〉 179
[ケース2] カテーテル関連血流感染（CRBSI）………………… 〈門村将太〉 189
[ケース3] 意識障害，発熱，嘔吐で救急搬送され，敗血症性
　　　　　 ショックとなった76歳女性 …………〈浦上宗治，青木洋介〉 199
[ケース4] セフェピム投与中も発熱が再燃した，急性骨髄性
　　　　　 白血病に対する化学療法中の66歳男性 〈浦上宗治，青木洋介〉 206

5. 腎機能低下患者の処方提案 ………………………………………… 214

[総論] ………………………………………………………………… 〈鈴木大介〉 214
[ケース1] CKD患者の高尿酸血症への処方提案……………… 〈鈴木大介〉 221
[ケース2] 血液透析患者に新規でスタチンが処方されたら … 〈鈴木大介〉 231

6. 精神科疾患患者の処方提案 ………………………………………… 242

[総論] ………………………………………………………………… 〈桑原秀徳〉 242
[ケース1] 抗精神病薬の副作用が問題となった症例 ………… 〈桑原秀徳〉 247
[ケース2] 多剤併用大量処方が問題となった症例 …………… 〈桑原秀徳〉 258

7. 超高齢者患者における処方提案……………………………………… 266

[総論] ………………………………………………………………… 〈青島周一〉 266
[ケース1] 用法が複雑な多剤併用例 …………………………… 〈青島周一〉 278
[ケース2] ドネペジルによる徐脈が疑われた症例 …………… 〈青島周一〉 288

目次

第3章　医師の立場からみた処方提案

1. 総合病院医師の立場から薬剤師に期待する処方提案とは … 〈矢吹　拓〉 302
   そもそも処方提案とは？ ……………………………………………… 302
   海外における処方提案～米国を中心に～ ………………………… 303
   日本でも認められる薬剤師の処方参画 …………………………… 304
   具体的な"処方提案の落としどころ"～病院薬剤師編～ ………… 305
   具体的な"処方提案の落としどころ"～薬局薬剤師編～ ………… 307
   処方提案を巡る"医師・薬剤師間の障壁" ………………………… 308

2. 診療所医師の立場から薬剤師に期待する処方提案とは …… 〈北　和也〉 311
   トレーシングレポートを活用しよう！ …………………………… 311
   添付文書を越えた情報提供を行おう！ …………………………… 314

索引 …………………………………………………………………… 319

第1章 ● 処方提案を行うための基本的な方法論

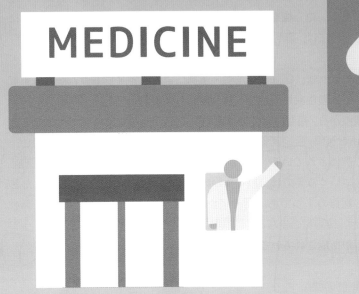

第 1 章 処方提案を行うための基本的な方法論

1 薬剤師からみた薬物療法を取り巻く現状

医師と薬剤師の連携におけるいくつかの問題点

　薬剤師の立場で，患者個別に最適化された薬物療法を考える際，医師との連携は不可欠である．処方権をもたない我が国の薬剤師が，薬物療法に積極的に関わっていくためには，薬剤師の意見を医師と共有していく必要があるからだ．

　海外の報告によれば，医師と薬剤師の連携により患者アウトカムが改善する可能性について，慢性疾患のコントロール，有害事象，アドヒアランス，医療経済などの観点から，複数の研究で肯定的である[1-5]．特にカナダではプライマリケアにおける医師–薬剤師の連携（physician-pharmacist collaborative care）が高く評価されている[6]．しかしながら，我が国において，医師–薬剤師連携を実践していくうえでは，いくつかの困難が存在するように思える．たとえば，連携の起点の 1 つである疑義照会に影響を与える因子として，「医師と薬剤師の関係」「情報量の少なさ」「気兼ねや忙しさ」「相手の見えないコミュニケーション」が指摘されている[7]．

① 医師と薬剤師の関係

　医師と薬剤師の関係性は，両者が連携するにあたり，特に保険薬局の薬剤師において非常に重要な要素になるかもしれない．これは医師と薬剤師が従事している環境，つまり診療所（あるいは病院）と薬局との間に物理的な距離があるためだ．また，医師の処方箋に基づき，調剤を行う薬剤師の立場としては，治療方針を否定するような意見を，医師に述べにくい，というような状況は多々存在するだろう．

② 情報量の少なさ

　病院薬剤師は医師の診療録を直接参照できるうえに，患者との接触機会につ

いても恵まれた環境にあるといえよう．少なくとも薬局で収集できる患者情報は限定的であることが多い．医師の診療所と薬剤師の薬局という施設の独立性は，患者情報の共有を阻害する傾向にあることは経験上明らかである．処方箋に記載されている薬剤情報，および薬歴作成に必要な患者の体質，アレルギー歴，副作用歴，併用薬に関する情報などを除けば，臨床的な情報は，基本的に患者本人から収集するしかない．近年では処方箋に臨床検査値を記載する医療機関も増えているようだが，まだまだ普及しているとはいえないだろう（第2章1-ケース7参照）．薬局では血圧や臨床検査値などの詳細な臨床情報を収集することが困難なケースも多く，患者によっては，治療対象の病名や併用薬剤情報すらまともに入手できないこともある．限られた情報下で，妥当な薬物療法をいかに考えていくか，悩みを抱える薬局薬剤師も多いはずだ．

③ 気兼ねや忙しさ

これは医師と薬剤師の関係性や，医療従事者のコミュニケーション能力にもよるが，疑義照会時に，医師に対して自分の意見を気兼ねなく言える薬剤師はそう多くないように思える．また，医師と薬剤師の関係性だけでなく，多忙な医師への配慮という要素も，疑義照会実践のハードルを上げるかもしれない．患者側としても，"病院で待たされたうえに，薬局でも待たされるのか"という思いを抱くこともあり，効率性という観点からも，疑義照会すべきか悩む事例は多いだろう．実際，疑義照会は患者の待ち時間を増やすことが示されている[8]．

④ 相手の見えないコミュニケーション

これも，医師と薬剤師がどのような関係性を構築しているかによって問題要素としての重要性は変化するかもしれない．複数の医療機関から処方箋を応需している場合（いわゆる点分業薬局ではなく面分業薬局）では，"疑義照会が初めての医師とのコミュニケーション"という事態は多い．電話対応，FAX対応では誤解を生じてしまうことも多々ありうる．極言すれば疑義照会が行われる状況というものは，業務上必要な一般的なコミュニケーションと比べてかなり異質な形態であると認識した方がよい．初めて関わる医師に，自分の意見をストレートに伝えることは（それも限られた時間内での電話窓口で）多くの場合で困難といえるだろう．

第1章 処方提案を行うための基本的な方法論

　これらの4つの要素は，単独で疑義照会に影響を及ぼしているというよりは，それぞれの要素が複雑に重なり合いながら，医師-薬剤師連携の障壁を形成しているように思われる．こうした障壁を乗り越えるためには，臨床現場において，お互いに期待されている役割に関する考察を深めていく必要があるだろう．つまり，医師と薬剤師の視点の相違を客観的に俯瞰し，どういった方向性や価値観で連携行動を開始すればよいのか，熟考する必要があるということだ．

医師と薬剤師の視点の相違

　繰り返しになるが，医師-薬剤師連携を円滑に行うためには，お互いに期待されている役割をしっかりと自覚する必要がある．双方が望んでいない役割で連携しても，そこには信念対立（第1章6参照）が生まれるだけだからだ．お互いはどんなことに関心があって，どんな行動を期待しているのだろうか．こうした期待が双方で違和感なく承認されなければ，連携行動が破綻してしまうこともあるだろう．

　本項では，以降，医師-薬剤師連携において，家庭医と地域薬剤師の意見を収集した横断研究[9]の結果をもとに，それぞれの職種の視点を垣間みながら，薬物療法を取り巻く現状を浮き彫りにしていこう．

　この研究はカナダにおける地域薬剤師と家庭医に，連携行動に対する態度や経験，望ましいコミュニケーション方法，連携行動への障壁などについて調査したものである．

　連携行動については，多くの医師，薬剤師が患者アウトカム向上に寄与すると考えている（図1）．ただし，連携頻度は決して高くはない．この研究では，薬剤師の1/4，医師の1/3が“日常的な連携は行っていない”と回答している（図2）．

　望ましい連携手段については，直接面会が医師で53.8%，薬剤師で88.9%と大きな乖離がみられる．また，この研究では文書による連携はあまり一般的ではなく，電話対応が現実的という結果になっている（図3）．

1. 薬剤師からみた薬物療法を取り巻く現状

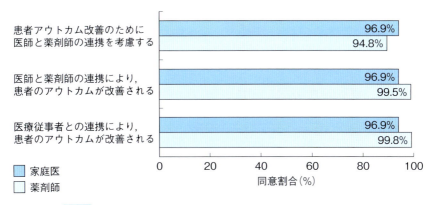

図1 連携行動に関する基本的な考え方
(Kelly DV, et al. Can Pharm J (Ott). 2013; 146: 218-26[9])

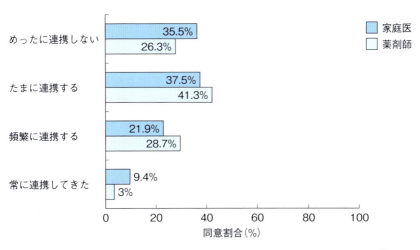

図2 連携頻度 (Kelly DV, et al. Can Pharm J (Ott). 2013; 146: 218-26[9])

　我が国では疑義照会に電話を使用することが多いように思えるが，筆者としては，電話による疑義照会で必ずしも満足な医師-薬剤師連携が得られるとは考えていない．

　薬剤師の役割に関する薬剤師の意識としては，OTC医薬品の評価，患者カウンセリング，副作用のマネジメント，患者アドヒアランス向上支援，薬物相

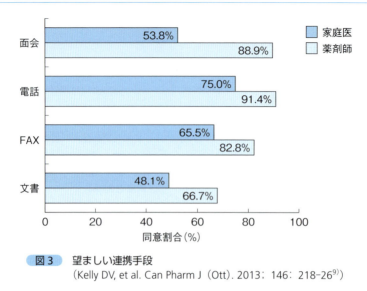

図3 望ましい連携手段
(Kelly DV, et al. Can Pharm J（Ott）. 2013; 146: 218-26[9])

互作用に関するアドバイス，処方箋調剤などが90％を超えている（図4）．我が国の薬剤師には処方権がないので，意識が異なる部分があるかもしれないが，全体的な傾向としては，大きな相違はないように思う．また，保険請求に関する情報支援は7割を下回っており，他の項目に比べて，関心が低いことが示されている．

　一方，薬剤師の役割に関する家庭医の認識においては，先ほどの薬剤師の意識と重複している部分もあるが，意見の不一致も垣間みえる．医師としては処方箋調剤，患者アドヒアランスの向上支援，また保険請求に関する情報支援に関して期待が強いようだ．薬剤関連問題にはあまり期待していないという結果は興味深い（図5）．

　また，連携を阻害する障壁として時間的問題，報酬的問題，人的問題などが挙げられている．これは我が国でも同様の問題かもしれない．それに加えて我が国では（他の国でもそうかもしれないが）伝統的な医師-薬剤師関係が存在する点は否めないだろう．

1．薬剤師からみた薬物療法を取り巻く現状

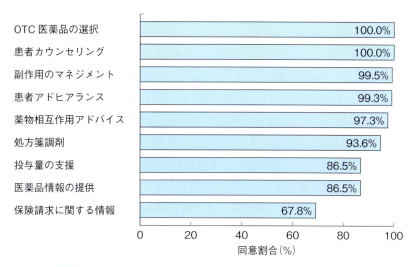

図4　薬剤師の役割に関する薬剤師の認識
（Kelly DV, et al. Can Pharm J（Ott）. 2013；146：218-26[9]）

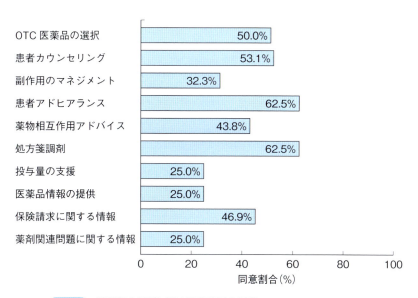

図5　薬剤師の役割に関する家庭医の認識
（Kelly DV, et al. Can Pharm J（Ott）. 2013；146：218-26[9]）

第 1 章 処方提案を行うための基本的な方法論

　本研究はカナダでの研究であり，我が国の臨床現場における医療従事者の考え方とは相違があるかもしれない．とはいえ，この結果が，薬物療法を取り巻く日本の現状と大きく乖離しているともいえないはずだ．控えめにいっても医師と薬剤師とで，双方に期待している連携行動が異なっている可能性は少なからず存在すると認識しておいた方がよい．

　医師-薬剤師連携において，その役割における関心にはズレがあり，これが医師-薬剤師の信念対立につながっていく恐れがあることは軽視すべきではない．こうした問題を乗り越えるためにも，連携するスタッフ（もちろん患者も含めて）がどんな関心を抱いているのか，それを把握し，お互いに共通了解を得ていくことが肝要である．現状を冷静に踏まえつつ，薬剤師として臨床現場でどのように振舞っていけばよいのか，次項以降で，その基本的な考え方を紹介する．

■参考文献
1) Chisholm-Burns MA, et al. US pharmacists' effect as team members on patient care: systematic review and meta-analyses. Med Care. 2010; 48: 923-33.
2) Lee JK, et al. Geriatric patient care by U. S. pharmacists in healthcare teams: systematic review and meta-analyses. J Am Geriatr Soc. 2013; 61: 1119-27.
3) Chisholm-Burns MA, et al. Economic effects of pharmacists on health outcomes in the United States: A systematic review. Am J Health Syst Pharm. 2010; 67: 1624-34.
4) Carter BL, et al. The potency of team-based care interventions for hypertension: a meta-analysis. Arch Intern Med. 2009; 169: 1748-55.
5) Carter BL, et al. Physician and pharmacist collaboration to improve blood pressure control. Arch Intern Med. 2009; 169: 1996-2002.
6) Lalonde L, et al. Physician-pharmacist collaborative care in dyslipidemia management: the perception of clinicians and patients. Res Social Adm Pharm. 2011; 7: 233-45.
7) 飯岡緒美, 他. 医療者間コミュニケーションについて―薬剤師の立場から疑義照会場面における医師と薬剤師のコミュニケーションを考える―. 日本内科学会雑誌. 2012; 101: 1720-6.
8) 植沢芳広, 他. 保険薬局における調剤業務の解析に基づく患者待ち時間予測モデルの構築. 医療薬学. 2014; 40: 215-21.
9) Kelly DV, et al. Pharmacist and physician views on collaborative practice: Findings from the community pharmaceutical care project. Can Pharm J (Ott). 2013; 146: 218-26

〈青島周一〉

第1章 処方提案を行うための基本的な方法論

2 疑義照会と処方提案

　薬剤師にとって疑義照会は，医師と連携するための重要なきっかけの1つとなり得る．患者個別に薬物療法の最適化を目指すことは薬剤師の重要な任務であるといえるが，それは多くの場合，薬剤師単独でできるものではなく，医師との連携を必要とするからだ．疑義照会とは薬剤師法では以下のように定義されている．

> 【薬剤師法上の疑義照会の定義】
> 薬剤師は，処方せん中に疑わしい点があるときは，その処方せんを交付した医師，歯科医師又は獣医師に問い合わせて，その疑わしい点を確かめた後でなければ，これによつて調剤してはならない．（薬剤師法第24条）

　法律上の定義に従えば，薬剤師が処方内容に"疑わしい点"，現場の感覚でいえば，"疑わしい点"というよりは"気になる点"ということになるが，つまり疑義を感じた際には，処方医にその内容を照会し，それが解消しなければ，調剤行為を行ってはならない，という義務規定となっている．

　鹿村らは疑義照会を形式的疑義照会と，薬学的疑義照会に分け，さらに薬学的疑義照会を5つに分類している（表1）[1]．形式的疑義照会とは，処方箋の記載不備による疑義照会であり，薬学的疑義照会とは，薬学的な判断が必要な疑義照会のことである．もちろん薬剤師の職能という観点からすれば，後者が大事なのはいうまでもない．

　ただし，注意が必要なのは，薬学的疑義照会に分類されるものであっても，日数や回数などについては，残薬調整といった要素も含まれており，そこに薬学的判断が伴うかといわれれば，どちらかといえば状況的判断に近いものも含まれているといわざるを得ない．また，後ほど詳細に考察するが，安全性上

第1章 処方提案を行うための基本的な方法論

表1 疑義照会の分類（Shikamura Y, et al. Yakugaku Zasshi. 2011; 131: 1509-18[1]より作成）

［形式的疑義照会］……処方箋の不備に関する疑義照会
［薬学的疑義照会］……薬学的な判断が必要な疑義照会
　①日数・回数に関する疑義
　②用法・用量に関する疑義
　③安全性上の疑義
　④コンプライアンス・QOL改善に伴う疑義
　⑤その他

の疑義といっても，併用禁忌であるとか慎重投与など以外にも処方漏れによる薬剤追加も含まれており，これは薬学的な判断が伴う場合とそうでない場合との明確な線引きが困難なようにも思える．

疑義照会のエビデンス

疑義照会に関するエビデンスは限定的であるが，薬剤師の意識調査や医療経済的影響を検討した研究がいくつか報告されている．

2009年8月末から9月にかけて保険薬局165軒を対象に行われた薬学的疑義照会の意識調査[1]に基づき考察を加えるのならば，「薬局薬剤師の疑義照会実践において薬剤師の関心は，患者個別化を目指した医療よりも標準的な医療の提供に対して高い」ということがいえるかもしれない．

この研究は，調査対象の保険薬局165軒のうち調査票に回答した112軒を解析対象とし，18項目の事例について，疑義照会の必要性を検討している．疑義照会の必要性については「必要あり」「どちらとも言えない」「必要なし」で評価されている．

その結果，疑義照会の必要性があると考えることが多い事例として，PPIとH_2受容体拮抗薬の併用や，緑内障患者に対する禁忌薬剤，アトルバスタチンの1日2回投与など，明らかな作用機序類似薬剤の重複投与や，添付文書における保険上の禁止事項に該当するといった，明確に不適切と判別できる，つまり

10

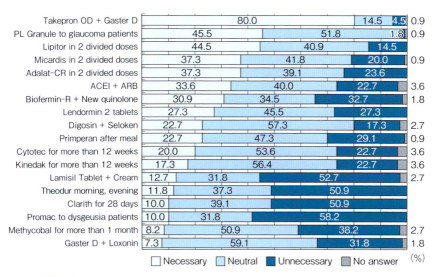

図1 18項目の疑義照会事例に対する疑義照会必要性判断（必要性あり順）
(Shikamura Y, et al. Yakugaku Zasshi. 2011; 131: 1509-18[1])

　薬学的疑義照会といえど，患者個別の臨床的な判断というよりは，保険上の制約など外部ルールに基づく判断が積極的になされていることがうかがえる（図1）．

　また，味覚障害に対するポラプレジンク，クラリスロマイシン低用量長期使用など，保険適用外使用であっても，薬剤効果に対して医療従事者の共通了解が得られているような薬剤使用については，疑義の必要性を感じていないという結果になっている（図2）．

　これらの結果は，我が国の薬剤師が"標準的な薬物療法を提供すればよい"というような認識を有している可能性を示唆する．これは，エビデンス，つまり臨床医学に関する科学的根拠とは独立して，疑義照会の必要性が判断されているともいえるのではないだろうか．もちろん，それが悪いといっているわけではない．ただ，そこで見失われがちになるのは，患者個別に最適化された薬物療法を提供するという視点である．

　実際，この調査において，疑義照会時に最も参照されていたのは添付文書

第1章 処方提案を行うための基本的な方法論

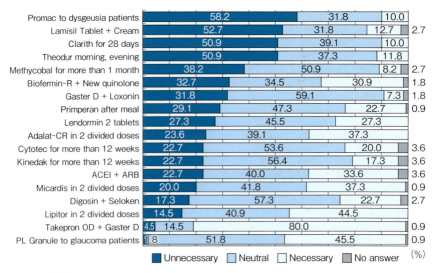

図2 18項目の疑義照会事例に対する疑義照会必要性判断（必要性なし順）
（Shikamura Y, et al. Yakugaku Zasshi. 2011; 131: 1509-18[1]）

（97.3％）であり，原著論文は6.4％に過ぎない．一方でガイドラインが55.5％とその割合は相対的に多いことからも，疑義照会においては標準的な，別言すれば当たり障りのない"常識的な薬物療法"を患者に提供する必要性があるという認識が強く存在するように思える．

"常識的"のとらえ方にもよるだろうが，筆者は，多くの薬剤師は「標準化された医療の提供」に対する関心が強く，どちらかといえば「患者個別化された医療の提供」という側面が見失われている，あるいは，立場上そこに関心を向けることが困難であるという実態が存在するのではないかと考えている．

また，薬剤師が薬剤効果は無効であると判断した場合でさえ，疑義照会を実施する割合はわずか18.2％に過ぎず，どちらとも言えないが63.6％であり，疑義照会しないが13.6％となっている．薬学的疑義照会といえど，真に薬学的（臨床的）な価値判断が存在するかといえば，現状はかなり疑わしいといわざるを得ない．

これは実にリアルな問題でもある．漫然投与といっても，その漫然性をどう評価すればよいだろうか．あるいは，併用注意といっても，どの程度の「注意」を，具体的にどんな方法で行うべきなのか．疑義照会につながる「注意」とは，どんな仕方の「注意」なのだろうか．そうした判断を患者個別に行っていくことがとても困難であるということを本調査結果は鮮やかに示している．そして，このことが，診療ガイドラインや保険請求上の規定に代表される"標準化された外部ルール"とは独立して臨床判断することの困難さの核心といえるであろう．

疑義照会の経済的効果

疑義照会において，患者個別の医療を意識することが困難であるということは，保険薬局 13 施設の薬局薬剤師を対象に行われた，薬学的疑義照会の医療経済学的評価に関する報告[2]でも示唆される．本研究における薬学的疑義照会内容の内訳と薬剤費に影響する変更を図 3 に示す．

薬学的疑義照会件数は 648 件で，日数回数に関する疑義が 117 件，用法用量に関する疑義が 161 件，安全性上の疑義が 257 件，コンプライアンス QOL

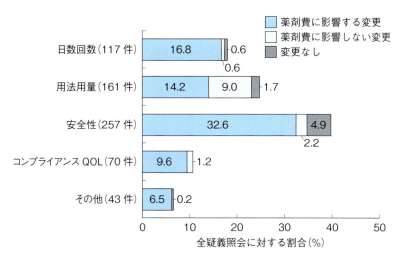

図 3　疑義照会内容と薬剤費への影響の関係
(Shikamura Y, et al. Yakugaku Zasshi. 2012；132：753-61[2])

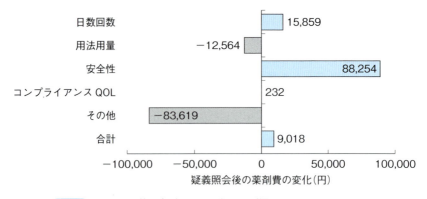

図4 薬学的疑義照会がコストに与える影響
(Shikamura Y, et al. Yakugaku Zasshi. 2012; 132: 753-61[2])

改善に伴う疑義が70件，その他が43件であった．

　安全性上の疑義の多くは処方箋の記入漏れ（32.3％）であり，これは必ずしも薬学的判断が必要なものではないかもしれない．前述したが，薬局窓口では，患者の要望（または医師の処方漏れ）により薬剤が追加になるケースも多々あるからだ．本研究において，安全性上の疑義照会実施後の薬剤費が月額88,254円の増加となっていることからも，その実態がうかがえる（図4）．

　また，その他の疑義で薬剤費が大きく減っているのは，薬局に在庫がないなどして，薬剤が削除になったケースが多く含まれているためであると考えられる．

　とはいえ，現状の疑義照会が必ずしも無意味な行動とはいえないだろう．副作用回避による経済効果も含めれば，疑義照会が医療経済面に与える影響は軽視できないといえる．また，本調査では，薬学的疑義照会により，13薬局全体としてのコストは月に9,018円増加したものの，処方記入漏れにより追加された薬剤分が163,752円であり，本来処方されるはずであった薬剤費用を考慮すると，月額で154,734円の減額になると見積もられている．これは処方箋1枚あたり−7.2円の経済効果に相当する．

　2016年には保険薬局薬剤師による疑義照会と医療費削減効果を検討した大

規模調査[3,4]の結果が報告されている．この研究は，全国の地方厚生局ホームページに掲載されている保険医療機関・保険薬局より，都道府県ごとに保険薬局1割を無作為抽出し，インターネット上で行った横断調査である．解析の対象となったのは，調査を依頼した5,575軒の薬局のうち，回答を得られた818軒（回答率14.7％）であった．

応需処方箋297,086枚のうち，疑義照会を行った処方箋は7,607枚，疑義照会件数は8,136件であり，疑義照会率は処方枚数ベースで2.6％，疑義照会件数ベースで2.7％であった．このうち形式的疑義照会が21.9％であり，薬学的疑義照会は78.1％となっている．

薬学的疑義照会前後の薬剤費の変化は3,201,519円の減額であった．特に日数・回数・総数に関する疑義で薬剤費が減少している（表2）．一方，安全性上の疑義では47,511円の増加につながっている．これはやはり処方の記入漏れの影響が大きいといえる（図5）．

本研究では，疑義照会で年間約103億円の薬剤費節減効果と，重篤な副作用回避により年間133億円の医療費節減効果が得られたと結論している．つまり現状の疑義照会においても医療経済に与える影響は大きく，医療費削減に薬剤師の疑義照会が一定の役割を果たしているということはできる．

ただし，それが真に薬学的な臨床判断に基づくものかといえば必ずしもそうではない．これまでの論点を整理しておこう．

現状の疑義照会において，①薬物治療の妥当性判断は"標準化された外部ルール"が基準となっていること，②患者個別の医療に関心が向いているかどうかは定かではないこと，③医療経済に与える影響は軽視できないが，その多くは残薬調整などによるもので，薬学的臨床判断というよりは状況に基づく判断である．

第 1 章 処方提案を行うための基本的な方法論

表 2　薬学的疑義照会の分類と薬学的疑義照会前後における薬剤費の変化（公益社団法人
日本薬剤師会委託事業平成 27 年度全国薬局疑義照会調査報告書[4]）

薬学的疑義 照会分類	薬学的疑義照会細項目分類	件数	割合 （%）	差額 （円）	差額小計 （円）
日数・回数・ 総数に関す る疑義	日数の過不足	464	7.3	−1,284,185.8	−3,018,268.8
	長期投与不可の処方	96	1.5	−280,359.8	
	残薬に伴う日数・投与総数の調整	792	12.5	−1,626,436.4	
	投与総数（外用薬・注射薬など）の 過不足	240	3.8	200,530.7	
用法・用量 に関する疑 義	投与回数（頓服）の過不足	37	0.6	−27,817.5	−196,651.5
	内服薬の用法	953	15.0	−3,437.4	
	外用薬の用法	196	3.1	−12,447.6	
	注射薬の用法	18	0.3	0.0	
	服用（使用）間隔	33	0.5	−11,936.3	
	使用部位の疑義	100	1.6	−1,447.9	
	用量過多	315	5.0	−315,597.7	
	用量過少	362	5.7	148,215.4	
安全性上の 疑義	処方意図の確認（保険適応上の疑義を 含む）	606	9.5	−134,878.8	47,510.5
	処方の記入漏れ（過去の処方との比較に よる）	390	6.1	631,888.3	
	配合禁忌・配合不適	20	0.3	−2,055.0	
	投与禁忌	71	1.1	−14,892.9	
	慎重投与	19	0.3	−18,129.9	
	アレルギー歴	10	0.2	−5,210.7	
	副作用歴	65	1.0	−28,047.9	
	副作用の疑い	36	0.6	−11,829.7	
	妊娠への影響	3	0.0	23.7	
	授乳への影響	6	0.1	−2,847.5	
	同種同効薬の重複	388	6.1	−358,615.9	
	相互作用	39	0.6	−7,893.2	
服薬コンプ ライアンス・ QOL 改善に 伴う疑義	飲みやすさ，使いやすさに関する疑義 （剤形変更，一包化調剤，錠剤の粉砕・ 脱カプセルへの変更を含む）	442	7.0	−8,002.9	−51,353.4
	患者の生活サイクルや職業による疑義	21	0.3	−3,872.2	
	先発医薬品・後発医薬品の選択への患 者希望	116	1.8	−39,478.3	
調剤方法の 疑義	一包化調剤不可	19	0.3	0.0	1,299.9
	錠剤粉砕・脱カプセルなどの実施不可	12	0.2	896.7	
	簡易懸濁実施不可	1	0.0	403.2	
その他	上記以外のもの	480	7.6	15,944.2	15,944.2
合計		6,350	100.0	−3,201,519.1	−3,201,519.1

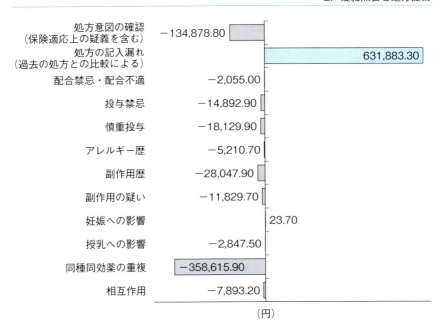

図5 薬学的疑義照会前後における薬剤費の変化「安全上の疑義」細項目分類別 (n=1,653)（公益社団法人日本薬剤師会委託事業平成27年度全国薬局疑義照会調査報告書[4]）

疑義照会を実施するための判断要素4分類

　薬学的疑義照会といえど，その中身は薬学的臨床判断ではなく，単に状況的な判断が多いことはこれまでみてきたとおりである．こうしたことを踏まえて，筆者は薬剤師が疑義照会を行う状況を大きく4つに分類する[5]（表3）.

　表3において，保険的な問題，処方箋記載不備に関しては"明確な疑義"であり，薬剤師法の規定通り，調剤前に疑義を照会せねばならないだろう．また患者要因についても，目の前の患者の希望を無視するということは現実的には難しく，これらの状況は，薬剤師にとって疑義照会をするという判断が非常に行いやすい．

　一方で，薬物治療の妥当性に関する疑義は，多くの場合で"曖昧な疑義"であり，薬剤師にとっては，疑義照会を行うべきか否か判断に迷うことがある．

第 1 章 処方提案を行うための基本的な方法論

表 3 薬剤師の疑義照会における判断要素 4 分類
（青島周一．G ノート．2016；3：1267-75[5]）より改変）

疑義照会する状況	具体例
薬物治療の妥当性 [曖昧な疑義]	薬剤のリスク/ベネフィット評価において，リスクが上回るだろうと推察される薬剤の継続要否についての疑義，あるいは一定のベネフィットが見込まれるがゆえ，新規に治療を開始すべき薬剤の提案に関する疑義で，患者個別の薬物療法を考える際，医師-薬剤師の連携の契機となる疑義．
患者要因	たとえば，7 日分の処方だったが「14 日分ほしかった」というような患者の希望*に対して，処方日数延長が可能かどうか照会することがある．
保険的な問題 [明確な疑義]	添付文書上の用法用量に従っていない，「禁忌」に該当している，あるいは適応外処方などが挙げられる．医学的な妥当性というよりはむしろ，"標準化された外部ルール"を逸脱していないかどうかで判断される．
処方箋記載不備 [明確な疑義]	用法用量の記載漏れ，薬剤の規格記載漏れ，処方薬剤漏れなど，必要事項の記入漏れが挙げられる．

*患者の希望は "疑義" ではないので，これは厳密には疑義照会ではない．

表 4 薬物治療の妥当性に関する疑義照会が困難な理由
（青島周一．G ノート．2016；3：1267-75[5]）より改変）

疑義照会が困難な要因	具体例
薬剤師には診断ができない	ウイルス性上気道炎に対する抗菌薬処方は明らかな不適切処方であるが，一般的に薬剤師にはウイルス性か細菌性かの鑑別ができず，薬剤師が，医師に診断名まで確認したうえで疑義を述べることは現実的には難しいことが多いだろう．
"不適切性" という曖昧さ	添付文書上の記述でいえば「禁忌」や「併用禁忌」は明確であるが，「慎重投与」や「併用注意」はかなり曖昧な表現である．疑義に該当するか否か，薬剤師にとって即断することが多くの場合で困難である．

この場合の「曖昧」とは，薬物治療が妥当かどうか，明確な判断基準（ここでいうところの "標準化された外部ルール"）が存在しない，という意味である．

　そして，薬剤師にとって，薬物治療の妥当性に関する疑義照会が困難な理由は表 4 のように整理できるであろう．

薬物治療の妥当性というのは，"程度"の問題であり，明確に適切，不適切と区分できない問題である．したがって，患者個別に，様々な情報を集めながら，多面的に評価を行っていかねばならず，とても短時間で判断できるものではない．

薬剤師の外来調剤では患者の待ち時間を考慮せねばならず，疑義照会に割ける時間はそれほどないのが現状だ．また，実際には医師の診療中に問い合わせを行うことも多々あるがゆえに，医師にとっては診療の妨げになってしまうこともあるだろう．

患者個別の薬物治療妥当性に関わる疑義は，明確な疑義とは異なり，情報を整理して，薬剤師の意見としてまとめ上げるためには，時間の余裕が必要だ．このような疑義を調剤前に照会することは，現実的には困難だろう．

個別化医療を実現するための"処方提案"

調剤前に行うことが，法律上の疑義照会の定義ではあるが，薬物治療の妥当性に関する疑義においては，法律上の疑義と，臨床上の懸念は別問題として捉えるとよい．

たとえば「添付文書上の"禁忌"には該当していないが"慎重投与"である」というような薬剤使用は，明確な疑義というよりは曖昧な疑義であり，法律上の疑義とはやや異質なものといえる．当然ながら，"慎重投与"でも有害事象リスクが高率に予測される場合は明確な疑義になりえるが，有害事象のリスクが，予測できない，あるいはそれを判断する明確な基準がない場合においては曖昧な疑義であり，臨床上の懸念と呼ぶ方がふさわしいだろう．

標準化された医療の提供だけでなく，患者個別に最適化された医療を提供していくには，この臨床上の懸念に対して，どう医師と連携するかがポイントである．筆者は疑義照会と区別した，このようなアクションを薬剤師による"処方提案"と定義している．

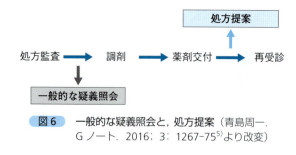

図 6 一般的な疑義照会と，処方提案（青島周一. Gノート. 2016; 3: 1267-75[5]より改変）

　処方提案は疑義照会と異なり，調剤行為が完了し，患者に薬剤交付した後，時間的に余裕のある状態で実施する（図6）．医師の都合のよいタイミングで介入できることも多く，医師-薬剤師のコミュニケーションも円滑に進む可能性が高い．ただ，迅速な判断を要する急性期の患者では，この手法は不適切なこともあるだろう．あくまでも慢性期の患者で，再受診，再来局を前提とした連携手法である．

■参考文献
1) Shikamura Y, et al. [Survey on the awareness of community pharmacists about raising pharmaceutical questions regarding prescriptions issued by physicians]. Yakugaku Zasshi. 2011; 131: 1509-18.
2) Shikamura Y, et al. [Medical economics research on awareness of community pharmacists about raising pharmaceutical questions regarding prescriptions issued by physicians]. Yakugaku Zasshi. 2012; 132: 753-61.
3) Shikamura Y, et al. Reduction of Medical Cost through Pharmaceutical Inquiries by Community Pharmacists and Relation with Iyaku Bungyo Rates: A Nationwide Survey on Prescription Inquiries. Yakugaku Zasshi. 2016; 136: 1263-73.
4) 公益社団法人日本薬剤師会委託事業平成 27 年度全国薬局疑義照会調査報告書. http://www.nichiyaku.or.jp/wp-content/uploads/2016/1/gigihokoku.pdf
5) 青島周一. 真の疑義照会とは？〜医師と薬剤師でポリファーマシーを防ぐ. Gノート. 2016; 3: 1267-75.

〈青島周一〉

第1章 処方提案を行うための基本的な方法論

3 処方提案を実践するための方法論 （病態生理，臨床推論などの観点から）

　本項では，処方提案を実践するにあたって，病態生理や臨床推論の観点でどのようなことを考えておく必要があるかについて，いくつかの例を基に考えていきたい．本項については，私自身が普段から実践できているとは決していえない内容もあり，方法論として語るには心許ないが，自戒も込めて以下に述べる．

　本書のメインテーマである「処方提案」だが，まず重要なこととして，処方提案そのものを目的とするのではなく，最終的に患者に利益がもたらされることを考える必要がある．そのためには，処方提案という一部分だけではなく医療行為全体の妥当性が求められる．医療行為全体を俯瞰すると，適切な診断のもとに，患者とともに治療方針を決定し，その治療行為の有効性と安全性が適切に評価され，その後の治療方針に反映されていくことが適切な医療を提供するうえで必要な流れであると思う．この一連の流れの中で，薬剤師は主に薬物治療の選択・決定，その有効性・安全性の評価，評価した内容をその後の治療に反映する場面で役割を果たすことが期待されている[1]．

　確かに適切な薬物治療が実践されるために薬剤師は処方提案を行うわけだが，一方で薬物治療は医療行為の一連の流れの中の一部であることを我々は理解しなければならない．処方提案の内容が正しくあるためには，前提としてその上流にある診断が正しい必要があり，また，その診断と選択された薬物治療の内容がしっかりとリンクしている必要がある．さらに，処方提案はそれ自体がゴールではなく，薬剤師は提案した内容に対して責任をもってその後の経過をフォローする必要があり，理想的には提案した処方によりもたらされる効果と副作用について予め想定し，うまくいかなかった場合の対応についても理解しておく必要がある．

　この薬剤師に期待される役割である，診断に対して選択された薬物治療の適切性の評価と，その有効性・安全性の評価を行ううえで，病態生理の知識の活

JCOPY 498-07922　　　　21

第1章 処方提案を行うための基本的な方法論

用と臨床推論の実践が重要な鍵を握っている．病態生理の知識や臨床推論を活用しなくても処方提案を行うことはできるかもしれないが，これらを活用することにより，処方提案の内容や薬物治療の評価がより豊かになる．

病態生理と臨床推論について

それぞれの用語を整理するが，「病態生理」は，薬理学とも密接な結び付きのある内容であるうえに，薬学のカリキュラムの中でも学ぶ機会があるため，多くの薬剤師にとって馴染みの領域であると思う．一方で「臨床推論」には，薬剤師が実践するにあたりまだ馴染みが薄かったり，一部に抵抗感を抱く人もいるかもしれない．臨床推論の定義はテキストによって様々だが，「患者の情報を集めて解釈するため，医療行為の利益とリスクを検討するため，また，患者の健康改善を目的とした診断・治療のプランを決めるうえでの患者の嗜好を理解するために，患者や環境と医療従事者が意識的かつ無意識に相互に交流することによる認知および非認知プロセス」[2]とされており，もっとわかりやすくいえば，「当該患者の疾病を明らかにし，解決しようとする際の思考過程や内容」[3]とされている．「臨床推論」ときくと医師が診断を行うプロセスをイメージすることが多いかもしれないが，これは臨床推論の中でも診断推論にあたる部分である．薬剤師が臨床推論を実践することは，薬剤師が診断を行うことや，医行為に踏み込むことを意味しているわけではない[4]．臨床推論には患者の重症度や緊急度などの状況を的確に判断する力や，それを伝える力も含まれる．臨床推論が，臨床現場で患者に起こっていることを明らかにし，解決しようとする際の思考過程や内容である以上，薬剤師も含めチーム医療に関わるすべての医療職種にとって必要な知識である[4]．

病態生理の知識と臨床推論を活用した薬剤師による処方提案
～具体例をもとに～

次に，処方提案の場面でどのように病態生理と臨床推論を活用するかについて，例を挙げて具体的に考えていくが，たとえば，胸水貯留があって利尿薬としてフロセミドを使用している患者が低ナトリウム血症となっていた場合，皆さんはどのようにアセスメントを行い，主治医に処方提案を行うだろうか？

3. 処方提案を実践するための方法論（病態生理，臨床推論などの観点から）

低ナトリウム血症となっているため，フロセミドの減量や中止を提案するか，もしくはナトリウムの補充を提案するだろうか？　このような処方提案ももちろん重要だが，より根本的に考えるならば，胸水貯留の原因とそのマネジメントについても評価すべきである．

　胸水の診断と治療については，病歴と身体所見の評価に加えて，胸水穿刺の結果から胸水の性質を漏出性胸水と滲出性胸水に区別することが重要である[5]．胸水の鑑別に用いる Light の基準[6]を表1に示す．Light の基準について少し説明すると，項目のいずれかを満たす場合に滲出性胸水と判断するが，利尿薬使用中の心不全患者では漏出性胸水が滲出性胸水に分類されることがあるため注意が必要である．Light の基準の滲出性胸水に対する感度はほぼ100%

表1　**Light の基準**（Light RW, et al. Ann Intern Med. 1972；77：507-13[6]より抜粋）

①胸水蛋白/血清蛋白＞0.5
②胸水中 LDH/血清 LDH＞0.6
③胸水 LDH が血清 LDH 正常上限の 2/3 以上

上記1項目以上陽性で滲出性胸水

表2　**滲出性胸水の診断**（Wilcox ME, et al. JAMA. 2014；311：2422-31[7]より抜粋）

	感度（%）	特異度（%）	陽性尤度比	陰性尤度比
胸水コレステロール＞55 mg/dL	85〜94	95〜99	7.1〜250	0.07〜0.16
胸水 LDH＞200 U/L	70［64〜75］	98［93〜100］	18［6.8〜46］	0.32［0.27〜0.38］
胸水/血清コレステロール＞0.3	93［90〜96］	94［90〜97］	14［5.5〜38］	0.08［0.05〜0.12］
胸水/血清 LDH＞0.6	88［84〜91］	91［88〜94］	9.2［5.9〜14］	0.14［0.10〜0.20］
胸水/血清蛋白＞0.5	90［87〜93］	90［86〜93］	7.0［2.7〜18］	0.12［0.09〜0.16］
Light 基準≧1項目	97［95〜98］	85［81〜89］	5.2［3.3〜8.5］	0.04［0.02〜0.11］
胸水中蛋白＞3 g/dL	88［82〜92］	86［76〜93］	5.1［2.5〜11］	0.14［0.07〜0.32］
胸水 LDH＞2/3 ULN	88〜89	93〜100	1.7〜13	0.23〜0.26
血清-胸水 Alb 差＜1.2 mg/dL	86〜95	42〜100	1.5〜36	0.06〜0.32

第 1 章 処方提案を行うための基本的な方法論

表 3　**胸水貯留の原因**（清田雅智，監修．ホスピタリストのための内科診療フローチャート．東京：シーニュ：2016[8]より抜粋）

機序	疾患	漏出性 or 滲出性
胸水産生増加		
肺の間質液増加	心不全	漏出性
	肺炎，肺血栓塞栓症	滲出性
肺毛細血管透過性亢進	悪性腫瘍，結核	滲出性
胸腔内の血管内圧上昇	心不全，肺高血圧症，上大静脈	漏出性
胸腔内圧の低下	無気肺，トラップ肺	漏出性
血清膠質浸透圧の低下	低 Alb 血症	漏出性
腹水の増加に伴う胸水	肝硬変，腹膜透析，Meigs 症候群	漏出性
胸管の損傷，閉塞	乳び胸	乳び胸水，滲出性
胸腔内への出血	血胸	血性，滲出性
胸水吸収障害		
リンパ管閉塞	悪性腫瘍，リンパ腫，黄色爪症候群	滲出性
血管内圧上昇	心不全，上大静脈症候群，収縮性心膜炎	漏出性
その他	薬剤性	通常滲出性
	urinothotax	漏出性，LDH 高値
	Meigs 症候群	滲出性（2〜3 割は漏出性）

だが，特異度は約 80％といわれており，滲出性胸水の診断よりも除外に有用な基準である（表 2）[7-9]．胸水貯留の原因となる疾患を表 3 に示す[8]．

　漏出性胸水の原因の代表的なものとしては心不全や肝硬変があり，滲出性胸水の原因の代表的なものとしては肺炎，結核，関節リウマチ，悪性腫瘍などがある[8]．したがって，もし胸水が滲出性で肺炎随伴性胸水であった場合，肺炎の薬物治療の内容が適切であるかどうか，ドレナージが必要であればドレナージが適切に行われているかどうかについても状況によってアセスメントする必要がある．また，もし漏出性胸水で心不全が原因であった場合には，心不全の薬物治療の内容についてもアセスメントする必要があるかもしれない．

3. 処方提案を実践するための方法論（病態生理，臨床推論などの観点から）

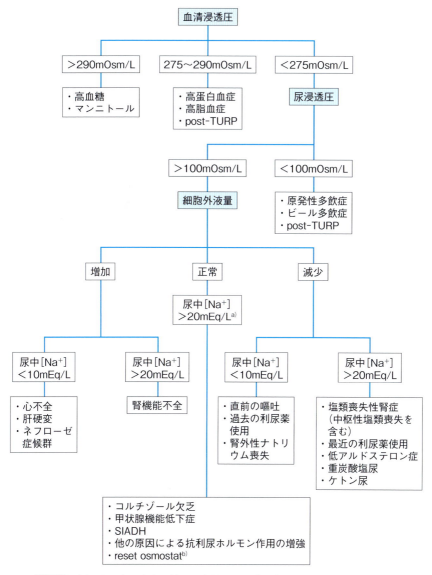

図1 低ナトリウム血症に対する診断のアルゴリズム
（髙久史麿, 監訳. ワシントンマニュアル. 13版. 東京: メディカル・サイエンス・インターナショナル; 2015[5]より抜粋）

post-TURP: 経尿道的前立腺摘除術後, SIADH: 抗利尿ホルモン分泌異常症候群
[a] 尿中ナトリウムは，ナトリウム摂取量が少なければ20 mEq/L未満のことがある．
[b] 浸透圧は水負荷後であれば100 mOsm/L未満のことがある．

第 1 章 処方提案を行うための基本的な方法論

| 表4 | SIADH の原因薬剤 |

(Spasovski G, et al. Eur J Endocrinol. 2014；170：G1-47[10])より改変)

- ・SSRI
- ・三環系抗うつ薬
- ・MAO 阻害薬
- ・抗てんかん薬（カルバマゼピン，バルプロ酸ナトリウム，ラモトリギン）
- ・抗精神病薬（フェノチアジン系薬，ブチロフェノン系薬）
- ・抗がん剤（ビンカアルカロイド，プラチナ製剤，イホスファミド，メルファラン，シクロホスファミド，メトトレキサート，ペントスタチン）
- ・糖尿病薬（クロルプロパミド，トルブタミド）
- ・その他（麻薬，MDMA，インターフェロン，NSAIDs，クロフィブラート，ニコチン，アミオダロン，PPI，モノクローナル抗体，デスモプレシン，オキシトシン，バソプレシン）

　さらには，低ナトリウム血症についてはどうだろうか？　低ナトリウム血症に対する診断のアルゴリズムを図1に示す．確かにフロセミドの使用は低ナトリウム血症となるが，原因は必ずしもこれだけではない．たとえば，この患者がSSRIやカルバマゼピンなどの薬剤を使用していた場合には，薬剤性の抗利尿ホルモン不適合分泌症候群（SIADH）である可能性もあり，その場合には原因となっている薬剤の中止が必要かもしれない（表4）．

　上述の症例は，あえて現病歴や既往歴，使用薬剤などの情報を伏せた状態で提示したために，その後の様々な可能性を考えることができなかったと思う．ただ重要なのは，根本的な原因をアセスメントするつもりできちんと周辺の情報を収集しなければ，これらの可能性は想起できないということである．もっとわかりやすい例でいえば，熱が出ている患者に解熱薬が処方されていた場合や，不眠の患者に睡眠導入薬が処方されていた場合に，各薬剤の適切性を評価することも重要だが，根本的に熱や不眠の原因が何で，そこに対する治療が適切かどうかを，本来薬剤師も主体的に評価する必要性があるはずではないかということである．うまくいっている症例では薬剤師がこのあたりに介入する必要性は必ずしも高くないかもしれないが，うまくいっていない症例ほど多職種の連携が重要となり，その際に病態生理や臨床推論の知識があると，より深くディスカッションでき，問題の解決につなげやすいと思う．

病態生理の知識や臨床推論を薬剤師が活用するにあたっての注意事項

　薬剤師が病態生理の知識や臨床推論を活用した処方提案を実践するにあたっての注意点を以下に挙げる.

▶ 基本的に，薬剤師は医師と異なり，特に臨床推論に関しては実践するためのトレーニングを十分に受けてはいないことを自覚しておかなければならない．病態生理や臨床推論の学習を進めると，あたかも自分で診断できるような錯覚に陥ることもあるかもしれない．しかし，繰り返しになるが，薬剤師が臨床推論を実践することは，薬剤師が診断を行うことを意味しているわけではない．薬剤師が臨床推論を実践するうえで求められていることは，「思考し，職能のプロフェッションの中で意思決定する」ことである[4]．症例の評価・ディスカッションの場面で，病態生理や臨床推論の知識を活用し，情報共有や処方提案を実施することが，薬剤師に求められていることと考える.

▶ 臨床推論で認知エラーに影響するバイアスとその定義を表5に示す．表5は本来医師に向けた内容だが，薬剤師にも参考になる共通の内容はあるように思う．自分の考えや処方提案した内容に固執すると，他の事柄に対する冷静な判断力を失ってしまいがちである．自分が影響を受けているバイアスを客観的に把握し，エラーに対して敏感になるべきである.

▶ 病態生理の知識や臨床推論の活用だけが重要なわけではなく，薬理学や薬物動態，EBM の知識・実践も同様に重要であり，それぞれは独立したものではないため，有機的に結びつけて考える必要がある．ただし，すべての患者でこれらすべてを実践することが理想的ではあるが，多忙な実臨床ではなかなかそうもいかない場面も多いと思う．1 人の患者に集中し過ぎて，他の患者のアセスメントが疎かになることは，職種の性質上避けなければならず，うまく全体のバランスを取る必要がある．1 人ですべてを抱え込まずに，かといって医師に丸投げするのではなく，医師とベクトルを揃えて協議することが大切だと思う.

第 1 章 処方提案を行うための基本的な方法論

表 5 **認知エラーに影響するバイアスとその定義**（志水太郎，訳．診断推論のバックステージ．東京：メディカル・サイエンス・インターナショナル；2016[2)]より抜粋）

バイアス	定義
感情	「本能的バイアス」とも呼ばれる．医師が担当する患者について，正や負の感情に駆られてしまうなど，感情による影響が思考エラーを引き起こす場合がある
アンカリング	診断仮説を裏付けるために患者のプレゼンテーションの 1 つの特徴に狭く焦点を当ててしまう．たとえ同時にみられる他の特徴や，後に得られる患者の情報により診断の仮説が覆ったとしても，焦点を狭めてしまうこと
利用可能性	即座に思いついた診断がより可能性が高いか，もしくは一般的であると考えてしまう傾向
盲従	正当な根拠がない場合でも，直属の上司もしくは「エキスパートの」コンサルタントによる権力者からの推奨に対して不適切に従うこと
確証	最初の診断の印象を支持するエビデンスを探す傾向，およびそれに異議を唱えるエビデンスを探さない，それどころか無視する傾向
診断モメンタム	複数の仲介者（患者，医師，看護師，その他のチームメンバーなど）を通して，時間とともに診断ラベルが伝わっていく傾向．「仮診断」であったものが「確定診断」となること
フレーミング効果	問題がどう伝えられたかやそれが誰によって伝えられたか，さらには診察が行われた環境によっても，診断医は様々な影響を受けやすいということ
後知恵バイアス	起こったことの転帰をすでに知っているために，実際に起こっていたかもしれないことについての見方や記憶が変わること．診断エラーの分析では，参加者の認知能力について本人が知っていたこと（または知ることができたかもしれないこと）を過小・過大評価してしまうような錯覚が生じ，学習が妨げられる
自信過剰	実際よりも自分は知っていると思ってしまう傾向．特に，必要な裏づけとなる証拠を集めずに自分の意見に信念をもっている医師でそれが顕著である
早期閉鎖	完全に確証が得られる前に診断すること

▶病態生理や臨床推論の学習については，文献に挙げたようなテキストで，総論のほか，特に疾患ごとの各論を学習することが重要と個人的には考える．その際は，各疾患の薬物治療だけでなく，病態生理，疫学，診断についても併せて学習し，また薬物治療以外の治療も含めた治療全体の中で薬物治療がどういう位置にあるかについても学ぶとよいのではないかと考える．

3. 処方提案を実践するための方法論（病態生理，臨床推論などの観点から）

▶学習した内容については，実臨床で同様の症例に遭遇した際に復習し，自分自身で必ずアセスメントすることが何より重要と考える．また，多くの症例にあたることが重要だが，その際にしっかりと自分自身でアセスメントを行っていないと，知識はあまり身につかないかもしれない．

薬剤師は薬を中心に物事を考えてしまいがちだが，本当に必要なのは，薬と併せて，疾患全体と，何より患者を考えることであると思う．謙虚さを忘れてはいけないが，自分たちの殻を破ることで，薬剤師はもっといろいろなことができる可能性を秘めた職種であると，個人的には信じている．

■参考文献

1) 厚生労働省医政局長通知（医政発 0430 第 1 号）．「医療スタッフの協働・連携によるチーム医療の推進について」日本病院薬剤師会による解釈と実践事例（Ver. 2.0）．http://www.jshp.or.jp/cont/14/0417-2-1.pdf
2) 志水太郎，訳．診断推論のバックステージ—ワンランクアップのための診断推論教育 11 の要点．東京：メディカル・サイエンス・インターナショナル；2016.
3) 大西弘高，編．The 臨床推論—研修医よ，診断のプロをめざそう！ 東京：南山堂；2012.
4) 川口 崇，他編．ここからはじめる！ 薬剤師のための臨床推論—意図して病歴・バイタル・身体所見をとりにいくために．東京：じほう；2013.
5) 髙久史麿，監訳．ワシントンマニュアル．13 版．東京：メディカル・サイエンス・インターナショナル；2015.
6) Light RW, et al. Pleural effusions: the diagnostic separation of transudates and exudates. Ann Intern Med. 1972; 77: 507-13.
7) Wilcox ME, et al. Does this patient have an exudative pleural effusion? The Rational Clinical Examination systematic review. JAMA. 2014; 311: 2422-31.
8) 清田雅智，監修．ホスピタリストのための内科診療フローチャート—専門的対応が求められる疾患の診療の流れとエビデンス．東京：シーニュ；2016.
9) 石井義洋．卒後 10 年目総合内科医の診断術．東京：中外医学社；2015.
10) Spasovski G, et al. Clinical practice guideline on diagnosis and treatment of hyponatraemia. Eur J Endocrinol. 2014; 170: G1-47.

〈木村丈司〉

第1章 処方提案を行うための基本的な方法論

4 処方提案を実践するための方法論 （薬理学，薬物動態学などの観点から）

　ここでは薬理学や薬物動態学などの観点から，処方提案を実践するための方法論を考えていきたい．

薬理学とは

　まずは薬理学の定義から述べよう．薬理学とは，化学物質である薬物の生体における作用点（site of action）を知り，薬物治療に至るまでの作用機序を理解する学問である[1]．このうち，薬物の吸収（absorption），分布（distribution），代謝（metabolism），排泄（excretion）を中心とした分野を薬物動態学（pharmacokinetics: PK），薬物の生体に及ぼす作用を中心とした分野を薬力学（pharmacodynamics: PD）と呼び，薬力学は狭義の薬理学といわれることもある．実際，「薬理・動態」と表現されることも多い．たとえば，副作用学という学問はなく，それは薬理学に埋没している状況にある．かように薬理学というとその範囲はとても広い．

薬物動態学とは

　薬物動態学は主に血中濃度をバイオマーカーとし，薬の生体内の動きを捉えようとする学問であり，薬物の吸収・分布・代謝・排泄，いわゆる ADME の中で，個人差が大きい過程は代謝である．吸収・分布・排泄の過程においては，病態の変化に伴う個人差を除けば，その個人差は小さい．腎排泄型薬剤を腎不全患者に投与する際は，その腎機能に応じた投与設計をすればよい．対して，肝消失型の薬剤，つまり代謝の過程において，その個人差は大きく，予測は難しい．ここには遺伝ゲノム学（pharmacogenomic: PGx）が大きく関与することになる．

30

薬力学とは

　次に血中濃度と生体の反応性，つまり薬力学（狭義の薬理学）において，その個人差は小さいとされる．しかし，レセプターの遺伝子多型など解明されていない点もまだまだ多い．同じ投与量であっても同じ血中濃度にならない薬物動態的な問題と，同じ血中濃度であっても効果の現れ方が違うという薬力学的な問題が，個人差の問題として現れることになる．以上の内容をまとめると図1のようになる．

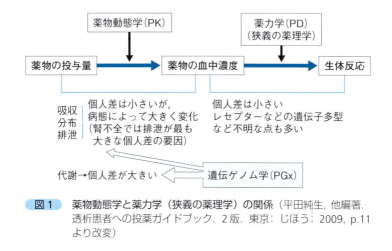

図1　薬物動態学と薬力学（狭義の薬理学）の関係（平田純生, 他編著. 透析患者への投薬ガイドブック. 2版. 東京: じほう; 2009. p.11 より改変）

高齢者は特殊患者集団

　個人差以外に問題になるものの1つが加齢，つまり高齢者である．添付文書上，高齢者というのは肝障害患者や腎障害患者などと同じ特殊患者集団として扱われている．しかし，実際に対峙する患者像としては，この高齢者の方が多いのが実情だ．ということは，取り扱う動態学的パラメータは高齢者のものを意識して用いるようにしたい．たとえば，ソリフェナシンの高齢男性の半減期は71.1時間と，非高齢者男性の44時間に比べてかなり延長していることがわかる．当然，定常状態になるまでの期間も延長している．つまり，このドーズがその患者にとって適量なのかを判定する期間も延長しているわけだ．さらに，高齢者に対する抗コリン薬の漫然投与が認知機能へ及ぼす影響も，薬力学

第 1 章 処方提案を行うための基本的な方法論

的に気になるところである.

処方医は何を指標に薬剤を選択しているのか

　また,薬物の血中濃度というのもバイオマーカーの 1 つにすぎない.ワルファリンであれば血中濃度よりももっと確実なバイオマーカーである INR が存在する.また,バイオマーカーがなくとも生体反応を確認できるケースも多々ある.降圧薬なら血圧や T/P 比といった値で確認することができるし,スタチンなら LDL-C, 血糖降下薬なら血糖値や HbA1c でみることができる.ここで重要なのは,処方医が何を指標にして薬剤の選択をしているのか,ということだ.

　たとえば,ベニジピンを降圧薬として使用しているにもかかわらず,必ず 1 日 2 回で処方する医師がいたとしよう.その医師は,なぜ狭心症でもないのに 1 日 2 回での処方にこだわるのか.それは実際に患者の血圧を確認してそのように処方する医師もいれば,ベニジピンの半減期(ベニジピン錠 4 mg の半減期: 1.70±0.70 時間)では 1 日 1 回では難しい(メンブランアプローチといった考え方を受け入れていない,あるいは知らない)と考える医師も実際に存在するからだ.こういった医師の判断基準を知ることができれば,処方提案のアプローチの助けとなる.また,血圧やコレステロール,そして血糖値といったものは所詮,代替エンドポイントであり,真のエンドポイントを意識して処方する医師も少なくない.こういった医師に処方提案をする際は真のエンドポイントを考慮したうえでの処方提案は必須となる.

薬理学・薬物動態学による処方介入のタイミング

　さて,いよいよ薬理学・薬物動態学の観点から処方提案を実戦するための方法論について考えていきたい.薬剤師の立場からの処方提案には大きく 2 つのケースが考えられる.1 つは医師が処方を切る前,つまり意思決定を行う前に意見できるケース.もう 1 つは医師が処方を切った後に意見を述べるケースだ.前者を処方参画,後者を疑義照会と表現することにする.

32

4. 処方提案を実践するための方法論（薬理学，薬物動態学などの観点から）

　なぜ，薬理学・薬物動態学の観点からの項目であるのに，このような時間軸に添ったケースで展開するのか．たとえば，昨今何かと話題の処方カスケードを例に考えてみよう．カルシウム拮抗薬で下肢浮腫が出現し，その浮腫に対し利尿薬を処方．さらに利尿薬による高尿酸血症に対してキサンチンオキシダーゼ阻害薬を追加．このように薬の副作用に対して別の処方がなされ，さらにその副作用に対して…，とポリファーマシーへと向かっていくことになる．こうした場面で利尿薬は無効であることが多く，カルシウム拮抗薬を減量・中止もしくは ACE 阻害薬や ARB を併用することで下肢浮腫は軽減・消失する．これらは薬理学的に容易に説明できる．しかし処方に介入することは難しい．であれば，これはひとえに介入のタイミングの問題なのではないか，と考えられるからだ．

① 処方参画

　処方参画の場面において，その状況は様々であろう．まずは医師からの働きかけの場面．処方を考えている，処方をまさに切ろうとしている医師が薬剤師に意見を求めてくる．そういった場面は，比較的，医師の考えや反応を理解しやすい状況だといえる．そして，そういったことを鑑みて提案された処方提案は比較的許容されやすいと思われる．また，処方提案が通らなかったにしても，その過程が共有されることで納得がいきやすいだけでなく，その医師の傾向などが経験として蓄積されることになる．

　次に，薬剤師からのアクションとしての処方参画でイメージしやすいものはトレーシングレポートだろう．トレーシングレポートは医師の診療や処方に役立つであろう患者の情報，つまり服薬状況や併用薬の有無，患者の訴え（副作用やアレルギーと思われる症状など），その他特記すべき事項について医師にフィードバックするツールであるが，緊急性を要さない疑義照会と捉えることもできる．つまり，次回の診察時までにその情報を加味してもらえればいいわけだ．

●処方参画における薬理学・薬物動態学の役割

　処方参画のケースにおける共通点は，いずれも医師が処方を切る前に，その情報がもたらされるということだ．そう定義したのだから，それは当たり前な

第 1 章 処方提案を行うための基本的な方法論

のだが，これはかなり重要なポイントである．処方を切るという行為は，医師が決定を下した，その方向で責任を取ると意志を明確にしたということでもある．それを事後的に覆すにはそれ相応の理由が必要となる．たとえば，「もっと効果がよくて，副作用の少ない薬があります」，「ガイドラインでは第一選択薬は○○となっています」といった，その患者特有のものではない，いわば一般的な理由ともいうべきもので疑義照会をかけても，その意見は通らないだろう．通らないどころか，忙しい医師の診療をストップさせて処方権を侵害するとは何事だ，ということになりかねない．そういった理由から，もっとオススメしたい薬，もっとよい処方にしたいのならば，普段から医師と面会し，情報提供に月日を費やし，コミュニケーションを重ねたうえで，まず薬剤師として医師の信頼を勝ち取る必要がある（この点で薬剤師は MR に負けることがないようにしたい．もう接待という寝技は使えない時代なのだから）．そのうえで薬剤師としての意見を伝えることで，医師の処方へ影響を与えていく必要があるだろう．これを「信頼を築いたうえでの処方提案」と呼ぶことにする．信頼を築いたうえでの処方提案は，薬剤師の意見が大きく反映される，まさに理想的な処方提案といってよいだろう．この処方提案における薬理学・薬物動態学の役割は，医師の信頼を勝ち得るために用いるツールであるということだ．なぜなら，薬理学・薬物動態学は薬剤師が専門とする分野であり，医師とは違う視点から患者の薬物治療に対して，具体的に意見を提示することが可能だからだ．そうやって医師の処方に，まさに薬学を組み込んでいく，そんなイメージをもってもらいたい．

　ここでのポイントは医師とは違う視点であるということであり，そして，そのための薬理学・薬物動態学だということだ．医師と同じような視点からの意見は，ともすれば医師の処方権の侵害と受け取られかねないし，分をわきまえよという感情を医師に引き起こしかねない．そしてここではさらに，できるだけ具体的な個々の症例に基づいた情報提供を繰り返していくことがポイントになるだろう．つまり，他ならぬこの患者の健康のために薬剤師として動いているのであって，決して処方権うんぬんではない，という姿勢をみせることだ．こういった姿勢は医師に受け入れられやすい．また，この活動の過程においてトレーシングレポートを活用すると効果的でもある．

4. 処方提案を実践するための方法論（薬理学，薬物動態学などの観点から）

●トレーシングレポート運用上の注意点

トレーシングレポートを運用するにあたっては，大学病院などトレーシングレポートについて理解のある施設においては問題ないが，クリニックなどにおいては注意が必要となる．つまり，その施設の医師がトレーシングレポートについて認識しているか否かだ．今までやっていなかったものをいきなり始めて，それがすぐに反映されるだろうか．もちろん，反映されることもあるだろうし，無視されることもきっとあるだろう．自分が医師の立場になって考えてみよう．たとえばマンツーマンの関係において，今まで医師主導の医療を行っていたのに，何の連絡もなしに新しいツールを導入したとする．こんなに近くにいるのに，前もって一言の相談もないのか．こう思われても仕方がない．そこでトレーシングレポートが定着するまでは，医師へ直接面会したうえでの運用を提案したい．医師へ伝え忘れがないように要領よくまとめたメモとしてトレーシングレポートを用いる．そんなイメージだ．トレーシングレポートが定着してしまえば，提出するだけでもよいものも当然あるだろうし，重要なものは医師へ面会時に説明を加えて提出するといった感じで運用していくとうまくいきやすい．

「トレーシングレポートによる処方提案」においては，その内容において，読んだ医師が納得できるようなものでありたい．副作用と思われる現象はなぜ起きているのか？　その説明ができるとしたらそれは薬理学しかないだろう．薬理学的な理由をレポート上でしっかり説明することで，医師の理解を得られやすくなる．

② 疑義照会

もう1つのケースの疑義照会について．薬剤師による疑義照会は患者を守る最後の砦といえる．そして，患者に起きている現象は副作用かもしれない．そういった視点から考えることが得意な職種こそが薬剤師といってよいだろう．しかし，忘れてはならない大事な点が1つある．たとえ副作用が起きていたとしても，それがすぐに薬の中止や変更にはつながらないということだ．起きている副作用を患者が許容しており，状況的に問題のないものであれば，注意を促し経過観察となることも当然あり得る．副作用の問題は二元論ではない．その副作用が"薬を中止する閾値に達しているか否か"ということは忘れてはな

第1章 処方提案を行うための基本的な方法論

らない視点である．そのうえで，薬を中止もしくは変更する必要がある，この組み合わせを避ける必要があるとの判断に至ったのなら，それはためらわずに疑義照会すべきである．なぜなら，1つの疑義照会はその患者を救うだけにはとどまらないからだ．1つの疑義照会が医師の処方の中に薬学を組み込む結果となり，それはその医師の処方に反映され，結果として多くの患者を救うことになるのである．

また，薬が薬剤師の手から離れ，患者に渡ってしまったら，もう処方提案のチャンスはないのかというとそうではない．その患者にとって，不安な薬やドーズ，そして飲み合わせ．そういった投薬をせざるを得なかったのなら，電話などでフォローをするべきだろう．そして，その情報を医師へフィードバックするのだ．では，どのタイミングでフォローをすべきか．そのタイミングを教えてくれるもの，それが薬理学・薬物動態学である．

古典的な副作用の分類

最後に，薬理学・薬物動態学の限界を考えるうえで，古典的な副作用の分類[2]について触れておきたい．タイプAの副作用はその機序が想定できるもので，当然，多くの患者で発現し，用量反応関係がある副作用のことをいう．抗ヒスタミン薬の服用による眠気や口渇，SU薬による低血糖や体重増加，ACE阻害薬による低血圧や空咳など，作用機序の延長線上にあるものといえる．次に，タイプBの副作用はアレルギーや特異体質に起因するもので，ごく一部の患者でしか発現せず，重症薬疹のように臨床的に大きな問題となることが多い副作用だ．このタイプは予測困難であり，低頻度，そして用量依存性については不明なことが多い．これらタイプAやタイプBの副作用は，確認され次第報告され集積されることで，添付文書の改訂へとつながっていく．最後にタイプCの副作用だが，これは対照群との比較でしか因果関係を特定できないもののことをいう．たとえば，糖尿病の薬でがんや骨折が増えた，あるいは高トリグリセライドの薬で心血管系のイベントは減ったが死亡リスクが上昇してしまった，といったような現象で，これらは対照群との比較がなければ副作用と特定することが難しい副作用といえる（図2）．

4. 処方提案を実践するための方法論（薬理学，薬物動態学などの観点から）

タイプ A の副作用

薬理作用で説明できる・
予測可能・高頻度・用量依存

タイプ B の副作用

アレルギー・特異体質・予測困
難・低頻度・用量依存性は不明

タイプ C の副作用

対照群との比較でしか因果関係
を明らかにすることはできない

図2 古典的な副作用の分類（Meyboom RH, et al. Drug Saf. 1997; 16: 355-65[2]）
より作図）

薬理学・薬物動態学の活躍の場

　この古典的な分類でいうところのタイプ A・B・C の副作用において，薬理学・薬物動態学はどのように関わることができるだろうか．タイプ C の副作用においてはほとんど無力であるといっていいだろう．薬理学的な説明がなされたとしても，それは往々にして後付けされたものであるからだ．次にタイプ B であるが，これはそもそも予測困難であり，このタイプの副作用は初期症状を伝えること，そして経過を観察することで重症化させない対応がメインとなる．また繰り返さないようにお薬手帳などで対策を講じていくことも必要だろう．つまり，薬理学・薬物動態学はタイプ A の副作用が主な活躍の場ということになる．

　タイプ A の副作用のキーワードは「既知」「予測可能」「高頻度」「用量依存的」であるから，薬理学・薬物動態学の出番は必然的に多くなる．さらに，薬物相互作用となると，その重要度は増していくことはいうまでもない．薬物相互作用は，作用部位での薬の量の変化に起因する薬物動態学的相互作用と，作用部位での薬理作用の協力・拮抗作用など薬の体内動態に変化はなくとも薬効や有害事象に変化が生じる薬力学的相互作用とに分類される．相互作用の頻度として高いものは，代謝に関与する薬物動態学的相互作用と薬力学的相互作用であるが，複数の機序を伴って生じる場合も多い．たとえば，パロキセチンとトラマドールを併用してセロトニン症候群を発症した場合，そこにはパロキセチンによる CYP2D6 阻害という薬物動態学的相互作用とセロトニン再取り込

第 1 章 処方提案を行うための基本的な方法論

み阻害作用の協力作用という薬力学相互作用が同時に起きていることがわかる.

また，薬物動態的相互作用は AUC の上昇の程度などによって，その危険性を医師に伝えることが容易であることが多いのに対し，薬力学的相互作用のそれを定量的に行うためには論文情報が必須となることも付け加えておく.

薬理・動態にも限界はある．しかし，その出番は最も多い．薬理学や薬物動態学を学ぶ理由，それは薬の主作用や副作用が「いつ」「どのように」起きるのかを推測することにある．それが薬の適正使用や副作用防止，副作用の重篤化対策につながっていくことになる．あとは処方提案を実践するその方法だけである．本項がその参考になれば幸いである.

■参考文献
1) 村山俊彦. 薬物作用総論. In: 金子周司, 編. ベーシック薬学教科書シリーズ 16 薬理学. 京都: 化学同人; 2009. p.1.
2) Meyboom RH, et al. Principles of signal detection in pharmacovigilance. Drug Saf. 1997; 16: 355-65.

〈山本雄一郎〉

第1章 処方提案を行うための基本的な方法論

5 処方提案を実践するための方法論 (EBM 実践の観点から)

エビデンス，つまり医学・薬学に関する論文情報を踏まえながら，臨床判断を行う EBM（evidence-based medicine）の手法は，薬剤師が医師に対して行う処方提案において，大変有用な方法論である．しかしながら，EBM に対する誤解や，その実践に対する批判的な意見も多い．本項ではまず，EBM に対する誤解への応答を通じて，その基本的な方法論を整理し，処方提案における薬剤師の EBM について述べる．そして，最後に薬剤師による EBM 実践に対する批判的な意見について応答を試みる．

EBM に対する誤解から

EBM（evidence-based medicine）は日本語では「エビデンス（科学的根拠）に基づく医療」などと訳されることが多いだろう．EBM の実践は，なにやら小難しい論文を読み，それを根拠に臨床判断していくスタイルであると，大まかに捉えられているように思われる．あるいは EBM が論文情報（エビデンス）そのものと捉えられていることも多々ある．前者はそれほど大きな誤りではないが，後者は完全に誤解である．

① EBM はエビデンスそのもののことではない

EBM は 5 つのステップからなる行動スタイルであって，エビデンスそのもののことでもなければ，論文を読み込む作業でもない（図1）．この 5 つのステップは筆者が勝手に提案したスタイルでもなんでもなく，EBM の方法論を解説した原典である「Evidence-Based Medicine; How to practice and teach it」[1]に明確に記載されていることである．

図1 をみても EBM がエビデンスそのものではないことは明らかであろう．EBM におけるエビデンスはステップ②で収集されるものであり，ステップ③で批判的に吟味されるものであり，またステップ④で臨床判断材料の 1 つとな

JCOPY 498-07922

39

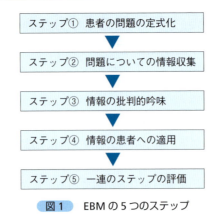

図1　EBMの5つのステップ

るものである．一部の書籍タイトルやWEB上で散見される「EBMに基づく○○」という記載は完全にEBMを誤解しているというよりほかない．

② エビデンスそのものに対する誤解

EBMでいうところのエビデンスについても誤解を招きやすい．EBMの実践で優先的に参照すべきエビデンスは，人を対象に真のアウトカム（患者の生命や生活に直結するアウトカム）を検討した臨床医学に関する論文情報である．もちろん基礎医学的な研究論文や，代用のアウトカム（サロゲートエンドポイント）を評価した論文を軽視するものではない．あくまで優先順位の問題である．

③ エビデンス"レベル"に対する誤解

エビデンスレベルなる"情報の権威づけ"がもたらす誤解もある．たとえば，「ランダム化比較試験でなければ参照に値しない」などというのがこの誤解の典型である．情報の妥当性はステップ③で検討するわけだが，大事なのはステップ②で得られたエビデンスがランダム化比較試験かどうか，ということではなく，1例の症例報告であっても，論文情報が目の前の患者に関する疑問に対して，重要な示唆をもたらすかどうかを"批判的"に考えていくことである．たとえ，研究デザインの妥当性が低かろうが，妥当性が低いという前提のもとでエビデンスを踏まえることが大切なのである．また，もし仮にエビデンスがないのだとしても，ないなりに思考することこそがEBMである．そもそもエビ

5. 処方提案を実践するための方法論（EBM 実践の観点から）

デンスがない，あるいは限定的であると結論することは，エビデンスに触れること（あるいは触れようとする行為そのもの）なしにはできない．

④ 情報収集に対する誤解

そして情報収集という点にも，しばしば誤解が見受けられる．臨床判断にあたり，参照すべき論文情報は網羅的に集めなくてはいけない，という信念がその最たるものであろう．EBM の実践においては，網羅的な情報収集ではなく，6S モデルと呼ばれる情報収集戦略が推奨されている（図 2）[1]．

6S とは効率的なエビデンス情報収集のためのアプローチモデルである．ヒエラルキー最上層に位置付けられるのが「Systems」で，これは個々の患者情報にマッチした意思決定支援システムのことである．電子カルテとリンクしている決断支援システムというようなものかもしれないが，現実的にこれが実装されている医療施設はほとんどないだろう．2 番目に位置付けられているのが「Summaries」であり，具体的には DynaMed® などのエビデンスベースの教科書，あるいは診療ガイドラインを指す．3 番目に位置付けられているのが「Synopses of syntheses」で，これはシステマティックレビューの要約である．4 番目が「Syntheses」で，メタ分析やシステマティックレビューそのも

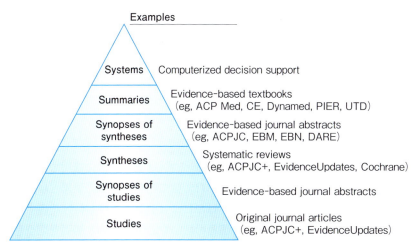

図2　6S モデルによる情報収集戦略 (Straus SE, et al. Evidence-Based Medicine: How to practice and teach it. 4th ed. Edinburgh: Churchill Livingstone; 2010[1])

第 1 章 処方提案を行うための基本的な方法論

のである．そして 5 番目が「Synopses of studies」で，これは原著論文の要約をさし，最後の「Studies」が原著論文である．

つまり，EBM の実践においては原著論文の網羅的な情報収集は求められてはいないどころか，そもそも原著論文から検索することも求められてはいないのだ．繰り返すようであるが，これは筆者の考えではなく，「Evidence-Based Medicine; How to practice and teach it」という本に明確に記載されている事実である．

網羅的な情報収集は多忙な臨床現場において非効率なのだ．また，もう 1 つ重大な問題として，情報は常に訂正可能性を有するという事実がある．システマティックレビュー論文 100 件の生存解析をした論文[2]によれば，中央値 5.5 年[95%信頼区間 4.6〜7.6]で情報更新の必要性があると報告されている．また，100 件のうち 23%は 2 年以内に更新の必要性が，15%は 1 年以内に更新の必要性があるという結果である．さらに 7%においては，レビュー報告時にすでに更新の必要性が示されており，臨床医学情報の「使用期限」は想像以上に短いことがわかる．網羅的に情報収集を行い，得られた情報を徹底的に吟味したとしても，明日にもそれを否定するエビデンスが出現するかもしれない．

エビデンス情報は常に誤りうる，ということを前提として，いかに妥当な答えを探していくかが大切なのである．臨床判断そのものが可謬性を有しており，絶対的に正しい臨床判断など存在しないということを自覚することが肝要であろう．そして，それが故に"一連の流れの再評価が"EBM の最終ステップとして用意されているのである．

⑤ エビデンスの適用に対する誤解

そして最後に，最も誤解が多いのがステップ④エビデンスの適用である．図 3 をみてほしい．これは EBM 実践における臨床判断の 4 つの要素といわれているものである．EBM のステップ④は単にエビデンスを押し付けるのではなく，(i) エビデンスを踏まえ，(ii) 患者の想いや価値観，(iii) 患者を取り巻く環境や臨床判断の実行可能性，そして (iv) 医療者の臨床経験の 4 つの要素を統合して判断していく臨床行動スタイルである[3]．

5. 処方提案を実践するための方法論(EBM 実践の観点から)

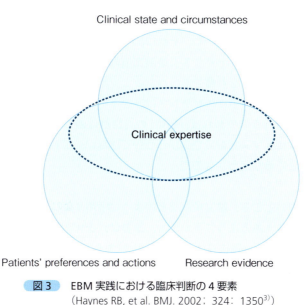

図3　EBM 実践における臨床判断の 4 要素
(Haynes RB, et al. BMJ. 2002; 324: 1350[3])

　EBM は料理のレシピをまとめたクッキングブックのような,一律で普遍的な行動指針ではなく,患者個別の問題を取り扱うための行動スタイルであり,現時点で考えられうる最良の意思決定を行うというのがその基本的なスタンスなのだ[4].

処方提案における薬剤師の EBM

　処方提案において,薬剤師による薬剤のリスクとベネフィットの定量的な評価は必要不可欠だといえる.たとえば,高血圧患者に対して,ACE 阻害薬はどの程度脳卒中を予防できるのか,それは,ARB やカルシウム拮抗薬などに比べて優れた効果といえるのだろうか.また,これらの薬剤間で,どんな有害事象にどれだけの差異があるのだろうか.こうした疑問に対して,主観的な評価では,医師と薬剤師の価値観を共有することは難しい.少なくとも定量的なデータを付け加えることは,薬剤のリスク・ベネフィットを客観的に整理することを可能にさせ,医師と薬剤師のコミュニケーションを円滑にする可能性を高めるといえる.

第 1 章 処方提案を行うための基本的な方法論

　もちろん，薬剤 A と薬剤 B の違いについて，薬理学的，薬物動態学的に評価することは肝要である．しかし，それに加えて実際の患者に起こり得るであろう，臨床上のベネフィットとリスクを論文情報から得た統計的データに基づき定量的に比較することも肝要であろう．ここで結論を先取りすれば，薬剤のリスク・ベネフィット評価にエビデンスは必要不可欠であり，エビデンスを踏まえた臨床判断を行うのであれば，EBM の方法論は強力なツールになり得る．大事なのはエビデンスが役に立つかどうかではない．エビデンスを使う自分が患者の役に立てるかどうかなのだ.

　しかし実際のところ，論文情報をどのように活用すればよいかわからない，ということは多々あるように思われる．筆者は，チオトロピウムミスト吸入製剤を使用していると，死亡リスクが 52%上昇するというメタ分析の論文[5]を読み，大変衝撃を受けたが，この死亡リスクが 52%増える，という情報を現場でどう活用すればよいのかよくわからなかった.

　これは論文を読み始めた人の多くが感じる問題のように思われる．心血管疾患や死亡のリスクが減る，という情報は，その適用に関してさほど難しくないかもしれない．なぜなら，心血管疾患用薬が処方されていたら，その使用をむしろ支持する情報であり，医師の治療方針を否定するものではないからだ．しかし，有害事象が増える，という論文情報を実際に活用するとなると，少なからず医師の治療方針を否定するような提案に傾くであろう．それは薬剤師にとって，多くの場合，困難なこととして捉えられる．薬剤師の立場で，論文情報をどう活用してよいか悩むというのは詰まるところ，こういうことに他ならない.

　実際のところ，チオトロピウムミスト吸入製剤で呼吸機能が改善し状態が落ち着いた慢性閉塞性肺疾患（COPD）患者に対して，この薬を使っていると死亡リスクが 1.5 倍になるから中止した方がよいでしょう，とストレートに医師に提言することは，薬剤師の立場上，ほぼ不可能であろう（もちろんすべてとはいわないが…）．また，患者自身が "呼吸が楽になった" など，薬剤の恩恵を実感している場合，突然このような情報を伝えられたら困惑するだろうし，このような観点からも，論文情報を活用することの困難さが浮き彫りとなる.

5. 処方提案を実践するための方法論（EBM 実践の観点から）

　論文情報は、「1 つの論文結果はこうであったので、こうした方がよい」という仕方よりも、「複数の論文情報を整理した結果、少なくともこのケースには、こうすべきではない」という仕方で活用した方が、情報提供を円滑に進めることができる可能性が高まる.

　たとえば、チオトロピウムミスト吸入製剤では、特に心血管疾患の既往がある患者において、死亡リスク増加が示唆されている[6]. またチオトロピウム製剤でも吸入用カプセル製剤であれば、死亡リスクの増加は現時点で示されていない[7-9].

　これらの情報を踏まえれば、心筋梗塞の既往があって、COPD 末期状態であり、人工呼吸器を装着し、かつ余命が限られている患者で、さらに現時点では COPD の症状が安定している患者においてはチオトロピウムの中止を考慮できるだろう. もし仮に薬剤が必要であれば吸入カプセル製剤への変更も考慮できるはずだ. 1 つのエビデンス情報では医師の治療方針を否定するような印象を与えていたのが、複数の論文情報を整理することで、薬剤師の意見としてまとめることができる. つまりここに、医師と薬剤師の連携のきっかけが生まれるのだ.

　「この処方はここが問題です」というスタンスでは、相手が誰であろうが、なかなか処方提案は受け入れてもらえないだろう. 問題かどうかは、それを問題にした本人の問題であって、本当の問題は、処方薬そのものではない. 大事なのは、むしろ問題化しないことである.「いろいろ調べてみたところ、少なくとも、こういうことはいえそうですが、いかがでしょうか、あるいはこういう選択肢もあります」というような仕方で、医師（あるいは患者）と、薬物療法を考えるきっかけを創造することが肝要なのだ.

薬剤師の EBM に対する批判的意見とその応答

　薬剤師による EBM の実践に関して、批判的な意見も多い. その多くは EBM の方法論に対する誤解であるが、主に以下のような主張がある.

　・エビデンスが前面に出た処方提案は医師の反感を買う可能性がある.

第 1 章 処方提案を行うための基本的な方法論

・理想は語るのは易いが，あまり現実的ではない（実際には困難な方法論だ）．
・エビデンスばかりで肝心の患者をみていない．

　つまり，エビデンスの押しつけで生じる医師あるいは患者と薬剤師の関係悪化への懸念，ということに集約できるように思われる．立場上の問題も大きいかもしれないが，これは完全にステップ④を誤解している．繰り返しになるが重要なことなのでもう一度述べておこう．EBMのステップ④におけるエビデンスの取り扱いは「適用」であって「押しつけ」ではない．患者の価値，医療者の経験，その介入の実現可能性など様々な条件と照らし合わせて，論文結果が活用できるか模索するというプロセスなのだ．薬を飲みたくないという患者の思い，あるいは，医師の治療方針という価値観を無理やり変化させてまで，統計学上のベネフィットを優先させ，薬の服用を推奨することはEBMではない．

　またEBMの実践とはいうが，それは単なる理想論に過ぎないのではないか，という指摘もわからないでもない．しかしながら，このような指摘は，エビデンスに基づいた提案が，その通り実行されなければならない，というような前提に基づいている．これは大きな誤りである．大事なのはエビデンスを踏まえることであって，最終的な臨床判断はエビデンスの示した結果通りでなくてもよいのだ．
　科学的に妥当な医療と，そうでない医療の差異は，エビデンスを踏まえているかどうかである．エビデンスを踏まえなければ，怪しげな民間療法との構造的差異をみいだせないであろう．

　また多くのエビデンス情報が示すのは統計的には曖昧な介入効果である．これは特に慢性疾患用薬で顕著である．たとえば，ある薬剤が相対危険で心筋梗塞を30％減らすとしよう．こうした相対比は薬剤効果に対する有効性を強調するかもしれない．心筋梗塞を30％"も"減らす効果がある薬として．

　しかし同じ薬剤の統計データであってもNNT（number needed to treat：治療必要数）でみれば120というような数値だったとしたら，どうだろうか．心筋梗塞を1人救うのに120人に薬剤を服用してもらう必要がある，という薬

46

剤効果が明らかにされるために，119人も無駄に薬を飲んだともいえる．

　実際，ランダム化比較試験で示された日本人に対するプラバスタチンの心血管アウトカムに対する実効性はこの程度である[10]．相対比で30%減らす，NNTは120人，どちらも同じ薬剤効果の記述なのだが，その記述方法で，我々が受ける印象が変わってしまうということがおわかりいただけよう．薬剤効果の実態とはこのように捉えどころのないものであり，それが故に「曖昧な介入効果」ということである．

　これはつまり，薬剤効果に関して同じデータでも，データの示し方によって様々な解釈が可能となるということにほかならない．これこそが薬剤効果の曖昧性であり，論文結果の解釈における多義性である．

　このように書くと論文結果をいい加減に解釈しているのではないか，というようなさらなる批判もあるかもしれない．しかし，あえて明言しておこう．あらゆる統計データは，複数の解釈可能性を有する．控えめにいっても，統計データというものは読み手の関心に応じて恣意的に解釈されているという側面を誰も否定できないであろう．論文結果の正しい解釈なるものは最初から存在しないのである．エビデンスの適用に関してこのような薬剤効果の曖昧性を発見することは，投与を推奨したり，あるいは積極的な投与を推奨しない，といういずれの提案も可能にさせてくれる．

　大事なのは目の前の患者と患者を取り巻く様々な人たちがどういった現実を生きていくかなのだ．論文結果を正しく読み取ることが大事なのではなく，今ここにある患者の苦しみに対して，最終的に患者やその介護者がなんらかの希望をみいだせる選択肢を提供することが肝要だ．薬剤効果の曖昧性に気づくことは，価値判断の多様性を否定しない．薬を飲んでもいいし，飲まなくてもいい，そのどちらも大きな誤りでないことを示してくれている．

　このような価値判断の多様性は，患者，もしくは介護者が何らかの希望をみいだせる選択肢を見出す可能性を決して減らさないであろう．エビデンスを踏まえない個人の主観的意見こそが患者の価値を否定することにつながりかねないのだ．

第 1 章 処方提案を行うための基本的な方法論

　継続して論文を読み続けることは薬剤効果の曖昧性を発見する機会をより多く提供する．処方提案にあたり，様々な状況下で，臨床医学論文が示す薬剤効果の曖昧性は，薬学的臨床判断の多様性を生みだすことに寄与するだろう．

■参考文献
1) Straus SE, et al. Evidence-Based Medicine; How to practice and teach it. 4th ed. Edinburgh: Churchill Livingstone; 2010.
2) Shojania KG, et al. How quickly do systematic reviews go out of date? A survival analysis. Ann Intern Med. 2007; 147: 224-33.
3) Haynes RB, et al. Physicians' and patients' choices in evidence based practice. BMJ. 2002; 324: 1350.
4) Sackett DL, et al. Evidence based medicine: what it is and what it isn't. BMJ. 1996; 312: 71-2.
5) Singh S, et al. Mortality associated with tiotropium mist inhaler in patients with chronic obstructive pulmonary disease: systematic review and meta-analysis of randomised controlled trials. BMJ. 2011; 342: d3215.
6) Verhamme KM, et al. Use of tiotropium Respimat Soft Mist Inhaler versus HandiHaler and mortality in patients with COPD. Eur Respir J. 2013; 42: 606-15.
7) Karner C, et al. Tiotropium versus placebo for chronic obstructive pulmonary disease. Cochrane Database Syst Rev. 2014 Jul 21; 7: CD009285.
8) Tashkin DP, et al. A 4-year trial of tiotropium in chronic obstructive pulmonary disease. N Engl J Med. 2008; 359: 1543-54.
9) Mathioudakis AG, et al. Tiotropium HandiHaler improves the survival of patients with COPD: a systematic review and meta-analysis. J Aerosol Med Pulm Drug Deliv. 2014; 27: 43-50.
10) Nakamura H, et al. Primary prevention of cardiovascular disease with pravastatin in Japan (MEGA Study): a prospective randomised controlled trial. Lancet. 2006; 368: 1155-63.

〈青島周一〉

第1章 処方提案を行うための基本的な方法論

6 医師と薬剤師の信念対立を解消するために

目的

　本項の目的は，処方提案に関わるチームワークの意義と問題点を理解し，信念対立という難題を克服する視点を学習することである．それによって，薬剤師は医師と連携しながら，患者の健康と well-being の向上に寄与しやすくなると期待できる．

チームワークの有効性

　チームワークとは，様々な人々がコラボレーションしながら専門性を発揮することである[1]．チームメンバーには薬剤師の他に，患者とその家族，医師，看護師，作業療法士，理学療法士などが含まれる．薬剤師がチームワークに貢献するためには，チームメンバーの専門性を理解する必要がある（表1）．

　また世界保健機関は表2で示したように，チームワークの有効性を組織，チーム全体，患者，臨床家のレベルで整理した[2]．適切なチームワークは患者

表1　主なチームメンバーとその専門性

メンバー	専門性
患者とその家族	健康と well-being を改善するために診察・治療・予防に参加する．自身の人生に関して最も詳しい．
薬剤師	薬物の調剤・供給・評価，薬事衛生を行う．
医師	病気・障害の診察・治療・予防を行う．
看護師	診療の補助，療養上のケアを行う．
作業療法士	したい・するべき諸活動の評価と支援を行う．
理学療法士	身体機能の評価と介入を行う．

JCOPY 498-07922

49

第 1 章 処方提案を行うための基本的な方法論

表 2 チームワークの有効性（文献 2 を参考に作成）

組織	チーム全体	患者	臨床家
・入院時間とコストの削減 ・予期しない入院の減少 ・患者の利便性の向上	・質の改善（例: 死亡率の減少） ・効率性の向上 ・コミュニケーションエラーの予防 ・多様な専門性の活用	・ケアに対する満足感の向上 ・治療の受け入れが改善 ・治療効果の向上 ・医療過誤・医療事故の減少	・職業満足度の向上 ・専門性の明確化 ・健康状態の改善

に利益をもたらすだけでなく，個々の臨床家の労働衛生を改善し，チームメンバーのパフォーマンスを高め，病院・施設の評価を向上させる機能がある．

　処方提案は，薬剤師にとってチームワークを実践する機会である．その主たる目的は薬物療法の最適化支援であったとしても，全体として表 2 で示した効果が得られる可能性があることも理解しておく必要がある．ヘルスケア全般で薬剤師がチームワークの参入で果たす役割は大きい．

薬剤師がチームワークに参加する意義

　実際，薬剤師と医師がチームワークする有効性を示す研究はいくつもある．以下その一部を紹介する．

　たとえば，治療成績の向上でいうと，高血圧のコントロールがうまくいかなかった患者を対象に，医師が単独で治療した群と医師の治療に薬剤師が服薬指導などで積極的に関与した群を比較したところ，前者に比べて後者が約 2 倍血圧コントロールに成功したという報告がある[3]．このように，薬剤師と医師の連携が血圧コントロールに肯定的な影響を与えるという報告は多い．

　またチームワークに薬剤師が加わると再入院率が低下する可能性がある．たとえば，薬剤師が積極的に調剤，カウンセリング，ラウンドへの参加を行った群と通常の薬剤業務を行った群を比較したところ，前者が投薬の質を改善し，再入院率を低下させるという報告があった[4]．つまり，薬剤師がチームワークで積極的に実践すると，適切な薬物療法を可能にし，症状が悪化するリスクを低下させる可能性がある．

　さらには，薬剤師がチームワークにコミットすると，全死因死亡率が改善し

た結果を示す研究もある．たとえば，心不全患者を対象に，通常のプライマリケアを行った群と通常のそれに加えて薬剤師による薬剤評価，主治医への助言，患者教育などを行った群を比較したところ，後者の群が前者に比べて全死因死亡率や心不全事象の発生が有意に低くなることが示された[5]．つまり，薬剤師がチームワークに積極的に関与すると，心不全患者の主要エンドポイントが改善する可能性がある．

　以上を踏まえると，薬剤師が積極的に医師とのチームワークを行うことは，そうでない場合に比べて，患者の健康と well-being の改善に貢献できる確率を高めるといえる．もちろん，薬剤師の勤務状況によっては，医師や他のチームメンバーと連携しにくいこともあるだろう．しかし，そうした場合においても，薬剤師は医師とのチームワークに取り組む必要がある．先行研究はそれぞれが単独で行動するよりも，薬剤師がチームメンバーとして関与した方がアウトカムの改善に有益であると教えているからだ．

チームワークの問題点

① 対立とは？

　しかし，チームワークの半数は，何らかの問題を抱えている[6]．その主たる要因として対立（conflict）がある[7]．たとえば，薬剤師は患者に薬物療法の適切性を説明したいのに，医師の期待は主に薬物の交互作用の確認で患者対応は求めていない，などの経験はないだろうか．チームワークは多様な意見をもつ人々が協働するため，意見の食い違いが生じやすく，それがきっかけになって対立を生む．

　対立は関係，課題，過程のタイプがある[6]．関係の対立は，人間関係がこじれた状態を表す．これはしばしば怒りなどの感情的な反応を生む．課題の対立は，目的をめぐって確執が生じた状態である．過程の対立は，方法をめぐっていさかいが生じた状態を意味する．これらはお互いに影響を与えながら，チームワークの対立を形成している．

　薬剤師と医師で意見の食い違いが生じる要因として，時間・マンパワー・情報の不足などがあると指摘されている[8]．つまり，薬剤師と医師は世界観が違うために認識の相違が生まれるうえに，薬剤師は患者の薬物療法を制御するために必要な情報がなく，それを確認するための時間もないし，カバーするため

第 1 章 処方提案を行うための基本的な方法論

の人材も足りていない.

② 信念対立とは？

重要なポイントは，対立には建設的対立と非建設的対立があるということだ．建設的対立は，人々の意見がぶつかることによって，チームのパフォーマンスとアウトカムが改善する[6]．人と組織が成長する建設的対立は，弁証法的対立と呼ぶ[9]．他方，非建設的対立は，意見の食い違いがきっかけで，チームのパフォーマンスとアウトカムが悪化する[6]．こうした問題は信念対立（belief conflict）と呼ぶ[9]．信念対立は，表2のチームワークの有効性の制約因子である．

たとえば，薬剤師と医師は調剤をめぐって対立しやすい[7]．薬剤師は調剤権，医師は処方権をもつ．しかし，原理的にいえば，人や専門性が異なれば信念＝世界観も異なることから，両者の権能の区別が不明瞭になったり，同様の現象に対する解釈が異なるために見解の相違が生じる．結果として，医師に気遣ったり，わかりあえないという感覚をもつと信念対立へと進む．

また，薬剤師と医師では患者に対する薬剤教育でも信念対立に陥ることがある．たとえば，医師は自らが患者に薬剤教育を実施すべきであると考えているが，薬剤師は薬剤に関する専門家は自分たちであり，薬剤師が患者に薬剤教育するべきであると考えているという報告がある[10]．認識のギャップは信念対立の条件であり，患者対応をめぐってもこの問題に陥りやすい．

③ 高信念対立群

信念対立の状態は，Assessment of Belief Conflict in Relationship-14（ABCR-14）で測定することができる[11]．これは，後述の信念対立解明アプローチを基盤に開発した自記式評価であり，高い妥当性と信頼性が確認されている（図1）．ABCR-14のカットオフ値は58点であり，解答した結果が58点以上になると高信念対立群と判断することができる[12]．

高信念対立群は作業機能障害という生活上の問題を引き起こすリスクが高くなる[12]．たとえば，薬剤師業務に意味を感じなくなったり，周囲から薬剤師の仕事が正当に評価されていないと悩んだり，ワーク・ライフ・バランスが崩れたりするなどの問題が生じる確率が高くなる．

薬剤師として医師に処方提案を実施するにあたって，前もって自身の信念対

6. 医師と薬剤師の信念対立を解消するために

開発元：京極真（吉備国際大学大学院保健科学研究科）
連絡先：kyougoku@kiui.ac.jp

信念対立評価 14 項目版（ABCR-14）

　　今日を含む 2 週間ぐらいの間で、あなたの状態にもっともよくあてはまる点数（数字）を選び、〇で囲んでください。すべての項目に対して正直にお答えください。

番号	項目	当てはまる	おおむね当てはま	どちらかというと当てはまる	いどちらとも言えな	どちらかというと当てはまらない	おおむね当てはまらない	当てはまらない
1	同じ職種でも世代(年齢)の違う人が多く、お互いの協力関係を作りにくいと感じることがある。	7	6	5	4	3	2	1
2	理解しあえない他職種がいて働きにくいと感じることがある。	7	6	5	4	3	2	1
3	患者の気持ちはわかるが、痛みやイライラであたり散らされてつらいときがある。	7	6	5	4	3	2	1
4	同じ職種の人たちから協力が得られず、連携がなかなかできない。	7	6	5	4	3	2	1
5	他職種とは考え方が食い違って連携しにくいことがある。	7	6	5	4	3	2	1
6	悲観的な訴えを繰り返す患者・家族のケアがストレスに感じることがある。	7	6	5	4	3	2	1
7	同職種では私の好むような親しみなどが少ない。	7	6	5	4	3	2	1
8	業務中に、他職種から自分勝手なことや無理なことを言われるときがある。	7	6	5	4	3	2	1
9	話好きの患者・家族に長時間拘束されてしまい、仕事が進まずイライラすることがある。	7	6	5	4	3	2	1
10	同じ職種内では上司と部下の間で意思疎通がとりにくいことがある。	7	6	5	4	3	2	1
11	"私の主張に耳を傾けない"というような他職種の態度に接することがある。	7	6	5	4	3	2	1
12	不安の訴えが多い患者をケアするが辛いと感じることがある。	7	6	5	4	3	2	1
13	同職種内にはチームとしての一体感がない。	7	6	5	4	3	2	1
14	"すぐ怒る"、"話しにならない"などといった他職種の態度に嫌気がさすことがある。	7	6	5	4	3	2	1

図 1　　ABCR-14

第 1 章 処方提案を行うための基本的な方法論

立の状態を把握しておくことは次に述べる対策を実行するうえでも有益な自己
理解をもたらす．読者は一度，ABCR-14 に回答してみるとよい．

④ 信念対立の問題性

　元を正すと，信念対立は哲学の根本問題であり，我々の認識の根底にある世
界観の確執を意味している[13]．それが哲学の主題になったのは，世界観の対立
が終わらない宗教戦争と二度の世界大戦を引き起こしたという反省があるから
だ[13]．世界観は人間であれば誰でももっている．信念対立化する世界観は疑義
の余地がないという特徴があり，信念対立は自分にとっての当たり前を，他者
に一般化し過ぎることで生じる問題である[14]．信念対立が人類にもたらす厄災
は悲劇的である．

　一方，ヘルスケア領域に目を移すと，信念対立はチームワークや健康問題と
いう文脈で取り上げられてきた．上述したように，信念対立が生じるとチーム
ワークの質が劣化する．加えて，信念対立はストレス，バーンアウト症候群，
作業機能障害のリスクを高める[12,15]．また，信念対立は患者に不信感をもたら
し，治療関係を悪化させる[16]．さらにこの問題は，専門家のエゴを刺激し，患
者の治療という共通目標を見失わせ，独善的な治療をもたらす可能性があ
る[17]．信念対立はヘルスケア領域の根本問題であり，処方提案の深刻なトゲに
なりえる問題である．

信念対立解明アプローチ

① 概要

　信念対立に対処するために，信念対立解明アプローチ（Dissolution
Approach for Belief conflict: DAB）が 2011 年に提唱された[1,9,14]．信念対
立解明アプローチは，ヘルスケア領域は多種多様な人びとが参入することから
対立がゼロになることはないという前提のもと，①弁証法的対立を有効活用す
る，②信念対立は弁証法的対立にシフトチェンジする，ために必要な理路と技
法を提供している．

　信念対立解明アプローチは哲学研究を通して開発されており，信念対立とい
う問題を解消するという目的を達成するために，意見が異なっても論理的に考
える限りにおいて共通了解できる可能性を担保した複数の理路(＝原理)によっ

54　　　**JCOPY** 498-07922

て構築されている[14]．その例として，構造構成主義の志向相関性を紹介しておく[18]．これは，意味・価値・存在は目的・身体・欲望・関心に応じて規定されるという考え方である．

たとえば，抗がん剤は健康な身体をもつ健常者にとっては毒という意味をもつが，がん患者にとっては治療の可能性をもたらす意味をもつ．このように，物事の意味，価値，存在には必ず，目的・身体・欲望・関心といった志向に相関的に規定される側面がある．志向相関性は，そうした事態を基礎づけた原理である．信念対立解明アプローチは，その他にも人間の原理，実践の原理，解明の原理など様々な哲学原理を実装しているが，志向相関性はそれらに通底する原理中の原理に位置づけられる．

さて，対立に対する対策は，信念対立解明アプローチの他にも，コンフリクト・マネジメント，ノンテクニカルスキル，価値観コミュニケーション，医療倫理，交渉術などがある．信念対立解明アプローチは「状況と目的に応じてあらゆる方法を実行する」という哲学原理を支柱にすることから，これらの手法を多元論的に一元管理できる．したがって，信念対立解明アプローチを理解しておけば，必要に応じてその他の手法も活用することができる．

② 信念対立解明アプローチ超入門

信念対立解明アプローチは信念対立の内実に応じて柔軟に実践する．それゆえ，その全体像を示すのは容易ではない．したがって，本論では具体例を示しながら，信念対立解明アプローチの基礎技法にしぼって紹介する．詳細は成書を参考にしてほしい[1,9,14]．

1）状況と目的の（再）確認
① 信念対立を解消するポイント

信念対立は，様々な意見があるという事態を受け入れられないときに生じやすい．多様な意見を許容できない要点は，正当性の感度に求められる．たとえば，薬剤師が医師の処方に疑問をもち，より適切な薬物療法を提案したところ，医師から「今のままで問題ない」と否定されたとする．これが起点になって信念対立化するとき，薬剤師は少なくとも自身の意見に疑念を感じていない．つまり，心のどこかで「私の意見は正しい」と素朴に感じているからこそ，それを否定されると苛立ったり，不信感を感じたりするのだ．したがって，信念対

第1章 処方提案を行うための基本的な方法論

立を克服する最初のポイントは，各人が様々な意見をもっているという相対化の感度を確保するところに求められる．

　それを具現化するためには，あらゆる意見は「〜にとって」という仕方で成立している，と深く了解する必要がある（志向相関性）．日々の臨床では，必ずといってよいほど様々な意見が現れる．薬剤師と医師が同一の患者を診ていても，その臨床判断（意見）には何らかの違いが生じる．私たち人間は必ず，各人が固有の（臨床）経験を通して意見を紡ぐからである．意見が成立するメカニズムの底の底を把握していくと，私たち人間は誰でも「〜にとって」という構造のうちで自身の意見を成立させていることがわかる．つまり，ある薬物療法が正しいのは「私にとって」そうだという話であり，「あなたにとって」「彼女にとって」「彼にとって」は違う選択肢が正しいことがありえるのだ．

② 医師と薬剤師の信念対立の解消例

　これは，薬剤師や医師にも例外なく妥当する．たとえば，ある高齢患者を外来診察した医師は，幻覚・妄想様の言動やADLの低下，家族の病歴などから統合失調症の可能性を考慮した薬物療法を開始したとしよう．数日後，薬剤師が看護師とともに訪問すると，見当識障害や記憶障害などが疑われる様子を観察し，統合失調症よりも認知症の可能性を疑ったとする．同じ患者から得られた経験で医師が「統合失調症」，薬剤師が「認知症」という意見をもったわけだ．こうした事態は，臨床に関わる意見が「医師にとって」「薬剤師にとって」という仕方でやってきているために生じている．少なくとも，診察した時点において，「医師にとって」統合失調症という意見が妥当であり，訪問時において「薬剤師にとって」認知症という意見が妥当であった，と解釈できる．

　つまり，信念対立解明アプローチでは，あらゆる意見は人それぞれ異なると相対的に捉えるわけだが，それを臨床で実行するために「状況」と「目的」というパラメータを（再）確認することになる．理由は「〜にとって」というとき，その「〜」は各人の「状況」と「目的」によって構成されているからだ．上記の例でいうと，医師が統合失調症の可能性に配慮した処方を行ったのは，その患者を初めて診察したときの状況や，「その時点で確率の高い診断を行う」という目的に応じていると理解できるだろう．他方，薬剤師が認知症の可能性に気づいたのは，その患者を訪問したときに体験した状況や，「薬剤師として処方提案したい」という目的に照らしあわせた結果であるといえるだろう．状況

56

と目的の（再）確認は，各人が経験から意見を個別に構成するという感度を高め，あらゆる意見は人それぞれ異なるという実感をもたらす．

状況と目的の（再）確認は，自他に対して「どのような状況だったか？」「何があったのか？」「どうなっているの？」「何のために？」「どういう意図があるのか？」「目的は何か？」などと問いかけることによって促進することができる．問いかけは，心の中で行ってもよいし，医師らとのコミュニケーションの中で行ってもよい．たとえば，調剤薬局で働く薬剤師は医師に問える機会がそもそも限られているだろう．そうした場合はまず，自己内省で状況と目的の（再）確認を行うだけでもよい．信念対立に対応しない場合に比べて，人によって状況も目的も異なることから意見が変わる，という視点を確保しやすくなるだろう．信念対立は，自身の意見を過度に一般化したところで生じる問題である．したがって，信念対立を解消するために，状況と目的の（再）確認によって意見を相対化することはきわめて重要な手続きになる．

2）状況と目的の共有
① 信念対立を解消するポイント

信念対立解明アプローチでは状況と目的の差異こそ，異なる意見が生じるその根拠である，と考えている．つまり，あらゆる意見は必ず「～にとって」という連関から現れる．どんな意見も「私にとって」「あなたにとって」「薬剤師にとって」「医師にとって」などの相関関係から逃れられない．したがって，様々な意見の対立から共通了解可能な意見を構成するためには，「～にとって」の「～」を押し広げるしかないことになる．つまり，「私にとって」から「私たちにとって」，「あなたにとって」から「あなたたちにとって」あるいは「私とあなたにとって」，「薬剤師にとって」「医師にとって」から「薬剤師と医師にとって」へと共通の視点にシフトチェンジしていく．

「～」の一般化・普遍化を行うと，各人の意見の食い違いからはじまって，そこから共通了解可能な意見を得ることができる[19]．たとえば，医師が規定用量の薬剤で治療しはじめたが，症状が寛解しなかった事例を想定しよう．薬剤師が患者に聞き取りすると，副作用が心配で服薬を自己調整していることがわかったとする．このとき，薬剤師が「私は，いったん休薬した後に，適量で投薬再開した方がよいと思います」と提案すると，医師との間に軋轢が生じるかもしれない．しかし，「～」を一般化・普遍化し，薬剤師が「私たちの目的を達

第1章 処方提案を行うための基本的な方法論

成するためには、いったん休薬した後に、適量で投薬再開した方がよいと思います」と処方提案すれば、医師との協力体制を示しながら薬物療法を修正する案を示せるため、両者の間に軋轢や緊張が生じにくくなるだろう.「〜」が個別化すると様々な意見が生じるため、信念対立解明アプローチではそれの一般化・普遍化を行うのだ.

② 医師と薬剤師の信念対立の解消例

そのための具体的な手続きとして、信念対立解明アプローチでは状況と目的の共有を行うことになる. 上述したように、「〜にとって」の「〜」は各人の状況と目的によって構成されている. 逆にいえば、状況と目的を共有していけば、共通の立場を形成する水脈につながって、共通了解可能な意見を構成する可能性を担保することができる. 上記の例でいえば、薬剤師は、自身が認識している状況と目的を把握し、かつ医師が認識しているであろう状況と目的を確認あるいは推察したうえで、薬剤師と医師に共通する目的を達成するために必要な処方提案を行っていることになる. 状況の共通認識、共通目標の構成は、信念対立の解消のポイントであり、良質なチームワークの両輪でもある. したがって、信念対立解明アプローチでは状況と目的の共有によって「〜」の一般化・普遍化を行い、各人の様々な意見の相違から出発して、そこから共通了解可能な意見を構成していくのだ.

状況と目的の共有は、状況と目的の（再）確認と同様に、自他に対して状況や目的を問いかける必要がある. しかしその力点が両者で異なる. 状況と目的の（再）確認は現状の確認に軸の中心があったのに対して、状況と目的の共有は薬剤師と医師の共通点に注意の中心を向ける必要がある. たとえば、医師の目的が「患者の治療」、薬剤師の目的が「治療内容の変更」にあったとしよう. 一見すると、薬剤師の立場から医師に治療の修正を求めるため緊張が生まれると感じるかもしれない. しかし共通点に注意を向けると、共通目標として「患者によりよい薬物療法を行う」「適切な治療を行う」などがあると気づくことがあるだろう. 共通目標は「〜」の一般化・普遍化に他ならず、意見の相違を越えて共通了解可能性を確保する基礎になる.

もちろん、調剤薬局で働く薬剤師の場合、医師とのコミュニケーションから状況と目的の共有を行うのは難しいだろう. そうした場合、事実の断片から医師が置かれている状況と目的を読み当てたり、日ごろからの地道な信頼関係の

構築を通してお互いの状況と目的を共有しあえる機会を確保するように努めたりする必要がある．人間の知性の特質は，よくわからないときにどうしたらよいかおおよそわかるところにある．職場環境によって得られる情報が限られているならば，自らの知性をフル活用するしかない．ただし，事実として確かめたわけではないため，「かもしれない」という限定付で受けとる必要がある．

3) 状況を踏まえたうえで，目的の達成に役に立ちうる方法を遂行する
① 信念対立を解消するポイント

医師と薬剤師の信念対立を解消するためには，共有した状況と目的を前提にして，目的達成に役立つ方法を実行する必要がある．ただし，原理的に考えると，「役に立つ方法は何か？」という問いに対する一般解はない．ある方法が役に立つかどうかは，状況と目的に連関するかたちで決まるからだ．たとえば，薬物療法 A の治療効果がメタ分析によって確認されたとしよう．その場合，薬物療法 A が役立つのは，メタ分析で扱った研究論文の状況と目的に合致する限りにおいてである．仮に，薬物療法 A が緩和ケアという状況で，慢性疼痛の治療という目的のもとで活用する薬剤であれば，急性期という状況で，抑うつ状態の治療という目的のもとで活用しても期待通りに役立つことはない．つまり，有用性は方法そのものに内在しておらず，状況と目的と方法の組合せによって決まるということである．したがって，薬剤師が処方提案するその仕方は，薬剤師と医師を取りまく状況と目指している目的によって柔軟に変える必要がある．

② 医師と薬剤師の信念対立の解消例

たとえば，権力志向の強い医師に対して，薬剤師が処方提案するときは，薬剤師から具体的な処方の修正案を押しつけたり，無理に通そうとするのは得策ではない．権力とは，他者の自由意志をねじ伏せる力能であるため，権力者の選択肢を奪うようなやり方は敵視される結果になりやすいからだ．したがって，権力欲が強い医師の場合，医師自身が自分で決めたと感じられるように処方提案する必要がある．たとえば，「患者の様子を踏まえると，現行の薬物療法の他にどんな処方が考えられますか？」「治療目的を達成するためには，A 案以外に B 案，C 案が考えられますが，どうでしょうか？」「状況を考慮すると，他に D 案が考えられると思うのですが，ご意見をうかがえますか？」などのよ

第 1 章 処方提案を行うための基本的な方法論

うに，医師の判断を尊重しつつ他の選択肢から選べる可能性を作るとよい．

　他方，優柔不断な医師に対して，薬剤師が処方提案するときは，医師が判断しやすいように，原案の利点と問題点を明確に示し，薬剤師の立場からよりよいと考えている薬物療法の計画を提案するとよい．物事を明確に決められない状態は，白黒ハッキリつけられないという感度によって生じる．したがって，こうしたケースでは，薬剤師が物事を整理する役割を担いつつ処方提案していく必要がある．たとえば，医師が患者の状態が症状によるものか，副作用によるものかを決めかねている場合，薬剤師は薬の知識を活かして副作用の確率が高い（あるいは低い）事象を整理し，医師にそれを伝えつつより適した処方案を提示するとよいだろう．薬剤師は薬剤の専門家であるため，医師が見通しよく治療できるように支援していく必要がある．

　以上述べたように，医師と薬剤師の信念対立を解消するためには，状況と目的を踏まえたうえで柔軟に目的達成に向けて実践していく必要がある．薬剤師には固定観念にとらわれず，医師との関係性にフィットしたやり方で処方提案してもらいたい．

まとめ

　薬剤師と医師の良質なチームワークは，全死因死亡率の低下や治療成績の向上など様々なメリットをもたらす．チームワークの劣化には信念対立が関与している．医師と薬剤師の信念対立を解消するためには，原理的に考えると，①状況と目的の（再）確認，②状況と目的の共有，③状況を踏まえたうえで，目的の達成に役に立ちうる方法を遂行する，というステップが求められる．薬剤師には信念対立を解消しつつ，積極的にチームワークに関与することが期待される．

■参考文献
1) 京極　真. 信念対立解明アプローチ入門—チーム医療・多職種連携の可能性をひらく. 東京: 中央法規出版; 2012.
2) http://www.who.int/patientsafety/education/curriculum/course4_handout.pdf
3) Bogden PE, et al. Comparing standard care with a physician and pharmacist team approach for uncontrolled hypertension. J Gen Intern Med. 1998; 13: 740-5.
4) Makowsky MJ, et al. Capturing outcomes of clinical activities performed by a rounding pharmacist practicing in a team environment: the COLLABORATE study. Med Care. 2009; 47: 642-50.
5) Gattis WA, et al. Reduction in heart failure events by the addition of a clinical phar-

6. 医師と薬剤師の信念対立を解消するために

macist to the heart failure management team: results of the Pharmacist in Heart Failure Assessment Recommendation and Monitoring (PHARM) Study. Arch Intern Med. 1999; 159: 1939-45.

6) West MA. Effective Teamwork: Practical Lessons from Organizational Research. 3rd ed. Hoboken: Wiley-Blackwell; 2012.

7) Mosser G, et al. Understanding Teamwork in Health Care. New York: McGraw-Hill Education; 2013.

8) Maxwell L, et al. Using a conflict conceptual framework to describe challenges to coordinated patient care from the physicians' and pharmacists' perspective. Res Social Adm Pharm. 2014; 10: 824-36.

9) 京極　真. 医療関係者のためのトラブル対応術: 信念対立解明アプローチ. 東京: 誠信書房; 2012.

10) Tarn DM, et al. Which providers should communicate which critical information about a new medication? Patient, pharmacist, and physician perspectives. J Am Geriatr Soc. 2009; 57: 462-9.

11) Kyougoku M, et al. Development of the Assessment of Belief Conflict in Relationship-14 (ABCR-14). PLoS One. 2015; 10: e0129349.

12) Kyougoku M, et al. Bayesian analysis of relationship between belief conflict and occupational dysfunction (in submit)

13) 竹田青嗣. 現象学は〈思考の原理〉である. 東京: 筑摩書房; 2004.

14) 京極　真. 医療関係者のための信念対立解明アプローチ: コミュニケーション・スキル入門. 東京: 誠信書房; 2011.

15) Kyougoku M, et al. The influence of belief conflict on stress and burnout syndrome in healthcare workers: using structural equation modeling in a cross-sectional study. PeerJ PrePrints. 2015; 3: e809v1

16) 河野　崇, 他. 回復期リハビリテーション病棟に入院する患者が作業療法士に対して抱く信念対立と対処法の構造. 作業療法. 2015; 34: 530-40.

17) 古桧山健吾, 他. 理論に根ざした実践で生じる信念対立の問題解明―複線径路・等至性モデルを用いて―. 日本臨床作業療法研究. 2016; 3: 10-5.

18) 西條剛央. 構造構成主義とは何か―次世代人間科学の原理. 京都: 北大路書房; 2005.

19) 竹田青嗣. プラトン入門. 東京: 筑摩書房; 2015.

〈京極　真〉

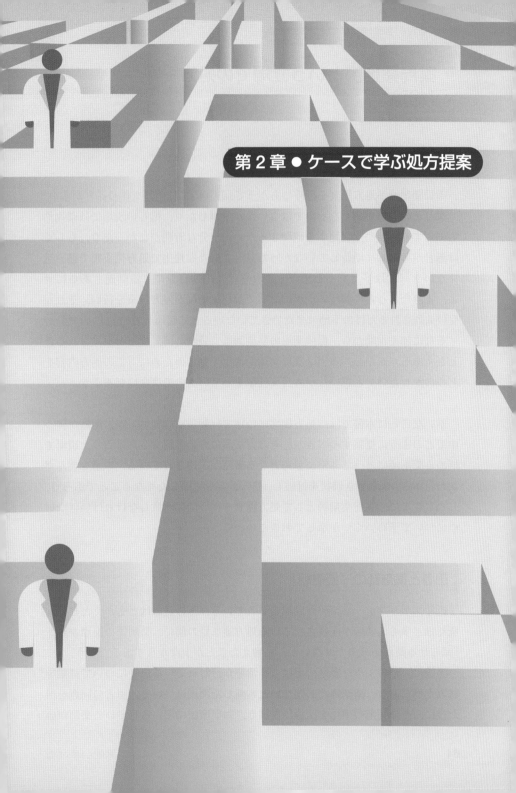

第2章 ● ケースで学ぶ処方提案

第2章 ケースで学ぶ処方提案

1 薬局薬剤師という立場での処方提案
［総論］

　薬局薬剤師が処方提案を行うにあたって，現実的には困難を伴うことが多い．
　医師との関係が悪くなるのではないかと危惧したり，忙しい現場では薬物治療に対する評価や，問題点を改善するための十分な時間がなかったり，もしくは患者が薬剤師に期待していなかったりと，様々な理由で処方提案まで踏み込めないケースは多々あると思う．これらは薬剤師自身による問題もあるにせよ，正直なところ，医療の現場において薬局薬剤師が処方提案を行い，それが受け入れられるだけの下地はまだできていないことに起因しているように思う．
　それに加え世間から，保険薬局の薬剤師は「袋詰め師」などと揶揄されることさえある．しかし，本当は薬局薬剤師自身，患者のために「この処方内容をどうにかしたい」と思いながら日々仕事をしているのではないだろうか．

　幸いなことに本書では，処方提案について経験豊富な先生方が，困難が伴う中でどのように提案するべきか，その方法論について紹介されており，現場で悩める薬剤師にとって非常に参考となる事例が記述されている．本書を読んだ次の日から，悩み多き現状を打破し，処方提案を実践したくなることであろう．しかしここで，薬局薬剤師として処方提案を行う際に注意しなければいけない点について予めいくつか示しておきたいと思う．

▌患者と薬剤師の「価値観」

　近年，ポリファーマシーが問題視されている．その是非はともかくとして，驚くほど多くの薬剤が記載されている処方箋を目の前に，薬剤師の視点から，「減らせる薬があるのではないか」と考えたことが少なからずあるだろう．
　実際に，そのような多剤併用による治療が行われている患者について減薬を試みた例がある．薬剤師が必要ないと判断した薬剤について，患者の同意を得た後に，その薬剤の中止を医師に提案し，対症療法に用いられている薬剤がい

64　　JCOPY 498-07922

くつか中止になった．しかし，患者は薬剤が中止されたことで日に日に不安になってしまい，次の来局時には中止になった薬剤がすべて再開されていたという．

この事例において，減薬の手順については一見問題ないように思われる．しかし，中止された薬剤が再開されてしまったのは当然の結果である．なぜなら，薬剤師の価値観のみで介入を行ったからである．

薬剤師が必要ないと判断した薬剤が，患者にとっても必要ないものとは限らない．そもそも患者側からしてみれば，必要があるから処方されていると考えるのが当たり前であり，特に現時点で問題が起きていないような場合であれば，薬剤師から説明を受け，その場では同意したとしても，実際にそれまで毎日服用していた薬を飲まない日が続けば，不安になったとしても不思議ではない．

ここで1つ，面白いエビデンスを紹介しよう．慢性腰痛を有する患者へ，プラセボであることを示したうえでプラセボを投与しても疼痛の改善がみられることが報告されている[1]．これは一体どういうことなのか．

薬剤そのものの効果の他に，「薬を飲むことによる効果」も重要であることが示唆されているように思う．それがよいか悪いかは別として，要するに，薬を飲むという行為自体が患者にとっては重要な場合があるということだ．その点を考慮せずに，薬剤の効果に対する薬剤師の価値観のみで介入を行ってもなかなかうまくはいかないものである．

少なくとも処方提案を行う際は，患者の価値観や，今起きている問題は何か，または将来起きうる問題は何か，そして提案が採用された場合に，患者がその後どうなるのかまで考える必要がある．

上記の例では，患者の状態をみながら，徐々に減量していく，または1剤ずつ中止していくなどの手段についても慎重に検討する必要があったように思う．

医師と薬剤師の「価値観」

次に，私自身が経験した例を紹介したいと思う．

第2章 ケースで学ぶ処方提案

　ある日，8剤の内服薬が処方されている患者の家族から，本人が薬を何種類も飲んでいることに不安を感じており，毎月の薬代も高く感じるので，何とか薬を減らせないかとの訴えがあった．そこで私は，処方されている薬剤のうち，2剤の予防的な薬剤について，心血管疾患に対する予防効果や死亡の先延ばし効果は不明確であることが示されている論文をいくつか要約し，2剤の中止を提案する文書を作成して医師へ手渡した．当患者において，その2つの薬剤中止は十分に考慮できるものであった．

　しかし，結果として，薬剤は中止されることはなく，その後も処方が変わることなく継続された．

　これも，今考えてみれば，やはり当然の結果である．なぜなら，この時私は，エビデンスさえ示せば医師は処方を変更するのではないかと考えていたからである．

　やはり，薬剤師の価値観と医師の価値観には違いがあり，その点を考慮せずに処方変更の提案を行ってもなかなかうまくはいかない．

　後日，その医師から「論文の内容は非常に勉強になりました．でも，あの患者がどれだけ本気で薬を減らしたいといっているのかわかりません」というようなことをいわれた．

　医師は当然，自身が処方している薬剤について無駄なものであるとは考えていないはずである．そこへエビデンスを示すだけでは不十分であり，患者に起きている問題は何か，または患者がどれくらい困っているのかについて話し合い，お互いの価値観を擦り合わせるような作業が必要だったのではないかと思う．

　当たり前のことだと思われるかもしれないが，薬剤師の仕事とは対人業務である．価値観の違う他者と関わる仕事であるため，薬のデータやエビデンスのみを振りかざして介入を行うとしても，うまくいかないことが多いのではないかと思う．薬物治療に関わる人の数だけ価値観が存在する．それらの価値観を考慮してこその対人業務なのである．

66

薬剤師の意見を尊重してもらうには

薬剤師にとって処方提案とは，患者に対してだけでなく，医師に対しても対人業務を行うということに他ならない.

やや月並みな話になるかもしれないが，そのような対人業務を行ううえで，相手から薬剤師の価値観を尊重してもらうためにも，日頃からコミュニケーションを図ることが重要になる.

私自身は，他者とコミュニケーションを取るという行為が非常に苦手であるため，この点についてアドバイスできることは少ないが，以前勤めていた薬局では，薬物治療のテーマごとにエビデンスをまとめて，定期的に門前の医師のところへもっていき，その概要について説明するという活動を個人的に行っていた. 何かと批判されることの多い「門前薬局」も，このような形でコミュニケーションを取りやすいというのは1つの利点ではないかと考えている. こうした活動を継続的に行うことで，ある程度の信頼が得られ，処方提案の際も薬剤師としての視点を重要視してもらえるようになったように思う.

もちろん方法はこれだけではなく，様々なやり方があるとは思うが，いずれにしろ普段から医師とコミュニケーションを図ることが処方提案という対人業務を行ううえでは必要であると考えている.

処方提案の必要性

ここまで，処方提案を行うにあたっての注意点を書いてきた. もしかしたら，より難しいものであるように感じさせてしまったかもしれない. ここで1つ，勇気が出るようなエビデンスを紹介したいと思う.

2006年に発表されたシステマティックレビューおよびメタ解析[2]において，薬剤師主導で処方薬に対する評価を行い介入することで，薬剤が原因と考えられる入院のリスクを減少させられることが示唆されている. 薬の適正使用という点で，薬剤師という存在は必要不可欠であり，薬剤師からの適切な提案が患者を守ることにつながるのである.

確かに，現状では困難を伴うことが多いかもしれないが，本書を参考に，適切な処方提案を行う薬局薬剤師が増えていけば，やがてそれが当たり前となり，困難さも解消されていくように思う. ぜひ，その一歩を踏み出してほしい.

第2章 ケースで学ぶ処方提案

　しかし，そのためにはやはり日々勉強していくことが肝要である．といっても，たとえば，研修会に参加するとか，高価な本を買って読むことだけが勉強ではない．時間やお金の問題でそういったことが難しい場合も多いだろう．現代は，インターネットに接続できる機器さえあれば，どこにいても隙間時間に勉強ができる時代である．必ず一次情報にあたるという姿勢があれば，SNS やブログなどから手軽に有益な情報を得ることもできる．そういった意味では，人類史上最もストレスなく勉強できる時代である．

　逆に，インターネットの利便性を考えると，「知識」そのものの価値は下がり，妥当性の高い情報を得る手段さえ知っていれば，勉強などしなくてもその都度調べればよいと思われるかもしれない．確かにそれも一理ある．しかし，やはり豊富な知識がなければ，患者に起こっている問題に気付くことができないという側面もあるだろう．できる範囲で構わないので学ぶということを継続し，意義のある処方提案へとつなげていってほしい．もちろん，処方提案を行うことが目的ではなく，患者の利益を最大化することが目的でなければいけない．

■参考文献
1) Carvalho C, et al. Open-label placebo treatment in chronic low back pain: a randomized controlled trial. Pain. 2016; 157: 2766-72.
2) Royal S, et al. Interventions in primary care to reduce medication related adverse events and hospital admissions: systematic review and meta-analysis. Qual Saf Health Care. 2006; 15: 23-31.

〈黄川田修平〉

第2章 ケースで学ぶ処方提案

1 薬局薬剤師という立場での処方提案

［ケース1］ 処方元とトラムセットの処方に関する約束事を交わした事例

　当局の近医は，代謝内科，循環器科，消化器科，血液透析を標榜するクリニックである．当然，クリニックも薬局も腎機能に影響をもたらす薬剤には神経を使っている．中でも薬局薬剤師として注意を払っている薬効群は NSAIDs だ．NSAIDs による急性腎障害は，腎血管拡張性のプロスタグランジン（PG）産生抑制による腎血流量の低下と腎糸球体濾過量（GFR）の急激な低下に起因するとされ，さらにこれは，NSAIDs の漫然投与（週・月単位）で引き起こされるといわれている．

▍NSAIDsの腎リスク回避からトラムセット配合錠が処方されるように

　当薬局では，高齢者や腎機能低下患者が多く，そのような患者への NSAIDs の漫然投与は避けたいところだが，患者の痛みの訴えを鑑みて，半減期の短い NSAIDs を投与することも少なくない．本来であれば，腎毒性のないアセトアミノフェンが好ましいのだが，アセトアミノフェン単剤では疼痛コントロールが難しいケースも多い．そういった状況の中，腎機能低下患者に対し，医師がトラムセット配合錠（トラマドール塩酸塩/アセトアミノフェン配合錠）を選択するようになった．

トラムセット配合錠　2錠　分2朝・夕食後　28日分 プリンペラン錠　　　2錠　分2朝・夕食前　28日分

　トラマドールは腎障害者では $t_{1/2}\beta$ および AUC が健康成人のそれぞれ最大で 1.5 倍および 2 倍になることが知られている．添付文書通りの 4 錠の分 4 ではなく，半量の 2 錠の分 2 の処方になっているのはさすがだ．しかしそれでも，この処方にはまだ問題がある．最近では大きな病院だけでなく，クリニックでも初めての薬を 28 日分で投薬することも珍しくなく，それゆえの問題といっていいだろう．トラムセット配合錠（に含まれるトラマドール）の主な副

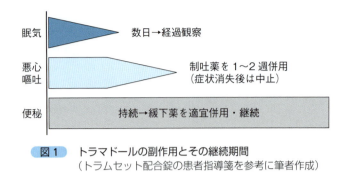

図1 トラマドールの副作用とその継続期間
（トラムセット配合錠の患者指導箋を参考に筆者作成）

作用とその継続期間を図1に示す．

　プリンペラン錠は明らかにトラムセット配合錠の副作用を予防するために処方されたものである．図1からもわかるように，トラマドールによる悪心・嘔吐の継続期間は1～2週間といわれている．つまり，プリンペラン錠の処方日数が長すぎる．ゆえに，疑義照会を行う．医師の返答は「念のために今回はそのまま出しておいて．吐き気がないようなら中止してよいと患者に伝えておいて」というものだった．しかし，その後もこの処方傾向に変化はなく，医局へ処方医を尋ねることにした．そこで耳にしたその処方理由は，「近くの整形の医師がそのように処方しているから」というものだった．なるほど，非専門医が専門医の処方を参考にする．それ自体はよくあることではあるが，今回のそれは頂けない．

　そもそも処方医はがん性疼痛でオピオイドを処方した経験を有している．トラマドールは管理上麻薬ではないが，弱オピオイドに変わりはない．であるならば，オピオイドが原因で生じる吐き気であれば耐性が生じることもご存知のはずである．強オピオイドでさえ，1週間もかからずに吐き気はほとんど消失してしまうのだ．その既知の知識に加え，トラムセット配合錠の患者指導箋を示しながら，プリンペラン錠の投与期間は1週で十分であること，プリンペラン錠漫然投与による錐体外路症状などのリスクがあることを了解してもらった．そして，その了解を確実に処方に反映させるために，クリニックと薬局の間における約束を取り交わす．つまり，トラムセット配合錠の副作用防止のための制吐薬が1週間を超えて処方されている場合，1週間に減量するようにク

リニックにフィードバックするというものだ．この約束を他の医師，さらには医事科にも徹底することでこの問題をほとんど解決することができている．

トラマドールとワルファリンの相互作用のナゾ

そして，この事例はトラムセット配合錠に関するもう1つの約束事を作り出すきっかけともなった．プリンペラン錠の投与日数について循環器の医師に説明していた時のことだった．「トラマドールとワーファリンって，併用だいじょうぶだよね？ 添付文書には機序不明で，海外で出血例があるって書いてあるんだけど．以前，ワーファリンとセレコックスで痛い目にあったからね」と，循環器の医師から質問を受けたのだ．

セレコキシブ（セレコックス）[1]やロルノキシカム（ロルカム）[2]にはCYP2C9阻害作用があり，ワルファリンの血中濃度を上昇させ，出血リスクを高めることが知られている．

さて，トラマドールとワルファリンではどうなのであろうか．時間をもらって調べることになった．トラマドールの添付文書には次のような記載がある．

薬剤名等	臨床症状・措置方法	機序・危険因子
クマリン系抗凝血剤 ワルファリン	外国において，出血を伴うプロトロンビン時間の延長，斑状出血等の抗凝血作用への影響がみられたとの報告がある．	機序不明

医師のいう通り，外国の報告で機序不明となっている．では一方のワルファリンの方はどうか．Warfarin適正使用情報第3版[3]に，相互作用の事例が記載されている．事例1ではトラマドールとワルファリンの併用でINRが7.31に，事例2では10.6に上昇している．そして臨床研究報告[4]の興味深い内容を受けて，Warfarin適正使用情報第3版[3]には次のように記されている．

> 「トラマドール自体はCYP2D6で代謝される薬物であるので，ワルファリンとの相互作用を生じた患者ではCYP2D6の遺伝子多型あるいは阻害薬の併用によりトラマドールの血中濃度が極めて高くなっており，それがワルファリンとの相互作用に関係している可能性がある．但し，日本人ではCYP2D6の活性欠損者は1%未満と，欧米人よりはるかに少ない．」（p.229）

第 2 章 ケースで学ぶ処方提案

　なるほど，CYP2D6 が関与しているのは間違いなさそうだ．しかしなぜ，トラマドールの血中濃度がきわめて高くなるとワルファリンとの間に相互作用が生じるのだろうか．

トラマドールの代謝と薬理作用

　ここでトラマドールの代謝を眺めてみる（図 2）．
　トラマドールから M1 への代謝には遺伝子多型酵素である CYP2D6 が関与する．Extensive metabolizer（EM）では，M1 による μ-オピオイド受容体

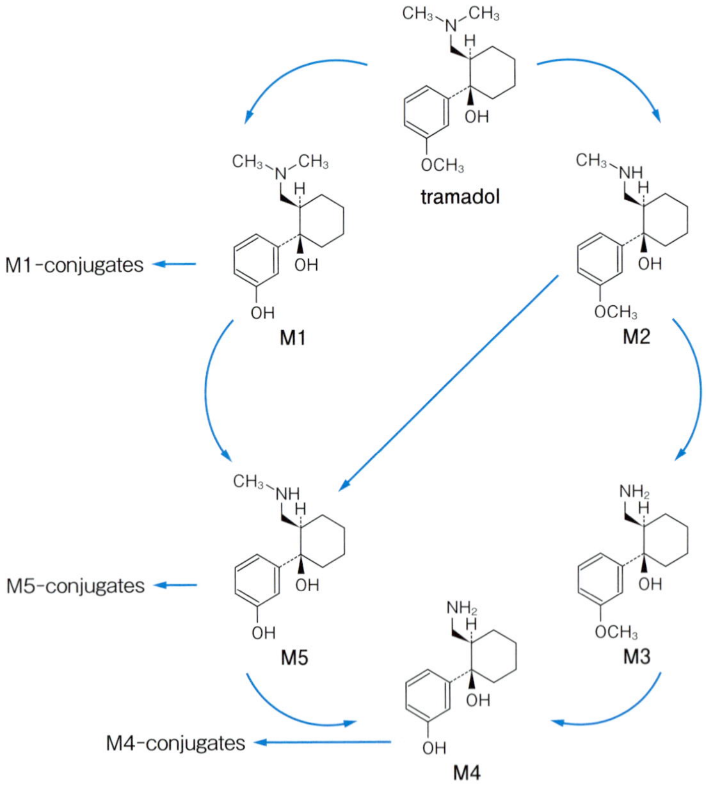

図 2　　トラマドールの代謝経路（トラマール OD 錠の IF より）
トラマドール：ノルアドレナリン・セロトニン再取り込み阻害作用が強い．
M1：μ 受容体結合能が高い．

刺激作用とトラマドールによるノルアドレナリンおよびセロトニンの再取り込み阻害作用の両方が鎮痛効果に関与している．一方，poor metabolizer (PM)の場合は後者のみが鎮痛効果に関与するといわれている．つまり，CYP2D6の遺伝子多型や強い阻害薬を併用した場合には未変化体であるトラマドールの血中濃度がきわめて高くなり，その結果，ワルファリンと相互作用を引き起こしたことになる．薬理作用的にいうと，ワルファリンとSNRIだ．これなら，容易に説明がつく．

SSRIやSNRIは，そのセロトニン再取り込み阻害作用により，血小板内のセロトニン濃度が下がり，結果的に血小板凝集抑制作用を生じることが知られている[5]．そして，SSRIやSNRIはワルファリンとの併用により，大出血のリスクが高くなる報告がいくつもある[6,7]．これにはSSRIやSNRIによる血小板への直接作用の他に，SSRIやSNRIによるINRの増加も，その要因となっている（おそらくワルファリンの代謝抑制によるとされているが，その機序の詳細はよくわかっていない）．

ワルファリンとトラマドールの併用を避けるべき患者とは

これでワルファリンとトラマドールの相互作用の機序に見通しがついたのと同時にその対策にもメドがたった．つまり，CYP2D6のPM患者と強いCYP2D6阻害薬を服用している患者を避ければよいわけだ．

まずCYP2D6のPM，これは見極めが難しい．将来的には，遺伝子多型の検査が容易にできるようになれば回避は可能になるだろう．現状の対応としては，トラマドールの投与量を増量しても効果がなく，副作用もまったくみられない場合はCYP2D6のPMの可能性が高い[8]．こういったケースではワルファリンとの併用は避けた方がよいだろう．また，たとえばPL配合顆粒を服用すると眠くてしかたがない，といった患者も注意が必要かもしれない．PL配合顆粒に含まれるプロメタジンはCYP2D6で代謝され，CYP2D6のPMでは眠気が強く現れることが知られているからだ．

次に，強いCYP2D6阻害薬を併用している場合だ．これは相互作用でCYP2D6のPM状態を作り出していると考えればよい．シナカルセト（レグパラ）やキニジン，パロキセチン（パキシル），テルビナフィン（ラミシール）といった強いCYP2D6阻害薬を服用している患者において，ワルファリンと

第 2 章 ケースで学ぶ処方提案

トラマドールの併用は避ける必要がある．また，パロキセチンの場合は他の点でも注意が必要となる．パロキセチンの強い CYP2D6 阻害作用によりトラマドールの血中濃度がきわめて高くなり，トラマドールによるセロトニン再取り込み阻害作用が増強される．つまり，セロトニン症候群を引き起こす可能性が他の SSRI に比べて高くなると考えられるわけだ．

セレコキシブやデュロキセチン（サインバルタ），エスシタロプラム（レクサプロ），ミラベグロン（ベタニス）といった中程度の CYP2D6 阻害薬でも，INR を頻回に測定するなど，それなりの注意が必要だろう．

以上の見解を循環器の医師に伝えた．相互作用の機序とその対策までを含めた情報提供が功を奏し，該当する患者に関しては必ず薬局より疑義照会をしてほしい，と依頼されることとなった．この事例は医師が薬剤師の能力を認め，信頼を示してくれた一例であったと感じている．

■参考文献
1) Malhi H, et al. Warfarin and celecoxib interaction in the setting of cytochrome P450 (CYP2C9) polymorphism with bleeding complication. Postgrad Med J. 2004; 80: 107-9.
2) Kohl C, et al. Prediction of pharmacokinetic drug/drug interactions from In vitro data: interactions of the nonsteroidal anti-inflammatory drug lornoxicam with oral antico-agulants. Drug Metab Dispos. 2000; 28: 161-8.
3) Warfarin 適正使用情報第 3 版．東京：エーザイ；2006. http://medical.eisai.jp/products/warfarin/proper-use/
4) Hedenmalm K, et al. Increased liability of tramadol-warfarin interaction in individuals with mutations in the cytochrome P450 2D6 gene. Eur J Clin Pharmacol. 2004; 60: 369-72.
5) Meijer WE, et al. Association of risk of abnormal bleeding with degree of serotonin reuptake inhibition by antidepressants. Arch Intern Med. 2004; 164: 2367-70.
6) Quinn GR, et al. Effect of selective serotonin reuptake inhibitors on bleeding risk in patients with atrial fibrillation taking warfarin. Am J Cardiol. 2014; 114: 583-6.
7) Renoux C, et al. Association of Selective Serotonin Reuptake Inhibitors With the Risk for Spontaneous Intracranial Hemorrhage. JAMA Neurol. 2017; 74: 173-80.
8) Poulsen L, et al. The hypoalgesic effect of tramadol in relation to CYP2D6. Clin Pharmacol Ther. 1996; 60: 636-44.

〈山本雄一郎〉

第2章 ケースで学ぶ処方提案

1 薬局薬剤師という立場での処方提案

［ケース2］クラリスロマイシンとの飲み合わせへの意識を 医師に高めてもらえた事例

　当局の近医は，代謝内科，循環器科，消化器科，血液透析を標榜するクリニックであり，ピロリ菌の除菌療法を行う患者が高度の腎機能低下例である，といったことも少なくない．

ピロリ菌除菌のレシピ

　ピロリ菌の除菌療法は現在ほとんど全例が，最も成績のよいボノプラザン（タケキャブ）を用いたレシピとなっている．パック製剤なら一次除菌はボノサップパック400・800（ボノプラザン，アモキシシリン，クラリスロマイシン 400 mg/日 or 800 mg/日）を用いている．ピロリ菌の一次除菌において，クラリスロマイシンは 400 mg/日でも 800 mg/日でも，その除菌率には差がないことがわかっている．たとえばランサップ（ランソプラゾール，アモキシシリン，クラリスロマイシン）なら，武田薬品の使用成績調査においてその除菌率は 400 で 80.7％（95％CI 78.79-82.45），800 で 80.2％（95％CI 77.26-82.92）と，その差はほとんどない．ただし，喫煙者においてはクラリスロマイシン 800 mg の方が 400 mg より除菌率が高いという報告がある[1]．これは喫煙による胃血流量の低下が原因と考察されている．よって，除菌中は禁煙が基本ではあるが，禁煙が難しい場合，ボノサップパック 800 を用いることもある．二次除菌ではボノピオンパック（ボノプラザン，アモキシシリン，メトロニダゾール）を用いている．しかし，高齢者や腎機能低下患者も多く，上記パック製剤がそのまま使えないことも少なくない．

腎機能低下症例へのピロリ菌除菌

　腎機能低下症例においてパック製剤が不適な際は，下記のレジメンを提案するようにしている．

第 2 章 ケースで学ぶ処方提案

【共通】
ボノプラザン錠 20 mg 　　　　2 錠　　分 2
クラリスロマイシン錠 200 mg 　2 錠　　分 2 または
メトロニダゾール錠 250 mg 　　2 錠　　分 2
【アモキシシリンのみ下記用量】
30＜GFR または CCr(mL/min)≦60　アモキシシリン 1 回 500～750 mg　1 日 2 回
15＜GFR または CCr(mL/min)≦30　アモキシシリン 1 回 250～500 mg　1 日 2 回
GFR または CCr(mL/min)≦15　　　アモキシシリン 1 回 250～500 mg　1 日 1 回
　　　　　　　　　　　　　　（※透析患者は透析日には透析終了後に）
（参考：腎機能別薬剤投与量 POCKET BOOK．東京：じほう；2016）

　この手の疑義照会はすでに消化器の医師に浸透しており，腎機能低下①，②，③といった約束処方を電子カルテに登録するに至っている．医師が腎機能のチェックを忘れさえしなければ，こちらから疑義照会をすることも少なくなったし，レジメンをその都度調べるといった手間も現在ではなくなっている．
　しかし，ピロリ菌の一次除菌において疑義照会がなくなったかといえばそうはなっていない．なぜなら，一次除菌の場合，強力な CYP3A4 阻害薬であるクラリスロマイシンが用いられているからだ．むしろ，消化器の医師が腎機能に気を付けてくれるようになった分だけ，それに要した注意力が相互作用に向けられたかのように疑義照会が増えた時期があった．そしてそのことで，消化器の医師から医局へ来るようにとの連絡をもらうことになる．

クラリスロマイシンとの相互作用

　消化器の医師が当薬局からの疑義照会に不信を抱いた理由を一言でいえば，同じ組み合わせなのに疑義照会があったりなかったりする，ということだった．
　たとえば，ハルシオン（トリアゾラム）を飲んでいる患者にボノサップを処方した際に，疑義照会の電話がかかってくることもあればかかってこないこともある．ベルソムラ（スボレキサント）ならわかる．併用禁忌だから．でもハルシオンは併用注意だし，最近ではアダラート（ニフェジピン）でも電話があった．それらの基準がわからない，といった内容の話を医局にて消化器の医師から聞いた．

76

なぜ，ハルシオンやアダラートとクラリスロマイシンの組み合わせが危ないのかを具体的に伝え，代案を提案する．疑義照会の際，そういった説明はもちろん行っている．医師もよほどのことがない限り，その都度，こちらの意見を取り入れて判断してくれてはいる．しかし，そういった疑義照会が増えてきた時に，同じ組み合わせがよかったり悪かったりすることに気が付いた，ということのようだ．しかし，相互作用は，特に併用注意の場合は，単に薬と薬の組み合わせの結果だけで判断できるということはまれである．そこに患者の状態や理解力，そして医師や薬剤師からの指導などを加味して総合的に判断して疑義照会が行われることになるからだ．

ハルシオンとクラリスロマイシンの相互作用

まず，ハルシオンとクラリスロマイシンのケース．この組み合わせは限りなく併用禁忌に近い，と僕は考えている（この時点で薬剤師の考えがすでに大きく異なっていることも多い）．薬物相互作用を予測する PISCS（Pharmacokinetic Interaction Significance Classification System）[2]の結果によると，この組み合わせによるハルシオンの AUC 上昇比の予測値は 5.1 倍にもなり，当局の薬剤師にはこの結果は周知している．しかし，その対応は統一されていない．疑義照会で他の睡眠薬をお願いする薬剤師もいれば，半量や 1/4 量でのハルシオンの服用を指導しているケースもあった．さらに，数日なら睡眠薬を飲まなくても大丈夫という患者もいれば，そういった指導を理解できない患者もいる．当然，結果として，薬剤師としての行動も，つまり疑義照会をするか否かも異なってくる．

アダラートとクラリスロマイシンの相互作用

次にアダラートとクラリスロマイシンのケース．この組み合わせの場合はハルシオンのケースとは違って，薬局での対応は統一されている．そのもとになった報告[3]によると，アダラートとクラリスロマイシン併用はアダラートとアジスロマイシンとの併用に比べて，急性腎障害（AKI）による入院リスクが 5.3 倍も高くなる（図 1）．そして，この報告でのクラリスロマイシンの用量は，中央値 1000 mg/日で 10 日間だった．この結果を踏まえ，除菌療法での

	クラリスロマイシン		アジスロマイシン		OR (95%CI)
	イベント数	No. at Risk (%)	イベント数	No. at Risk (%)	
アムロジピン	202	50706 (0.40)	126	50944 (0.25)	1.61 (1.29-2.02)
ジルチアゼム	63	21403 (0.29)	46	21207 (0.22)	1.36 (0.93-1.99)
フェロジピン	17	3665 (0.46)	≦5	3191 (≦0.16)	2.97 (1.09-8.06)
ニフェジピン	129	16644 (0.78)	22	15038 (0.15)	5.33 (3.39-8.38)
ベラパミル	9	3808 (0.24)	9	3703 (0.24)	0.97 (0.39-2.45)

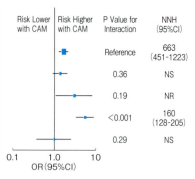

図1 薬剤別の急性腎障害（AKI）による入院リスク
（Gandhi S, et al. JAMA. 2013；310：2544-53[3]）より改変）

　クラリスロマイシン高用量800 mgは必ず疑義照会を行い低用量の400 mgに変更してもらい，かつクラリスロマイシン低用量でも過降圧についてのアナウンスを行う．このような手順となっている．もちろん，クラリスロマイシンが400 mg/日なら大丈夫というわけではない．医師の処方を変更するまでに至ることがないため，薬局からの注意・経過観察にとどまっているに過ぎない．

　時間をかけて説明することで，消化器の医師の了解を得ることができた．そして，クラリスロマイシンとの飲み合わせに注意が必要なものは睡眠薬と降圧薬にとどまらない．

その他のCYP3A4基質薬とクラリスロマイシンの相互作用

　たとえば，CYP3A4の基質薬であるリポバス（シンバスタチン）．これも先述のPISCSによると，リポバスのAUC上昇の予測値は11.9倍にもなってしまう．これも併用禁忌として扱って然るべきだが，当薬局では他のスタチンに比べるとリポバスの処方頻度が圧倒的に少なく事なきを得ている．もし，リポバス服用患者にボノサップが処方されるようならば，リポバスを休薬もしくは他のスタチン（CYP3A4の基質薬であるシンバスタチン・アトルバスタチン以外のスタチン）への変更をお願いすることになるだろう．DOACではイグザレルト（リバーロキサバン）において，15 mg錠から10 mg錠への減量が必要となる．もちろん，こういった対応というものは，マイコプラズマ肺炎などでクラリスロマイシンを処方する際でも，もちろん同様だ．

1. 薬局薬剤師という立場での処方提案 ［ケース2］

表1 ジゴキシンの相互作用の予測

P 糖蛋白阻害薬	血中濃度* （μmol/L）	ジゴキシンの 血中濃度上昇度（%）
キニジン	6.0〜12	100〜200
クラリスロマイシン	1.0〜4.0	100〜150
アミオダロン	0.6〜3.0	70〜100
イトラコナゾール	0.2〜1.5	35〜80
プロパフェノン	0.2〜1.5	35〜60
ベラパミル	0.3〜0.8	40〜80
シクロスポリン	0.2〜0.7	10〜80
スピロノラクトン	0.2〜1.0	0〜20

*P 糖蛋白阻害薬を通常用量で投与した場合の Cmax
（Tanaka H, et al. Ann Pharmacother. 2003; 37: 178-81）

ジゴキシンとクラリスロマイシンの相互作用

　また，クラリスロマイシンは P 糖蛋白阻害薬でもあり，通常用量でジゴキシンの血中濃度を 2〜2.5 倍に上昇させる（表1）.

　ピロリ菌の除菌療法では，時間的余裕があることから，ジゴキシンの血中濃度を測定し，ジゴキシンの用量を半量に減量するように決まった．肺炎などの場合はクラリスロマイシンを避け，他の系統かマクロライド系ならばジスロマック（アジスロマイシン）やルリッド（ロキシスロマイシン）に変更する.

　後日，クラリスロマイシンとの併用禁忌ならびに当薬局の採用薬において特に注意が必要な併用注意の一覧を医師に提供することにした．疑義照会を繰り返し，医師に薬学を組み込んでいくという行為はもちろん大切ではある．しかし，想定される飲み合わせの疑義照会においては，予め医師に前もってその危険性を指摘し，こういった組み合わせで処方が出た際には疑義照会をさせてもらいます，といった事前了解を取り付けておくとなおよい．疑義照会がスムーズに運ぶだけではなく，医師と薬剤師の関係性にも影響することになるだろう.

第 2 章 ケースで学ぶ処方提案

■**参考文献**
1) Ishioka H, et al. A better cure rate with 800 mg than with 400 mg clarithromycin regimens in one-week triple therapy for Helicobacter pylori infection in cigarette-smoking peptic ulcer patients. Digestion. 2007; 75: 63-8.
2) 鈴木洋史, 監修. これからの薬物相互作用マネジメント―臨床を変える PISCS の基本と実践. 東京: じほう; 2014.
3) Gandhi S, et al. Calcium-channel blocker―clarithromycin drug interactions and acute kidney injury. JAMA. 2013; 310: 2544-53.

〈山本雄一郎〉

第 2 章 ケースで学ぶ処方提案

1 薬局薬剤師という立場での処方提案

［ケース 3］薬を中止することに対して不安を抱いている
　　　　　　2 型糖尿病患者

目的

　"薬学的医学的に妥当な解答（らしきもの）があっても患者が腑に落ちなければ行動（変容）にはつながらない"ということをまざまざと痛感した事例を読者，共著者，編者とシェアして，次に同じような患者が来局した場合に，もっと円滑に薬物療法の最適化・患者の安全の確保に尽力したい．

　〜ある薬局での一コマ〜

薬剤師　「こんにちは D さん．今日もおかわりなさそうで元気そうですね！」

D さん　「あらこんにちは．そうなのよ．あと，そういってもらえるだけでなんだか元気になりますわ」

薬剤師　「こちらもそういっていただけると嬉しいです！　おっとそうだ，処方箋もいただかないとですね（笑）」

D さん　「あらあら頼むわよ（笑）」

　……しばらくして……

薬剤師　「お待たせしました！　今日もいつものお薬ですね」

D さん　「そうなのよね」（ややトーンダウン気味）

薬剤師　（ボソッと）「これだけいつもお元気なら，お薬，何か 1 つでも卒業できるようにと思いますけれど，そういった話は病院ではなかったんですか？」

D さん　（(ﾟдﾟ) ハッ！っとされて）「どうしてわかったの?!　いや実はね，今日の診察でお医者さんが，『状態も落ち着いているし，1 つ薬を減らしてみましょうか．どうします？』といわれたの．でも自分としてはお薬を飲んでいるから今落ち着いていると思っていて，今日もそのまま同じ薬かなって考えていたからちょっと面食らっちゃって．その場で

第2章 ケースで学ぶ処方提案

すぐに答えられずに，次回までに考えますっていっちゃったのよね．
本当にお薬ってやめられるのかしら？　先生，どう思います？」

患者背景と経緯の整理

　当薬局をかかりつけとしている，2型糖尿病に罹患して20年の65歳女性の
Dさん．病状はやや進行しているようであるが，神経障害（皮膚感覚の鈍化，
痺れなど）が増悪することは薬局では確認されていない．薬を飲むこと自体は
ぜんぜん苦に思っていない．

　医師より「数値も安定しているし，これは薬を卒業できるでしょう」といわ
れたが，突然すぎて戸惑っており，「次回までに考えておく」とだけ答えてDO
内容の処方箋を持参．

現病・既往歴

- 2型糖尿病
- 脂質異常症
- 糖尿病性末梢神経障害
- 糖尿病性腎障害

検査結果

　患者から相談とともに受け取った検査結果内容は以下の通りである．
- BW 52 kg
- 食後2時間血糖値 140 mg/dL
- HbA1c 6.4%
- TG 186 mg/dL
- LDL-C 116
- HDL-C 46
- TC 200
- 血清 Cr 1.1
- eGFR 38 mL/min

→ここ1年近くは数値の大きな変動なし.

処方薬

エパルレスタット錠 30 mg	3 錠	分 3 毎食前
ボグリボース錠 0.3 mg	3 錠	分 3 毎食直前
グリメピリド錠 1 mg	0.5 錠	分 1 朝食後
アログリプチン錠 25 mg	1 錠	分 1 朝食後
アトルバスタチン錠 10 mg	1 錠	分 1 夕食後

→この度, 数値安定維持につきグリメピリドをなくしてみようかと処方医より打診があった.

確認した患者の気持ち

薬をやめたら血糖値が急に上がってしまうのでは?
血糖が高いと身体によくないのでは?
なぜ安定しているのに薬をやめないといけないのか?

それぞれの主張・関心ごと

医師側　薬を減らしたがっているが, 患者が尻込みしていることによって処方変更に踏み切れない.
患者側　服薬に対するストレスよりも薬をやめることに対する不安の方が強い.

どう判断する?

薬はやめられる? or やめられない?
さてこの二元論のような問題に対してどう対応するのがよいであろうか?
　答えを性急に求めたい気持ちもあるが, まずはいくつかの事項について考えてみよう.

第2章 ケースで学ぶ処方提案

この患者をみてどう思う？

読者はこの症例をみて率直にどう感じただろうか．どんなことを考えて患者に対応して，また処方医に対して進言すればよいとお考えだろうか．

~薬剤師として思いつく疑問・提案事項~
・医師の提案を拒む患者の説得？ "お医者さんのいう通りにした方がいいですよー"？？？
・高齢患者に対して服用時点がバラバラ→食直前と朝食後に変更してそれぞれ一包化？
・腎機能低下患者に対するアログリプチン→妥当なのか？ 添付文書的にはギリギリセーフ
・しかし，万が一を考えると他薬への変更を将来的に考えてもいいのでは？

などが思いつかれるのかもしれない．

さて，果たしてこういったことが本当に妥当なのであろうか．筆者は少し違った視点でこの患者の薬物療法を捉えてみようと思う．

「医師がやめたいっていっているんだから，それを説得すればいいじゃん．簡単じゃん」と感じた方もいるのかもしれない．しかしそう簡単にも単純にも捉えてはいけないと筆者は考えている．患者が自分の受ける薬物療法に対してどういう想いを抱いているのかを意識しながら対応すべきと筆者は（根拠はないが）強く思う．薬学医学的に正しいだけの服薬指導・患者対応だけならば，それは患者の想いを置き去りにした単なるお作法的なものになってしまい，つまり，やや飛躍はあるが将来的には機械が仕事を代行しても問題がない業務となってしまうのではないかと筆者は危惧している．患者の想いを受け止め，それに飲み込まれることもなく，けれども突き放すこともなく，他職種の想いすら巻き込んで，妥当は情報を武器に，どんな薬物治療が目の前の患者にとって安全なものなのかを真摯に考え，行動できるようになろう．

思考の整理

まず行うのは臨床疑問の定式化である．

1. 薬局薬剤師という立場での処方提案［ケース3］

P: 罹患歴 20 年強で腎機能障害併存の 76 歳 2 型糖尿病女性患者が
E: グリメピリドを中止すると
C: グリメピリドを維持継続することと比較して
O1: 血糖値がどれだけ上昇するのか？

　血糖値が安定化すればそれで解決なのであろうか？
　血糖値をコントロールする目的は，糖尿病合併症の予防である．よって，以下の疑問も立てられる．

P: 罹患歴 20 年強で腎機能障害をもつ 76 歳 2 型糖尿病女性患者が
E: グリメピリドを中止すると
C: グリメピリドを維持継続することと比較して
O2: 腎機能障害が進行するのか？
O3: 死亡リスクが上がるのか？

　ここではアウトカム（O）を O1 から O3 まで複数想定した．目の前の患者からどれだけ疑問を抽出できるかも臨床家としての腕の見せ所だろう．

　また薬を中止することだけではなく，現時点まで継続している治療方針についても以下のような疑問が立てられるだろう．

P: 2 型糖尿病患者に対して
E: グリメピリドを継続する
C: グリメピリドを中止する
O1: 血糖値を安定に保てるのか？
O2: 合併症が減らせるのか？
O3: 死亡が減らせるのか？

　また，そもそも，グリメピリド単独での問いを立てるだけではなく，

第2章 ケースで学ぶ処方提案

P: 罹患歴が長い2型糖尿病患者は
E: 血糖値をしっかりコントロールすると
C: 血糖値を緩めにコントロールすることと比較して
O1: 糖尿病の合併症が減らせるのか？
O2: 死亡が減らせるのか？
O3: 患者が幸せになれるか？

といった，より上位の，そしてより大切な臨床疑問へと到達することもできるだろう．

判断・意思決定の補助となるもの

　疑問の定式化ができたら，次は妥当な情報を探そう．しかしここでいきなり筆者はつまづいてしまった．グリメピリドを中止したらどれくらい血糖値が上昇してしまうのかについて，Google検索を行っても該当するデータをみつけることができなかったのである．つまり，患者の関心ごとの中心にある，グリメピリド中止による血糖の上昇の程度がわからないのだ．そこで，服薬によってどれだけ血糖値が下がっているのか，その一般性を調べてみることにした．そこから逆算して，やや論理に飛躍があるのかもしれないが，グリメピリドをやめることで同じくらいの血糖値が上昇するであろう．

　だが，グリメピリドのインタビューフォームを確認してみても，薬剤そのものの血中濃度のデータやラットやイヌといった動物実験での血糖値の変化値が主で，はたしてヒトに経口投与した場合に血糖値がどれくらい低下するのかはわからなかった．

　こういう状況でどうやって薬剤情報をみつければよいのだろうか．日本語で妥当な情報がなければ，次は日本語以外の言葉で書かれた情報にあたるしかないだろう．

　というわけで英語論文の検索である．

　PubMed Clinical Queries（https://www.ncbi.nlm.nih.gov/pubmed/clinical/）で「glimepiride blood glucose」と検索ワードを設定して検索した結果を次に示す．

86　　　**JCOPY** 498-07922

みつけた論文

グリメピリドをそれぞれ 1，4 および 8 mg 単剤経口投与すると，プラセボと比較して空腹時血糖値がそれぞれ 43，70 および 74 mg/dL ほど低下し，HbA1c では 1.2%，1.8%，および 1.9%ほど低下する[1]．

調べてみてもわからなかったこと

グリメピリドの服用で糖尿病の合併症が減らせるのかという臨床疑問に対して文献検索をしてみたが，腎障害，神経障害などの発症リスクに関する報告は残念ながら筆者はみつけることができなかった（あくまで筆者の検索結果である．もし今後よい報告があればそちらを読者の皆さんは役立ててほしい）．

日常でよく用いられる薬剤が，本当によいデータに則って用いられているのかというとそうでもないということに驚愕する読者もいるだろう（自分もかつてそういう経験を何度もした）．だからこそ，よく知っている疾患，治療薬も根拠を再確認する必要が常にあるのではないか．

そもそも高齢者の血糖はどこまでコントロールすべきか？

65 歳以上の高齢患者では HbA1c を 7.5～9.0%で緩めにコントロールした方が予後がよいという報告がある[2]．
また，高齢者に対する SU 剤は低血糖の誘発という観点から安全とはいえず，使用は推奨されないというコンセンサスがすでにある[3-5]．

調べたあとはどう決断・行動する？

グリメピリドはやはり臨床薬学の観点からも中止することが妥当である．
・患者へは中止しても問題ないこと・血糖値は少しくらい高くても問題ないことを伝える
・処方元へは薬剤師からの服薬情報提供書と処方提案書を送る
という 2 つの側面からアプローチすることにした．

第 2 章 ケースで学ぶ処方提案

実際の行動

薬剤師 「突然（と患者は思っている）のお薬の変更にびっくりされたんですね．お薬の内容を確認させていただきましたが，今の D さんのお身体の状態を合わせてみると，確かにお薬は卒業できる（中止ではなく卒業と強調）と私も思います．1 つ提案なのですが，次回 D さんが病院を受診される前に，今日お話したことや私（筆者）の考え，それに D さんの考えやお気持ちをまとめて，こちらから処方医にも伝えてもよろしいでしょうか？」

D さん 「まぁそんなこともしてもらえるの？ 何だか悪いような気もするけれど，お願いしてみようかしらね．よろしくお願いします」

　投薬を終えて，患者が帰路についたのち，D さんの次回受診の日程を確認後，処方医に送ったトレーシングレポート（服薬状況および処方提案書）を後日 FAX で送信した．それが図 1 である．

結果とその後

　その後，（予定通りではあるが）グリメピリドは中止となった．
　D さんはその後血糖値の多少の上昇はあったものの，事前にきちんと言葉を重ねて対話をした結果，不安が強くなることもなく日常生活を送られている．

エパルレスタット錠 30 mg	3 錠	分 3 毎食前
ボグリボース錠 0.3 mg	3 錠	分 3 毎食直前
グリメピリド錠 1 mg	0.5 錠	分 1 朝食後
アログリプチン錠 25 mg	1 錠	分 1 朝食後
アトルバスタチン錠 10 mg	1 錠	分 1 夕食後
↓		
エパルレスタット錠 30 mg	3 錠	分 3 毎食前
ボグリボース錠 0.3 mg	3 錠	分 3 毎食直前
アログリプチン錠 25 mg	1 錠	分 1 朝食後
アトルバスタチン錠 10 mg	1 錠	分 1 夕食後
（グリメピリド中止）		

1. 薬局薬剤師という立場での処方提案 ［ケース 3］

平成○○年○月○日

服薬情報提供書・処方提案書

ご不明な点などございましたら，いつでも下記までご連絡ください

連絡先：○○○－○○○○－○○○○

○○薬局　薬剤師　山本雅洋

○○病院　○○　○○先生 侍史

いつも大変お世話になっております.

先日おかかりの○○様（○○年○○月○○日生まれ / 患者 ID XXXXXX）のご処方に関して情報提供いたします.

前回（○月○日）の受診の際に，グリメピリド 1mg 0.5 錠の中止をご検討とのことでしたが，患者さま本人はなかなか決断できずにいると薬局にて伺いました.

以前より服薬に対するストレスも殆どなく，むしろ薬のお陰で安定しているとお考えで，それで薬剤を中止することにためらいがあるとお話しされておりました. しかしながら，現在 65 歳のご高齢の方であり，HbA1c 6.4% にコントロールされているようで，やや低い印象もあります.

グリメピリド単剤では血糖値は 1mg 用量にて空腹時血糖値が 40mg/dL ほど低下するという報告から，やや論理は飛躍の可能性がありますが，0.5mg 用量の中止では半分の 20mg/dL ほど上昇すると予想されます.【文献 1】

またそもそも，65 歳以上の高齢 2 型糖尿病患者では HbA1c で 7.5〜9.0% とやや緩めにコントロールすると予後がよいという報告もございます.【文献 2】

患者さまへは「ここまで安定しているのであれば，お薬は安全に卒業することができると思います. この薬を中止することで，もしかしたら空腹時の血糖値が 20mg/dL ほど上昇するかもしれませんが，それくらいの上昇ならば心配することはないでしょう」とお伝えさせていただきました.

つきましては，お忙しい中，また非常に差し出がましいご提案かと愚考しておりますが，○○様のお薬に対する認識や治療に対する想いを再度ご確認いただき，次回診察の際に再度グリメピリドの中止を打診していただけましたら幸いでございます.

○○薬局

薬剤師　山本雅洋

【文献 1】Basit A, et al. Glimepiride: evidence-based facts, trends, and observations（GIFTS）. [corrected]. Vasc Health Risk Manag. 2012; 8: 463-72.
【文献 2】Lipska KJ, et al. Polypharmacy in the Aging Patient: A Review of Glycemic Control in Older Adults With Type 2 Diabetes. JAMA. 2016; 315: 1034-45.

図 1　トレーシングレポート

第2章 ケースで学ぶ処方提案

　他の薬剤についてはどう感じられただろうか．たとえば，α-GI は糖尿病の発症予防には効果があるのかもしれないが[6]，糖尿病の合併症予防に効果があるのかはいまだ不明である[7]．

　毎食直前という服薬の煩雑さから，この薬剤についても今後本人の状態をみて介入すべきかを患者と対話をしつつ考えてもよいのかもしれない．

　また冒頭で挙げたように，腎機能が今後より低下することがあれば，DPP-4阻害薬をアログリプチンから肝代謝型薬剤であるリナグリプチンに変更することも念頭に置いておいてもよいだろう．（エパルレスタットやアトルバスタチンについては紙面の都合上割愛した．）

▍本症例を通じて得られた示唆と課題

　今回のように，医師の提案に対して患者が逡巡するケースはそれほど珍しいものでもないのかもしれない．こういった状況で，医師患者の両者の背中をそっと押すことができるのも薬剤師ならではの特権なのではないかと筆者は思っている．

　ともすると，特に薬局薬剤師は「薬の使い方はすべて医師が決めるものだ」と思って，患者に対しては良くも悪くも「余計なことはいわずに，とにかくどう薬を飲むのかを伝えなければ or 飲むことを前提としたコミュニケーションを取らなければ」と思いがちなのではないだろうか（筆者の根拠のない感覚である．反論希望）．

　そうではなくて，自身が調剤した薬剤をじっとみて，「この患者さんがこれらの薬を飲むことが果たしてこれからも安全なのだろうか」，「状態が安定しているならば，お薬から卒業することもできるのではないか」など自問自答し，その想いを素直に相手（この場合主治医・処方医だけでなく患者本人や家族に）伝えることは，薬物治療の責任者である薬剤師として大切な営為なのではないかと筆者は愚考している．

　今回は糖尿病をテーマにしたが，他の疾患でもこのアプローチは応用可能である．どうか，愚直に患者に声がけをすることを繰り返して，患者が気軽に自発的に質問ができる，そんな薬剤師-患者間の信頼関係と"空気"を醸成してほしい．

1. 薬局薬剤師という立場での処方提案 ［ケース 3］

■参考文献

1) Basit A, et al. Glimepiride: evidence-based facts, trends, and observations (GIFTS). Vasc Health Risk Manag. 2012; 8: 463-72.
2) Lipska KJ, et al. Polypharmacy in the Aging Patient: A Review of Glycemic Control in Older Adults With Type 2 Diabetes. JAMA. 2016; 315: 1034-45.
3) American Geriatrics Society 2015 Updated Beers Criteria for Potentially Inappropriate Medication Use in Older Adults. J Am Geriatr Soc. 2015; 63: 2227-46.
4) O'mahony D, et al. STOPP/START criteria for potentially inappropriate prescribing in older people: version 2. Age Ageing. 2015; 44: 213-8.
5) 日本老年医学会，日本医療研究開発機構研究費・高齢者の薬物治療の安全性に関する研究研究班，編. 高齢者の安全な薬物療法ガイドライン 2015. 東京：メジカルビュー社；2015.
6) Van de Laar FA, et al. Alpha-glucosidase inhibitors for people with impaired glucose tolerance or impaired fasting blood glucose. Cochrane Database Syst Rev. 2006; 4: CD005061.
7) Van de Laar FA, et al. Alpha-glucosidase inhibitors for type 2 diabetes mellitus. Cochrane Database Syst Rev. 2005; 2: CD003639.

〈山本雅洋〉

第2章 ケースで学ぶ処方提案

1 薬局薬剤師という立場での処方提案

［ケース4］抗菌薬が処方されているがそれを拒んだ
急性上気道炎患者

目的

　患者は決して無知ではない．患者も薬の使い方について疑問に思うことは当然ある．患者からの質問こそ妥当な治療に共に進んでゆく大きな道しるべだ．

　薬の使い方の最適化は薬剤師が矢面に立って行動すべきであるのかもしれないが，そうだとしても薬を飲むのは患者である．患者が薬に対してどう思っているのか，その考えに影響するものは何か，周囲の情報伝達にも目を光らせることが薬の使い方の適正化・最適化・妥当化につながるはずである．そう強く感じた症例を読者とシェアしたい．

　〜ある薬局での一コマ〜

薬剤師　「初めましてCさん，薬剤師の山本です」

Cさん　「どうも，よろしくお願いします．どうも風邪を引いたみたいなんですわ．大したことないかもですが，5月の大型連休に入る前には治りたいんです」

薬剤師　「そうなのですね．それは早く治して休日を満喫したいですものね．そういえば随分お久しぶりのご来局ですね．5年ぶりくらいでしょうか．定期的に何かお薬を飲んでいるとか，または身体に合わなかったお薬はありますでしょうか？」

Cさん　「特にないですねー」

薬剤師　「よかったです．では，今日の薬はこちらです（薬を見せる）」

Cさん　「…(´・ω・`) え？　こんなに薬があるんですか?!」

薬剤師　「えっ？　もしかして飲んでる薬があるとか…抗菌薬も出ているんですが（本当に要るのかなと薬剤師も思いつつ）内容に重複があるとか…」

Cさん　「ええ (ﾟдﾟ) !!!　いやいやそうじゃなくて！　抗菌薬まで出てるんで

すか?! そりゃあ風邪は早く治りたいし，連休は楽しく過ごしたいけれど，そんなに僕って重症なんですかね．それに，この前テレビのワイドショーで"風邪に抗菌薬は無意味だから安易に処方してもらわないようにしましょう"なんてやってましてたよ．これってまさにそのことなんじゃないですか？ できれば抗菌薬はなしにしてもらえませんかね？」

薬剤師 「それは…」

患者背景と経緯の整理

新年度で勤務先に異動があった 30 歳男性の C さん．
特に大きな疾患の既往も基礎疾患もなし．
アレルギー歴も副作用歴もなく来局するのも 5 年ぶり．
併用薬もなし．
大型連休直前に体調不良を感じて近くの個人病院を受診．
処方医より，「風邪ですね，肺炎になるとか悪化するといけないし，これから連休に入るから薬を出しておきましょう」といわれた．

患者状態

・体温 37℃の微熱（普段の体温は 36.5℃程度）
・軽度咳嗽，鼻汁，咽頭痛，頭痛を呈するも関節痛はなし
・食欲は普段と比較して半分程度であるが摂取はできる
・喉の痛みははっきり自覚しているが嚥下は問題ないとのこと

処方薬

PL 配合顆粒	3 g	分 3 毎食後
メジコン錠	3 錠	分 3 毎食後
ムコダイン錠 500 mg	3 錠	分 3 毎食後
トラネキサム酸錠 250 mg	3 錠	分 3 毎食後
クラリス錠 200 mg	2 錠	分 2 朝・夕食後

第 2 章 ケースで学ぶ処方提案

確認した患者の気持ち

早く治りたいが，抗菌薬を含めてどの薬が本当に必要なのかがわからない．
テレビのワイドショーに影響されて風邪に抗菌薬は飲みたいと思っていない．

それぞれの主張・関心ごと

医師側　風邪症状の増悪の懸念により種々の対症療法薬剤に加えて抗菌薬を処
　　　　方．
患者側　早く治りたいが抗菌薬の処方・服薬に対して懐疑的．

どう判断する？

抗菌薬の処方削除を依頼する？ or そのまま患者に服薬するよう説得する？
または他の選択肢はあるのか？
答えを性急に求めたい気持ちもあるが，ケース 3 と同様にまずはいくつかの
事項について考えてみよう．

この患者をみてどう思う？

この患者に対してどんなふうにアプローチするのが妥当なのだろうか．たと
えば…

~薬剤師として思いつく疑問・提案事項~
・抗菌薬の必要性を改めて医師に確認する
・抗菌薬服用の大切さを改めて患者に伝える
・飲むことは前提として，抗菌薬の服用は最後まで飲みきるように伝える
・今後の高熱化の懸念に備えて解熱剤の屯用処方を提案する

などが挙げられるのかもしれない．

つまり，「お医者さんが処方するっていってるんだから，やっぱり，どんな

薬でも患者さんには飲んでもらうように説得するのが薬剤師の仕事だよね（｀・ω・´）ｷﾘｯ」という視点で服薬指導・患者対応を考える薬剤師は（残念ながら？）まだまだ多いように思える.

　しかし少し待ってほしい. 我々の仕事の目的は何であろうか. 薬物療法に責任をもつことであろう. ではその責任とは何か. 薬の必要性も含めて, 薬物療法に関して患者の健康面での安心と安全を確保することではないだろうか. そういった観点からすると, 次のような疑問をもってもよいのではないか.

> ・風邪に抗菌薬は妥当なのか？
> ・風邪といった急性上気道炎, 咽頭炎などでの起因菌・ウイルスはどんな種類があるのか？
> ・上記起因菌およびウイルスへのマクロライド系抗菌薬の感受性はどの程度あるのか？
> ・風邪にクラリスロマイシンを使ったとして本当に治癒が早まるのか？
> ・風邪にクラリスロマイシンを使ったとしてどんな副作用があり得るのか？
> （・耐性菌の出現は？）

　これら以外にも疑問をあぶり出すことができるかもしれないが, ひとまずここまでで先に進もう.

思考の整理

　次に, 臨床疑問の定式化を行おう. 先にあぶりだした疑問の中から, たとえば次のような定式化ができるだろう.

> P: 特に大きな基礎疾患の既往・現病歴も併用薬もない30歳の風邪患者が
> E: クラリスロマイシンを服用すると
> C: 服用しない場合と比較して
> O1: 風邪が早く治るのか？
> O2: 肺炎などの増悪を予防できるのか？

第2章 ケースで学ぶ処方提案

判断・意思決定の補助となるもの

疑問の定式化ができたら，判断材料となりそうな情報の収集である．

●注意

筆者は以前より，風邪に対する抗菌薬の妥当性を問うた論文を習慣的に読んでいたため，今回の症例ではその場や患者が帰宅したあとに論文を改めて探すということはしなかった．次に示すのは今まで確認した論文の紹介である．読者にもぜひこれらの論文を読むことをお勧めしたい．

〈論文その1〉

急性気道感染症に対するアプローチのための4つの指標[1]

①肺炎が疑われる場合を除いて，気管支炎患者に検査や抗菌薬による治療を開始すべきではない

②連鎖球菌性咽頭炎を患っている場合にのみ，抗菌薬で患者を治療すべきである

③二峰性の症状を呈する急性副鼻腔炎患者に対して抗菌薬による治療をすべきである

④風邪患者の治療目的で抗菌薬を処方すべきではない

〈論文その2〉

小児または成人における風邪や急性および持続性膿性鼻炎の治療目的での抗菌薬投与に関する証拠はなく，メリットどころかむしろ抗菌薬による有害事象が多いため推奨できない[2]．

〈論文その3〉

風邪に対して抗菌薬を投与すると，確かに肺炎による入院は予防できるが，それは1万2255回に1度程度である[3]．

急性上気道感染症における起因となるウイルスや細菌はライノウイルス，アデノウイルス，インフルエンザウイルス，エンテロウイルス，A群β溶連菌，マイコプラズマなどが挙げられる．抗菌薬であるクラリスロマイシンは基礎薬学医学的にはウイルスには効果がない．実際に，例えばライノウイルスに対する風邪症状患者に対してクラリスロマイシンを投与しても，結局は症状の改善などには影響しなかったという報告もある[4]．

またクラリスロマイシンの感受性があるであろうレンサ球菌属も，日本の場合はこれまでのマクロライド系抗菌薬の過剰使用が原因で，多くはマクロライド耐性菌であり抗菌効果は期待できないとされている．

ではどう決断・行動する？

これは抗菌薬適正使用を実現するチャンスである．すでに国も抗菌薬の使用に対してはその総量を減らすべく本腰を入れているような状況である[5]．

薬はなんでも減らせばいいというわけでは決してないが，むやみに重症でもなく，または増悪の可能性も低い患者への抗菌薬投与を減らせる一助に，薬局薬剤師もなれるのかもしれない．

実際の行動

今回は疑義照会にて処方提案を行った．患者へは，「今すぐ処方元に抗菌薬の必要性を確認しますね」と伝え，即座に近隣の病院に電話で問い合わせを行った．以下にほぼ実際のやりとりを載せる（一部編集あり）．

●疑義照会

処方元の病院「こんにちは．○○病院です」

山本「○○薬局の薬剤師の山本です．院外処方について問い合わせを…」

　　～中略～

病院薬剤師「お電話代わりました．薬剤部のBです」

山本　「お世話になっております．○○薬局の山本です．本日そちらの内科を受診されたCさんの院外処方について相談と提案が各1点あります」

病院薬剤師　「どういった内容でしょうか？」

山本　「今日はいわゆる風邪でお薬が出ていると患者さん本人より伺っているのですが，"風邪に抗菌薬なんていらないってテレビでやっていたのに薬が出ているのは何だかおかしいから薬はいらないです．なくしてもえないか？"と本人さんより相談されました．実際，発熱も軽度で呼吸も落ち着いておりそこまで重症でもないと思います．ここは抗菌薬は処

第 2 章 ケースで学ぶ処方提案

方はせず他の薬剤のみで様子をみるということはできないでしょうか」

病院薬剤師 「おお，そんなこと言われたんですね．そうだなぁ…当院としても抗菌薬の使用については難渋していましたし，確かにこの患者さんの診断は急性上気道炎ですから（カルテをみながら），ここは処方医に私からもその旨を伝えてみますね．少々お待ちください」

山本 「ありがとうございます．処方医とのお話の際には，先生お一人だけではなく，山本からの提案でもあるとお伝えください」

結果とその後

上記やりとりの結果，患者の希望通りにクラリスロマイシンは処方削除となり対症療法の薬剤のみとなった．患者はその後，風邪症状の増悪もなく，再度受診することもなかった．

【処方提案前】

PL 配合顆粒	3 g	分 3 毎食後
メジコン錠	3 錠	分 3 毎食後
ムコダイン錠 500 mg	3 錠	分 3 毎食後
トラネキサム酸錠 250 mg	3 錠	分 3 毎食後
クラリス錠 200 mg	2 錠	分 2 朝・夕食後

↓

【処方提案後】

PL 配合顆粒	3 g	分 3 毎食後
メジコン錠	3 錠	分 3 毎食後
ムコダイン錠 500 mg	3 錠	分 3 毎食後
トラネキサム酸錠 250 mg	3 錠	分 3 毎食後

（クラリスロマイシンの処方削除）

今回の症例で得られた示唆と課題

患者本人が薬について質問をする性格の持ち主であったことと，病院薬剤師と普段から顔がみえる関係を構築できるよう根回しをしてあったことが今回の

処方変更になった大きな要因であったと考察している.

「根回し」というと非常に印象が悪いように感じるかもしれない. けれど,「患者の安全確保が最優先であり, 現状で使える人脈・ネットワークがあれば何でも活用する」というスタンスが肝要である. カッコ悪くてもいい, 泥臭くてもいい, とにかく気軽に意見をいいあえる関係や職場環境を整えることに尽力されてもよいのではないだろうか.

小まとめ〜ケース 3, 4 を通じて〜

　処方提案と聞くと, 何かこう, 確固たる「正解」なるものがあって,「ここはこういう間違いがあって, こういうところをこうするとよりよい処方になるんだ！」といった考えをもつ方も, もしかしたらいらっしゃるのかもしれない. 確かに, 薬剤の適切な使い方を推奨して, たとえば医療費や介護費に占める薬剤費の割合を適正化するという大義名分はあるとは筆者も思う. ただし, 正論(というものがそもそもあるかどうかは別として)をいったからといって物事がすんなりと変わるわけではないとも筆者は思っている. 処方提案は何も相手(この場合は医師)の間違いを指摘して正しい代案なるものを提示するだけのものではない. 患者と医師がまず処方についてどんなことを求めているのかをまず理解し, その妥当性を吟味するところからスタートできるとよいのではないだろうか.

　処方提案はそのすべてを薬剤師から発信する必要はないのかもしれないとも筆者は考えている. むしろ, 患者からの質問や疑問に臨床のすべてがあるといっても過言ではないだろう. また独りよがりの思考や安易な処方提案に陥らないようにするにはどうすればいいだろうか. それには,「患者が自分の服用する薬についてちゃんと納得しているのかを確認すること」を愚直に行ってみてはいかがだろうか. 当り前だろうと思われるかもしれないが, もし患者が自分の飲む薬をすべて理解しているのであれば, そもそも患者が服用について疑問に思うこともなくきちんと服薬できているのであれば, 話題はやや逸れるが近年注目される残薬問題も生じないだろう.

　処方提案は間違い探しではなく（患者や他の医療職との）信頼関係の結果でもありきっかけでもあると筆者は考えている. ケース 3 では患者からの問いかけを契機に, 処方元との信頼関係を築くきっかけになるだろうと思いトレーシ

第2章 ケースで学ぶ処方提案

ングレポートを活用した．またケース4では普段から築いていた病院薬剤師との信頼関係の結果，疑義照会による処方提案と変更が実現できた．

　こういった疑義照会やトレーシングレポートが毎日山のように起きることはあまり想定しないだろう．けれども，いざ必要になったその時に，すぐに行動を起こせる人間もまた多くはないのかもしれない．来たるべきその時に備えて，薬の臨床的な使い方を頭の中に「引き出し」として備えておくこともまた，薬剤師の卒後研修の一環ではないかと筆者は強く思う．それらを支えるのが薬理学，製剤学，動態学，そして臨床疫学なのではないだろうか．

　大小問わず，こういった処方提案を繰り返し実践し続けることで，患者-薬剤師，病院薬剤師-薬局薬剤師，そして医師-薬剤師との良好な信頼関係を築いてほしいと切に願っている．本ケースがその一助となればこれ以上の喜びはない．そして，いつかは「処方提案を含めて，薬の使い方は薬剤師が考え，最終責任も薬剤師が負う」という空気が醸成されるようになってほしいというのが筆者の果てしない夢である．

■参考文献

1) Harris AM, et al. Appropriate Antibiotic Use for Acute Respiratory Tract Infection in Adults: Advice for High-Value Care From the American College of Physicians and the Centers for Disease Control and Prevention. Ann Intern Med. 2016; 164: 425-34.
2) Kenealy T, et al. Antibiotics for the common cold and acute purulent rhinitis. Cochrane Database Syst Rev. 2013; (6): CD000247.
3) Meropol SB, et al. Risks and benefits associated with antibiotic use for acute respiratory infections: a cohort study. Ann Fam Med. 2013; 11: 165-72.
4) Abisheganaden JA, et al. Effect of clarithromycin on experimental rhinovirus-16 colds: a randomized, double-blind, controlled trial. Am J Med. 2000; 108: 453-9.
5) 厚生労働省. 抗微生物薬適正使用の手引き 第一版（案）資料1. http://www.mhlw.go.jp/file/05-Shingikai-10601000-Daijinkanboukouseikagakuka-Kouseikagakuka/0000156500.pdf

〈山本雅洋〉

第2章 ケースで学ぶ処方提案

1 薬局薬剤師という立場での処方提案

［ケース5］降圧薬服用中で症候性低血圧が疑われた症例

疑義照会か，その後の提案か

四月半ば．

季節はすっかり春めいてきたある日，松島美佐子さん（仮名）が近隣の小児科内科クリニックから発行された処方箋をもって来局した．

松島さんには降圧治療が行われており，気温の上昇に伴う血圧の変化が懸念されたため，投薬時に，めまいや立ちくらみの症状がないか尋ねてみたところ，「最近，めまいや立ちくらみがすることが多いです」と答えた．血圧は 110/70 mmHg 前後とやや低めに推移しており，症候性低血圧を疑ったが，念のため，受診時に医師に話したか尋ねてみると，松島さんは「先生にも話してきましたが，薬の影響かもしれないけど大事な薬なのでこのまま続けましょうといわれました」と答え，続けて，「先生からそういわれたので薬は続けますが，そのうち転んだりしてしまいそうで不安です」と少し困ったような顔で話した．

松島さんは痩せ型であり，併存疾患として脂質異常症を有しているものの，これまでに心血管疾患の既往はなく，腎機能も正常であったため，心血管疾患リスクについてはそれほど高くないものと考えられた．そのため，降圧薬の中止については十分に考慮できるものであるように思われた．

しかし，受診時に医師から「大事な薬なのでこのまま続けましょう」といわれていることもあり，その場で，疑義照会を行い処方内容を変更してもらうのは難しいのではないかと判断した．

とはいえ，松島さんの訴えとエビデンスを基に処方医と話し合うことで，次回の処方内容を変更してもらうことは可能ではないかと考え，次の受診日までに処方医へ降圧薬の中止を提案することを約束し，転倒には十分に注意するように話したうえで，その日は処方箋通りに薬を渡して，松島さんは帰っていった．

第 2 章 ケースで学ぶ処方提案

【処方内容】
①アムロジピン錠 5 mg　　　1 錠 ⎫
　オルメサルタン錠 10 mg　1 錠 ⎭ 1 日 1 回朝食後
②プラバスタチン Na 錠　　　1 錠　1 日 1 回就寝前
③ジフェニドール錠 25 mg　3 錠 ⎫
　メコバラミン錠 500 μg　　3 錠 ⎭ 1 日 3 回毎食後

　翌日, 処方提案を行うために, その根拠となるエビデンスをまとめた文書を作成することにした. 幸いにも, 降圧治療に関する論文は以前から継続して読んでいたため, その中から 4 つの論文を選んだ.

エビデンス

　1 つ目は, 心血管疾患の既往のない, 心血管リスクが中等度である 55 歳以上の男性または 65 歳以上の女性を対象としたランダム化比較試験[1].

　平均血圧が 138.1/81.9 mmHg である患者群に降圧治療（カンデサルタン 16 mg/日およびヒドロクロロチアジド 12.5 mg/日を投与）を行っても, プラセボ群と比較して心血管死亡・非致死的脳卒中・非致死的心筋梗塞の複合アウトカムについて有意な減少はみられないことが報告されている.

　2 つ目は, 60 歳以上の退役軍人を対象とした韓国のコホート研究[2].

　収縮期血圧 110～119 mmHg の群と比較して, 収縮期血圧 120～179 mmHg まで総死亡・血管死亡について差がみられないことが示唆されている.

　3 つ目は, 転倒リスクが高い高齢者を対象とした前向き観察研究[3].

　Ca 拮抗薬が起立性低血圧リスク上昇と関連することが示唆されている. ARB ではリスク低下との関連がみられている.

　4 つ目は, 軽度の認知機能障害を有する高齢者を対象としたランダム化比較試験の二次解析[4].

　降圧薬を中止することで, 起立性低血圧のリスクが減少することが示唆されている.

松島さんの訴えに加え，これら四報の要約と，アムロジピン錠 5 mg の中止または減量の提案を記載した文書を作成した．

ちなみに，この数カ月前に，収縮期血圧 120 mmHg 未満を目標に降圧治療を行うことで，収縮期血圧 140 mmHg 未満を目標とする降圧治療と比較して，心筋梗塞・急性冠症候群・脳卒中・心不全・心血管死亡の複合アウトカムを25％減少させるとする，非常にインパクトのある SPRINT 試験[5] も報告されていたが，当試験の対象患者は心血管イベントリスクが高く，松島さんへ適用するのは適当ではないと考え除外した．

医師との面会による処方提案

処方提案のための文書を作成しても，それを渡すのみでは内容を誤解される恐れもある．できれば処方医と面会して直接話したうえで，補足する資料として文書を渡したい．

しかし，医師も多忙であるため，面会も慎重に行わなければならない．忙しい時間帯にクリニックに乗り込んでいって，医師の機嫌を損ねるようなことは避けたいため，今回の提案ではクリニックの駐車場を監視しながら，停まっている車の少ない時間帯を見計らって，面会へと向かった．

クリニックの受付で事情を話し，数分待った後に，診察室へ通された．

処方医はこれまで，薬剤師の面会による処方提案を受けたことがなかったそうで，その時は若干戸惑っているように見受けられた．

私は，自分の意見を押し付けるような口調にならないように注意しつつ，松島さんはめまいや立ちくらみによる転倒について不安を感じていること，要約した論文情報を踏まえると降圧薬の中止を考慮する余地は十分にあることを伝え，アムロジピン錠 5 mg の中止または減量を検討していただくようお願いし，作成した文書を手渡した．

すると医師は，「涙が出る思いです」と話すとともに，突然涙を流した．

初めての処方提案ということもあり，「私の処方にケチをつける気か！」など

第2章 ケースで学ぶ処方提案

と怒られることも想定していたため，私は予想外の出来事に戸惑ってしまった．何をいってよいのかわからずに黙っていると，医師は「めまいのことは本人から聞いていました．最近は両親の介護で疲れている様子で，介護のことを考えると転倒による骨折は避けたいけれど，どちらの降圧薬を中止すべきか悩み，ひとまずそのまま処方していました」と話し，次回の処方時にアムロジピン錠5 mgを中止すると続けた．

そして私は，内心ほっとしつつ，面会についてお礼を言い，薬局へと戻った．

松島さんのその後

およそ1カ月後，松島さんが来局した．

処方箋をみると，アムロジピン錠が5 mg錠から2.5 mg錠へと減量されていた．私としては，アムロジピン錠は中止してもよいのではないかと考えていたが，中止ではなく，減量して様子をみるようである．

エビデンスを示しても，薬を中止するというのは難しいものであることを思い知らされたような印象をもったが，しかし，これでよいのだ．薬剤師の価値観と医師の価値観には相違があるため，その間の落としどころを探ることが必要なのだ．そのため，文書にも「減量」の文言を入れていた．ひとまずは，患者に起こっている問題を解決するために，処方内容を変更するきっかけを作れたことが重要である．

その日は，投薬時に変更された内容を説明し，今後も転倒に注意するように話して，松島さんは帰っていった．

それからまた1カ月後．

松島さんから処方箋を受け取り，内容を見てみると，オルメサルタン錠が10 mg錠から5 mg錠へと減量されていた．話を聞いてみると，アムロジピンの減量後もめまいや立ちくらみの頻度は変わらず，今回はもう一方の降圧薬も減量することになったそうだ．血圧については，収縮期血圧が120 mmHg台前半で推移しているとのことだった．残薬を確認後，その日も変更点を説明し，転倒への注意を促して，松島さんは帰っていった．

松島さんの帰宅後，私は，今後めまいの症状が改善したら，めまいに対して処方されている薬剤の中止についても提案する必要があるかもしれないと考え

104

ていた.

それからさらに1カ月後.

松島さんが来局し, その後のめまいと血圧の変動について聞かなければいけないな, などと思いながら処方箋を眺めると, 降圧薬に関しては変更がなかったが, めまいに対して処方されていたジフェニドール錠25 mgとメコバラミン錠500 µg が1日3回毎食後から, 1日2回朝・夕食後へと変更されていた. 投薬時に話を聞いてみたところ, オルメサルタン錠の減量後はめまいや立ちくらみはほぼ起きなくなり, 受診時にその話をしたところ, 医師からめまいに対して処方している薬剤を中止してみようといわれたが, 急に止めるのは不安であるため, 減量という形になったのだという.

またしても, 薬を中止するというのは難しいものであることを思い知らされたが, 私が提案するまでもなく, 患者の想いを尊重するような形で処方が変更されており, いわゆる処方カスケードについても改善される形となった.

血圧はおよそ130/80 mmHg前後で推移していた.

【処方変更後】
①アムロジピン錠 2.5 mg   1錠 ⎤
  オルメサルタン錠 5 mg   1錠 ⎦1日1回朝食後
②プラバスタチン Na 錠 10 mg 1錠   1日1回就寝前
③ジフェニドール錠 25 mg   2錠 ⎤
  メコバラミン錠 500 mg   2錠 ⎦1日2回朝・夕食後

その後は, 以前と比べてめまい・立ちくらみの症状は落ち着いた状態が続き, ジフェニドール錠25 mg およびメコバラミン錠500 µg は1日1回などと調節しながら服用している様子で, 残薬に伴う日数調整が行われることはあったものの, 基本的には処方内容が変更されることはなく継続した.

今考えれば, 韓国の退役軍人を対象としたコホート研究などは, 松島さんにそのまま適用できるものであるかは疑わしく, その他の観察研究についても質が高いものであるとはいいがたいため, 論文の選別については未熟であるといわざるを得ないが, それでも介入は非常にうまくいったのではないかと思う.

第 2 章 ケースで学ぶ処方提案

高齢者に対する降圧治療のベネフィットはまだ不明確な印象ではあるが，その後発表されたメタ解析[6,7]を読んでみると，ひとまずは収縮期血圧 140 mmHg 未満を目指す降圧治療を行うのが妥当なところであると思われ，処方変更後の血圧変動も問題ないものと思われる．

なぜ医師は泣いたのか

それにしても，なぜあの時，医師は涙を流したのだろうか．

医師へ処方提案を行ったあの日，薬局へ戻り，業務を行いながらずっと考えていた．おそらくあの医師は，一人開業医という立場で誰にも相談することができずに，悩みながら処方していたのではないかと思う．それゆえ，処方変更を躊躇していたのだろう．そのような状況の中で患者の問題を解決するため，エビデンスを基に，共に薬物治療について考える薬剤師が現れたことを心強く感じていただいたのではないかと思う．

未熟ではあったものの，エビデンスを活用した処方提案が医師の診療を支援し，患者が抱えている問題を解消するための一助となる可能性を感じられた事例であった．

薬剤師の「壁」

このような処方提案は，この事例が初めてであったわけだが，実のところ，それ以前から EBM を実践するために論文を読み続けてはいたものの，論文を読むことで得られた知見を現場でどのように活用すればよいのかずっと悩んでいた．

誤解を恐れずにいえば，エビデンスとは強力なものである．正確には，一般的にエビデンスというと何か絶対的なものであるという印象もあるのではないかと思う．そのような，強力であるエビデンスを示して処方変更を提案するという行為は，医師からしてみれば，自身が処方した内容を否定されていると受け取られかねず，それが元で医師との関係が悪くなってしまえば，最悪の場合，職場に居づらくなってしまうことも考えられる．端的にいうと，医師から怒られて，結果的に職場をクビになってしまう可能性もあるということである．そのため，薬局薬剤師と医師との間に何か壁のようなものがあるように感じ，

1. 薬局薬剤師という立場での処方提案［ケース5］

EBMの手法を用いた処方提案を行うことを躊躇していた.

　しかし，そこから一歩踏み出し，実際に患者が抱えている問題に対処するために，患者の状態や思いを考慮して，エビデンスを踏まえた個別的な提案を行ってみたところ，医師との関係が悪くなるどころか，感動と共に受け入れられ，薬物治療について共に考えるきっかけとなったのである.
　私が感じていた壁は，私自身が作り出していたものだった.

　現在，保険薬局で働いている薬剤師の中には，同じように医師へ処方提案を行うことに対して壁を感じている方が多くいるのではないかと思う. もしかしたら，その壁は自分自身で作り出したものに過ぎないかもしれない.
　もちろん，すべてがうまくいくわけではない. 相手にされなかったり，怒りを買ってしまったりと実際に大きな壁がある場合も多いだろう. そこは個別に見極めなければいけないところではある. しかし，もし自分自身で作り出した壁であるならば，その壁を壊し，一歩踏み出すことで，医師と共に薬物治療について考え，患者の「その後」をよりよいものへとしていくことにつながることもあるのだ.
　この症例が，その一歩を踏み出すための力となれれば幸いである.

　最後に，エビデンスは強力なものであると前述したが，批判的吟味を行いながら論文を読んでいくと，エビデンスというものは絶対的なものではないということが理解でき，私自身はエビデンスそのものが強力なものであるとは考えていないということを念のため付け加えて終わりとしたい.

■参考文献

1) Lonn EM, et al. Blood-Pressure Lowering in Intermediate-Risk Persons without Cardiovascular Disease. N Engl J Med. 2016; 374: 2009-20.
2) Yi SW, et al. Low systolic blood pressure and mortality from all causes and vascular diseases among older middle-aged men: Korean Veterans Health Study. J Prev Med Public Health. 2015; 48: 105-10.
3) Gaxatte C, et al. Alcohol and psychotropic drugs: risk factors for orthostatic hypotension in elderly fallers. J Hum Hypertens. 2017; 31: 299-304.
4) Moonen JE, et al. Effect of discontinuation of antihypertensive medication on orthostatic hypotension in older persons with mild cognitive impairment: the DANTE Study Leiden. Age Ageing. 2016; 45: 249-55.

第 2 章 ケースで学ぶ処方提案

5) Wright JT Jr, et al. Effect of discontinuation of antihypertensive medication on ortho-static hypotension in older persons with mild cognitive impairment: the DANTE Study Leiden. N Engl J Med. 2015; 373: 2103-16.
6) Weiss J, et al. Benefits and Harms of Intensive Blood Pressure Treatment in Adults Aged 60 Years or Older: A Systematic Review and Meta-analysis. Ann Intern Med. 2017; 166: 419-29.
7) Bavishi C, et al. Outcomes of Intensive Blood Pressure Lowering in Older Hypertensive Patients. J Am Coll Cardiol. 2017; 69: 486-93.

〈黄川田修平〉

第 2 章 ケースで学ぶ処方提案

1 薬局薬剤師という立場での処方提案

［ケース 6］DPP-4 阻害薬による水疱性類天疱瘡が疑われた症例

いつもと違う処方箋

七月下旬.

東北でも連日の猛暑が続いていたある日，山寺純一さん（仮名）の処方箋が薬局に届いた.

山寺さんは認知症高齢者グループホームに入居しており，普段は遠方にある総合病院の外科から処方されている薬をグループホームへ配達していた. しかしこの日は，最近開業したばかりである近隣の皮膚科クリニックから処方箋が発行されていた. 皮膚科クリニックからは，レボセチリジン塩酸塩錠 5 mg とジフルプレドナート軟膏 0.05％が処方されており，薬を準備し，総合病院から処方されている薬剤との飲み合わせを確認後，炎天下のなか火傷してしまうのではないかと思うくらいハンドルが熱くなった車に乗り込み，グループホームへと向かった.

薬局からグループホームまでは，車でおよそ 15 分程度かかる.

車を運転しながら，「老人性皮膚瘙痒症だろうか，しかし，季節的に考えづらいかな」などと考えていたが，そうこうしているうちにグループホームへと到着した.

到着後，担当の職員へ薬の説明を行い，症状について聞いてみたところ，職員は「少し前から全身に発疹が出ていて，かなり痒みがひどいようです. 山寺さんは冷房を使いたがらないので，蒸れるのが原因でしょうかねえ. それにしても，大きな発疹が集まっているような部位もあって，なんだか普通の発疹とは違うような感じがあります」と話した.

確かに，連日うだるような暑さが続いている. ひどい汗疹のようなものなのだろうかとも考えたが，しかし「普通の発疹とは違う」という部分が何か引っかかった. 念のため，水膨れのようなものが出ていないか尋ねてみたところ，

109

第2章 ケースで学ぶ処方提案

その職員は「出ていないと思いますが…」と答えたが，少しあやふやな様子に
みえた．

そこへ，山寺さんの受診に付き添った看護師が通りがかったため，職員は看
護師に水膨れが出ていないか尋ねた．すると看護師は「水膨れのようなものが
数カ所に出ています」と答えた．

薬局で薬の飲み合わせについて確認した際に，総合病院から2型糖尿病の治
療のためにリナグリプチン錠5 mgが処方されているのを目にしていたが，改
めてお薬手帳を確認してみると，やはりリナグリプチン錠5 mgがおよそ1カ
月前から処方されていた．

私は，DPP-4阻害薬による水疱性類天疱瘡の可能性があるのではないかと
思い，もっていたタブレット端末で水疱性類天疱瘡の画像を検索した．いくつ
かの画像を看護師に確認してもらったところ，画像と似たような症状であると
答えたため，山寺さんの状態を実際にみせてもらうことにした．

山寺さんの部屋は本当に冷房を使用しておらず，ひどい暑さであった．本人
は特に嫌がる様子もなく，腕をみせてもらったところ，浮腫性紅斑と水疱がみ
られ，やはり水疱性類天疱瘡の可能性が高いのではないかと感じた．

水疱性類天疱瘡とは，あまり馴染みのない疾患であるが，皮膚に痒みを伴う
紅斑や水疱を生じる自己免疫疾患である．

DPP-4阻害薬の標的分子であるDPP-4は，全身の広範囲に存在する細胞膜
表面抗原のCD26と同一分子であり，T細胞にも発現している．そのため，
DPP-4阻害薬は免疫系に影響を与える可能性があり，自己免疫疾患である水
疱性類天疱瘡との関連を示唆する報告が散見されている[1]．

現在（2017年10月）ではリナグリプチン錠5 mgの添付文書に類天疱瘡に
ついての記載はみられるものの，当時（2016年7月）は記載されていなかっ
た．添付文書に記載されていないような副作用について，医師からの指示を仰
ぐというのは案外難しいものであるが，施設の電話を借りて，その場で総合病
院の外科へ問い合わせた．電話越しに，山寺さんの皮膚に水疱性類天疱瘡が疑
われる症状が生じていることと，DPP-4阻害薬による副作用である可能性が
あることを伝えると，翌日受診するように指示があった．

電話を切った後，情報提供および処方提案の文書を作成するために，私は急

110

1. 薬局薬剤師という立場での処方提案［ケース6］

いで薬局へ戻った.

【処方内容】（総合病院外科からの処方）
①ワルファリン錠1 mg　　　　　　　　　2.5 錠 ┐
　リナグリプチン錠5 mg　　　　　　　　　1 錠 ┘ 1日1回朝食後
②ガランタミン臭化水素酸塩口腔内崩壊錠4 mg　2 錠　1日2回朝・夕食後
③酸化マグネシウム錠330 mg　　　　　　6 錠　1日3回毎食後
④ナテグリニド錠30 mg　　　　　　　　3 錠　1日3回毎食直前

【患者情報】　83 歳男性，グループホームに入居中
【検査データ】HbA1c 6.3%　その他，特に問題はない
【既往歴】　　心房細動，認知症

エビデンス

　あまり一般的ではないと思われる症状について「副作用の可能性があります」とだけ伝えるのはやはり不親切であろう．その患者について，どの程度可能性として考えられるのかを示す必要があるが，残念ながら，DPP-4 阻害薬の使用と水疱性類天疱瘡の発症リスクについて検討されている量的研究をみつけることができなかったため，症例報告を探すことにした.

　はじめに，リナグリプチンを含む DPP-4 阻害薬を投与後に水疱性類天疱瘡の発症がみられた報告[2]をみつけ，その他に，ビルダグリプチン[3]・シタグリプチン[1]についての報告もみつけた．DPP-4 阻害薬の使用と水疱性類天疱瘡の発症に明確な関連があるということが示唆されているわけではないが，警戒すべきものであると考えて大きな問題はないように思われた.

　次に，代替について考える必要があるが，そもそも山寺さんの HbA1c は6.3%前後で推移しており，十分に低い状態であるように思われた．そのため，まずは高齢者の HbA1c と臨床転帰について検討されている論文を探してみることにした.

　論文を検索したところ，2 報のメタ解析がみつかった.

第 2 章 ケースで学ぶ処方提案

1つ目は，18歳以上の2型糖尿病患者を対象としたランダム化比較試験のメタ解析[4].

統合解析されている各ランダム化比較試験によって目標とする HbA1c にばらつきはあるものの，厳格な血糖コントロール（HbA1c 6〜7%未満など）は標準的な血糖コントロール（HbA1c 7.7〜9.0%など）と比較して，総死亡および心血管死亡について有意な差がみられていない．対象患者の平均年齢は62歳であり，山寺さんにはそのまま適用できるものではないかもしれないが，より高齢である山寺さんでは厳格な血糖コントロールによるベネフィットはさらに小さくなるものと考えられる．

2つ目も，同じように18歳以上の2型糖尿病患者を対象としたランダム化比較試験のシステマティックレビューおよびメタ解析[5].

こちらのメタ解析でも追跡期間後の HbA1c にばらつきがみられるが，厳格な血糖コントロール（HbA1c 6.4〜7.2%）は標準的な血糖コントロール（HbA1c 7.0〜9.4%）と比較して，総死亡や心血管死亡については有意な差がみられていない．非致死的な心筋梗塞についてはリスクを15%減少させることが示唆されているが，NNT（number needed to treat：治療必要数）を計算してみると500人（追跡期間の範囲2.25〜10年間）と効果としては小さい．また，厳格な血糖コントロールによって，腎障害の進展および網膜症の進展についてはリスクが減少することが示唆されているものの，現時点で山寺さんには腎障害・網膜症がみられていないため，厳格な血糖コントロールによるベネフィットはやはり不明確である．

この2報の論文から，リナグリプチン5mgの中止のみで問題なく，血糖降下薬の代替は必要ないのではないかと考えた．そこで，3報の症例報告および2報のメタ解析の論文を要約し，リナグリプチン錠5mgの中止と代替は必要ないと考えられる旨を記載した文書を作成した．

医師へどう伝えるべきか

さて，問題はこれをどうやって医師に伝えるかである．
今回のケースでは処方医との面識がないため，アポイントメントを取って面

会してもらうというのはやや難しいように思われた. さらに, 総合病院は遠方にある. 当然, 他にも仕事があるため, 長時間薬局を離れるのは極力避けたい. そこで, 作成した文書を, 翌日の受診に付き添う職員から医師へ手渡してもらうことにした. 再度グループホームへ行き, 職員に事情を話したところ了承が得られたので, 文書を渡し, 薬局へ戻った.

翌日, グループホームから薬局へ電話があった.

山寺さんは総合病院を受診し, リナグリプチン5mgは中止することになったという連絡であったが, 内服薬はすべて一包化していたため, 手元に残っている薬はリナグリプチン5mgを抜いて作り直す必要があった.

DPP-4阻害薬投与後に水疱性類天疱瘡を発症した症例報告の要約を再度印刷し, 薬局が忙しくない時間を見計らって, グループホームへと向かった.

グループホームに着き, 職員へ, 受診時に文書を渡していただいたことについてお礼を言い, 山寺さんの薬を回収した.

薬局へ戻る途中, グループホームと薬局の中間の位置にある皮膚科クリニックへ寄った. 今回の件を, 皮膚科クリニックの医師にも報告しておいた方がよいのではないかと思ったからだ. クリニックはそれほど忙しくはない様子であり, 受付で事情を話すとすんなり医師の元へと通された. 症例報告を要約した文書を渡し, 今回の経緯について話すと, 医師は「なるほど, そんなこともあるのですね. ありがとうございます」といい, レボセチリジン塩酸塩錠5mgとジフルプレドナート軟膏0.05%は継続するよう指示され, 私は薬局へと戻った.

そして, 回収した薬からリナグリプチン錠5mgを抜いて一包化し直し, 再度グループホームへもっていった.

山寺さんのその後

リナグリプチン錠5mgが中止になり, それからおよそ1週間後.

グループホームへ他の入居者の薬を配達する際に, 職員に山寺さんの様子を聞いてみたところ, 中止して2日後には綺麗に水疱がなくなったとのことだった. 症例報告をみる限りでは水疱性類天疱瘡の治療は難渋するのではないかと

第2章 ケースで学ぶ処方提案

考えていたため，これには少々驚いたが，ひとまず症状の改善がみられたので少しホッとしつつ薬局へ戻った．

後日，薬局内でこの事例について報告し，特に高齢者については注意すべき副作用であることを伝えた．

その後，いったんは症状の改善がみられたものの，何度か紅斑および水疱の再燃を繰り返した．レボセチリジン塩酸塩錠5 mg およびジフルプレドナート軟膏0.05％による治療が続けられ，半年後には完解に至り，2剤は中止された．

リナグリプチン錠5 mg 中止後の HbA1c はそれほど大きな変化はなく，6.5％前後で推移していた．作成した文書を参考にしていただいたかどうかはわからないが，山寺さんの年齢と今の状態を考えると，糖尿病に対して処方されている薬剤は中止してもよいのではないかと医師とグループホームの職員とで話し合いがあったとのことで，ナテグリニド錠30 mg も中止となった．

【処方提案6カ月後】
①ワルファリン錠1 mg　2.5錠　1日1回朝食後
②ガランタミン臭化水素酸塩口腔内崩壊錠4 mg　2錠　1日2回朝・夕食後

今回の事例では，グループホームとの関係上，薬の一元管理を任されていたために，薬剤による副作用が疑われる症状に気付くことができたが，皮膚科クリニックから発行された処方箋を当薬局で受け取っていなければ，もしかしたら気付くことはなかったかもしれない．

DPP-4阻害薬と水疱性類天疱瘡との関連が疑われる報告について知ってはいたものの，添付文書に記載されてはおらず，まれな副作用であろうという思いから患者に対する注意喚起を怠ってしまった．この点については十分に反省しなければならない．

しかし，かかりつけ薬剤師指導料を算定していたわけではなかったが，薬の一元管理も含め，実質上のかかりつけ薬剤師として関わっていたために副作用に気付き，迅速な対応ができたのではないかとも考えられる．

この一件から，制度上の問題は多々あるものの，「かかりつけ」という形で薬剤師として患者と関わるというのは重要なことではないかと感じている．

114

「かかりつけ薬剤師」とは

異論は多々あると思うが，かかりつけ薬剤師の役割とは，薬物治療を介して，長期的に目の前の患者が今後どうなるのかを評価することであると私は考えている．

残薬・副作用のチェックや薬の一元管理による重複投与・相互作用のチェックなどは当然必要なことであるが，その他に，患者と長期的に関わっていく中で，行われている薬物治療について将来的にどの程度の効果が期待できるか，またはどのようなリスクがどれだけあるのかを患者個別に評価し，患者の価値観なども考慮しつつ，必要があれば処方提案などの介入を行うということである．

そのためには，添付文書に書いてある情報のみでは不十分であり，臨床医学論文などの情報を得ることが必要であろう．つまるところ，かかりつけ薬剤師として患者と個別に関わっていくには EBM の手法が必須なのである．

裏を返せば，かかりつけとして長期的に患者と関わっていかなければ，患者の価値観などを十分に把握することができず，EBM を実践することは難しいということでもある．かかりつけ薬剤師指導料を算定するかしないかはひとまず置いておいて，そのような「かかりつけ薬剤師」を目指して私は患者と関わっていきたいと考えている．

■参考文献

1) Hattori A, et al. A Case of Bullous Pemphigoid Associated with Sitagliptin Treatment. J Japan Diab Soc. 2013; 56: 881-5.
2) Mendonça FM, et al. Three Cases of Bullous Pemphigoid Associated with Dipeptidyl Peptidase-4 Inhibitors - One due to Linagliptin. Dermatology. 2016; 232: 249-53.
3) Béné J, et al. Bullous pemphigoid induced by vildagliptin: a report of three cases. Fundam Clin Pharmacol. 2015; 29: 112-4.
4) Boussageon R, et al. Effect of intensive glucose lowering treatment on all cause mortality, cardiovascular death, and microvascular events in type 2 diabetes: meta-analysis of randomised controlled trials. BMJ. 2011; 343: d4169.
5) Buehler AM, et al. Effect of tight blood glucose control versus conventional control in patients with type 2 diabetes mellitus: a systematic review with meta-analysis of randomized controlled trials. Cardiovasc Ther. 2013; 31: 147-60.

〈黄川田修平〉

第2章 ケースで学ぶ処方提案

1 薬局薬剤師という立場での処方提案

［ケース7］アトルバスタチンによる横紋筋融解症が疑われた症例

【患者】74歳，男性．

現病歴

　10年ほど前から2型糖尿病にて，大学病院で月1回の受診にて加療されていた．血糖コントロールに関してはHbA1c 7.0前後で推移しており，ここ1年ほど大きな変化なし．1月の受診にて，診察・検査および定期の処方を受け，薬局に以下内容の処方箋を持参した（前回より処方内容に変化なし）．

【処方内容1】			
①アクトス錠30 mg	1錠	1日1回朝食後	28日分
②アマリール錠0.5 mg	0.5錠	1日1回朝食後	28日分
③カデュエット錠4番	1錠	1日1回夕食後	28日分
④メチコバール錠500 μg	3錠	1日3回毎食後	28日分
⑤エクア錠50 mg	2錠	1日2回朝・夕食後	28日分
⑥アモバン錠7.5 mg	1錠	1日1回就寝前	28日分
⑦リーゼ錠5 mg	1錠	1日1回就寝前	28日分

　処方箋に併記されている，同病院での血液検査所見は，以下の通りであった．

WBC	6500/μL	Scr	1.13 mg/dL
Hb	13.2 g/dL	LDL	177 IU/L
AST	23 IU/L	CK	476 IU/L
ALT	16 IU/L	HbA1c	7.1%

ケース考察

　検査値併記の処方箋を応需した事例である．現在では，主に大学病院などの一部で導入されているシステムであるが，発行される処方箋の絶対数に対しての割合は小さいことから，こうした処方箋を日常的に目にする薬局薬剤師は少数派であると推察される．しかしながら，処方内容の妥当性を判断するうえで，こうした検査所見は客観的な情報を与えてくれるので，ここから疑義照会や処方提案につなげる方法は効果的である．

　処方箋に記載された検査値を活用するには，まずこれらを一目みた瞬間に，「明らかにおかしいか否か」を判断できることが重要である．なぜなら，薬局での薬剤師業務は一般に忙しく，1つ1つの検査値の正常範囲などをその都度調べることができない場合が多いからである．そのため，目にする頻度の高い検査値に関しては，正常範囲がどのくらいか大まかに把握しておくのが望ましい．

　では，この症例に関してはどうだろうか．列挙された検査値のうち，「CK」に目が向けば慧眼である．これは「クレアチンキナーゼ」のことで，筋障害などのマーカーになる．測定方法や人種などによって異なるが，正常とされる範囲はおおむね 20〜300 IU/L である[1]．ということは，この患者の 476 という数値は，明らかに高い．ちなみに経過をいえば，直近数カ月分の処方箋に記載された検査値は，いずれも正常範囲からの明らかな逸脱はなかった．ということは，ここ1カ月以内に何らかの筋障害が起きたと考えるのが自然である．

　薬剤師ならば，こうした場合に薬剤による副作用の可能性を考えるであろう．ここで，③のカデュエット配合錠に注目したい．これは，有効成分としてアムロジピンとアトルバスタチンを含有する配合錠である[2]．このうち，アトルバスタチンを含めたスタチン系薬剤には，筋肉に対する有名な副作用が知られている．もちろん，横紋筋融解症である．これは重篤な副作用であるから，もし今回の検査結果の異常が薬剤性の横紋筋融解症に由来するものであれば，原因となっている薬剤を減量または中止する必要がある．こういったケースに遭遇した場合は，何はともあれ疑義照会は必須であろう．

第 2 章 ケースで学ぶ処方提案

疑義照会内容

> カデュエット配合錠 4 番の減量または中止

　ただし，疑義照会するにあたって，もう少し情報がほしいところである．そこで，処方箋を持参したこの患者に話を聞いたところ，次のことがわかった．

> ・CK が高いことは診察の際にも指摘された．
> ・加齢に伴う筋力低下を自覚していたので，数週間前からスクワットなどの筋力トレーニングを始めた．
> ・筋痛や脱力は特に自覚していない．
> ・尿色調の変化もない．

　こうなると判断に迷うかもしれない．筋痛・脱力・褐色尿などがいずれもないことは，横紋筋融解症として典型的ではないこと，処方医は CK 高値を承知の上で定期処方を継続した可能性が高いことがその理由である．

　もちろん，こうした疑問を棚上げしたままとりあえず疑義照会を行い，医師に判断をゆだねることはできる．しかし，これは実質的に薬剤師としての仕事の放棄に近いであろう．疑義照会あるいは処方提案を行って，その結果がどうなるにせよ，薬剤師ならば自分が担当した患者の処方内容については自分なりの考えをもっておく必要があると考える．この場合であれば，処方を継続することがどの程度危険であるのか，薬剤師として評価したうえで疑義照会の電話はかけるのが望ましいだろう．

　そのためには，副作用である疾患に関する知識をもう少し整理したいところである．そもそも，「横紋筋融解症」という病気について，どの程度のことを知っているだろうか．「スタチンの副作用として有名．筋肉痛と褐色尿が特徴的」くらいではないだろうか？　実は，横紋筋融解症はかなりレアな疾患である．アメリカ FDA の調査では，1990 年から 2002 年に報告されたのは 3,339 件[3]，1 年あたりでいえば国全体で 257 件である．また，スタチンは横紋筋融解症以外にも，より軽微な筋肉に対する副作用を生じる．こちらの頻度は比較的高く，報告により幅はあるもののおおむね 2〜10％程度である[3]．ということは，仮にカデュエットによる筋障害が生じているとしても，それが程度の軽いものであり，服用を継続して差し支えない可能性も，かなり高いということ

118　JCOPY 498-07922

である．また，同じ文献によれば，横紋筋融解症とは「血清クレアチニンの上昇を伴う，明らかな CK の上昇（典型的には正常値上限の 10 倍以上）」が特徴的だという[3]．翻って今回のケースでは，血清クレアチニンは特に高い値ではないし，CK もせいぜい正常値上限の 1.5 倍程度である．こうなると，ますます横紋筋融解症にしては非典型的であるという印象が強くなる．

　さて，もう少し判断の根拠となる情報がほしいところなので，次に患者とのやりとりからこれを収集することにしたい．実は，この症例で持参されたお薬手帳をみると，1 週間前に次の薬が出されていたことがわかった．

【処方内容 2】
①タミフルカプセル 75 mg　2cap　1 日 2 回朝・夕食後　5 日分

　つまり，少し前にインフルエンザになっていたのである．特に高齢者は，インフルエンザなどのウイルス感染に伴って筋炎を発症することがある[4]．これに，少し前にスクワットを始めたことを考え合わせれば，今回みられた CK の高値は，筋損傷を伴う運動や，ウイルス性筋炎がきっかけとなっている可能性がかなり高そうである．それぞれの要因の寄与がどの程度か定量的に評価することはできないが，少なくともスタチンの使用以外にも，CK 高値に寄与し得るファクターが複数あったことはいえる．
　こうしたことを考え合わせれば，やはり横紋筋融解症らしくないケースと評価できる．もし，CK 高値の原因が横紋筋融解症であり，かつ薬剤性可能性が高いならば，その対処法は原因薬剤の減量または中止となる．しかし，この場合はそこまでする必要性は低いと考えてよさそうである．

問い合わせの結果

　この段階で，処方医に問い合わせを行い，CK の高値とカデュエット継続の可否について協議を行った．その結果，CK 高値の原因については，処方医も同様に横紋筋融解症によるものではないという見解であることがわかった．病院でも具体的な原因の検索までは行っていなかったが，薬局で聴取した情報を伝えたところ，運動および直前のウイルス感染によって一過性に高値になった

第2章 ケースで学ぶ処方提案

ものと考えて矛盾ないとの結論になり，処方の変更は行われなかった．患者には，主治医との話し合いの経過を伝え，今後尿色調の変化があればすぐに伝えること，明らかな筋痛などがなければ薬を継続して差し支えないことを伝え，薬を交付した．

その後の経過

調剤終了後，特に患者から連絡もなく1カ月が経過．再び処方箋をもって来局された．そのときの処方箋にも，同様に検査値の記載があり，CKは137 IU/Lと低下していた．

検査値表記処方箋に関する問題

このように，処方箋への血液検査値などの表記は，薬局で薬剤師がアセスメントをするうえで大変役立つ．今回紹介したケースでは，疑義照会を行っても，結果として処方の変化はなかった．しかし，この患者のLDLコントロール状況はあまりよくなく，そもそも2型糖尿病にて治療を受けていることを考慮すれば，スタチンを中止するにはかなりリスクがあると評価できる．そのため，処方変更をせずに済んだのはむしろよかったというべきである．ともあれ，処方箋に記載された検査値が疑義照会のきっかけになったことは事実であり，必要な情報を効率的に収集することにもつながった．これは有用なシステムであると考えるが，冒頭でも述べたように，あまり普及しているとはいいがたい．この理由として，処方箋に記載する検査値を，その都度処方医が選択していることが推測できる．もちろん，処方箋を発行する医療機関によって差異はあるだろうが，このケースで処方箋を発行した医療機関が発行した，別の患者の処方箋をみると，記載がある検査値がバラバラであった．しかも，たとえば糖尿病の症例なのにHbA1cがないなど，記載する検査値の選択基準がよくわからないケースがまれならずみられた．

このように，処方箋に印字される検査値の種類が統一されていないのは，その都度医師が「これは表示，これは表示しない」とわざわざ選んでいるからであろう．しかし，この方法では処方箋を発行する手続きが煩雑になり，これを行う医師が忌避する可能性が高いこと，また意図せず記載を忘れる可能性が生

120

じることなどから，あまり合理的なシステムとはいえない．あるいは，あえて薬局に検査結果を伏せておきたいという意図があるのかもしれないが，そうでないなら自動的に最新の検査所見が処方箋に転載されるような仕様にしておいた方がよいと思う．

ともあれ，こうしたシステムが普及すれば，発行されるほとんどの処方箋に検査値が載るようになるかといえば，そう単純な話でもないだろう．まず，この仕様の前提になるのは，その医療機関が電子カルテを導入しており，かつ検査所見の入力フォーマットと処方箋発行のシステムが連動している場合だけだ．たとえば大学病院などの，自施設で血液検査が行えるところならよいかもしれないが，個人経営のクリニックなどは血液検査を外注しているところも多い．この場合，検査会社から返ってきた測定値を，逐一電子カルテの専用フォームに記載しなおす必要があり，かなり手間がかかると予想できる．紙のカルテを使用している医療機関なら，なおさらである．

将来的に，ほぼすべての電子カルテに，処方箋発行時に検査結果を印字する機能が導入される可能性はあるが，そうだとしても，多くの医療機関からの処方箋にきちんと印字されるようになる可能性は，かなり低いと考えられる．なぜなら，そうしたアドバンスドな機能は，基本的にオプション設定になると思われ，当然実装しているバージョンの方が割高になる．そうなれば，わざわざ高い導入コストを支払ってまで，処方箋に検査値を表示できるようにしたい，と考える医師以外はこの機能がないバージョンを選ぶだろう．ソフトウェアの導入コストは，経営上かなり大きい負担となるのが普通だから，そうでなくても極力コストカットしたいと考えるものである．これらを総合すれば，検査値を印字した処方箋を発行するシステムは，コストや手間の関係上，広く普及する可能性はあまり高くないと思う．

薬剤師側の問題

いずれにしても，「手間やコストをかけてでも，処方箋に検査結果を表示した方がよい」と医師その他の関係者が考えるようにならないと，この点に関する現状はなかなか変わっていかないであろう．

では，どうすればよいか．実臨床に従事する薬局薬剤師としては，検査値が記載された処方箋を応需した際に，機会をみつけてそれを利用した疑義照会や

第2章 ケースで学ぶ処方提案

処方提案をすることだろう．その疑義照会などが有用なものであれば，処方元の医療機関からの評価が高まり，積極的に薬局薬剤師に対して検査値を開示しようという意識が高まるはずである．こうした草の根的な活動によって，地道に世論を形成していくのが，最も堅実な方法ではないだろうか．

　そのためにも，少ない機会を活かすうえで，日ごろからの勉強が大切となる．冒頭でも述べたように，ある程度検査値などに精通していなければ，処方箋に記載されている数値をみてもその意味がわからず，当然疑義照会や処方提案にもつながっていかない．ところが，一般に薬局薬剤師はこの部分が弱い．その理由は，やはり普段検査値に触れることがないからだろう．薬局薬剤師が患者の検査結果を目にする機会は，病院や診療所から発行された検査結果を記載した紙を患者が自発的にみせてくれるケースなどに限られる．これに関しては，医療制度上仕方のない部分といえる．ということは，薬局薬剤師はある程度自分から進んで臨床検査に関する勉強をしなければ，なかなかスキル向上が期待できないということである．では，具体的にはどのようにして勉強するのがよいのか．

病院薬剤師または病院に出入りできる環境にある薬剤師の場合

　参考までに，私自身がどのようにしたのかを紹介する．それは，大学病院に出入りしていた時代に，総合診療内科で週1回行われていた症例検討会に参加したことである．この症例検討会の大まかな流れは，次の通りである．症例検討会への参加者は，医学生，薬学生，看護学生，医師，薬剤師などである．まずファシリテーターが実際に経験した症例の現病歴に関する情報だけが与えられる．そこから考えられる鑑別疾患をディスカッション形式で列挙していき，併せてさらに患者から収集すべき情報や，行う必要のある検査も挙げていく．これらがある程度出尽くした段階で，ファシリテーターが実際に行った検査の結果や，追加の問診で聴取した情報を種明かししていき，最終的に診断を決定する．その後，その症例の治療方針を同様にディスカッションする，というもので，いわゆる PBL（problem based learning）の手法である．私が参加していた大学病院での症例検討会は，医学生の臨床実習の一環として行われていた，教育色の強いものであった．学生時代に，足掛け4年ほぼ毎週出席していたので，合計の参加回数は150回程度になると思われるが，実際この方法は非

常に効果的で，各種疾患や病態によってどのような検査所見上の異常が出現するか，かなりのパターンを覚えられたと自覚している．

　こうした検討会を定期的に行っている病院は少ないと思うが，たとえば病棟や医局ごとにチームとしての治療方針を確認する目的での症例検討会やカンファレンスを行っている場合もある．各病棟担当の薬剤師を置いている病院なら，その薬剤師も参加していることが割と多いので，業務の都合がつくなら，その人のお付きみたいなポジションでもぐりこめることも多い．ただし，この場合は比較的クローズドな集団での開催になるので，症例ごとの細かな状況説明が省かれることが多い．そのため，カルテを閲覧するなどして事前にある程度情報を仕入れておかないと，議論についていけなくなる恐れがあるので，注意が必要である．この点にさえ気を付ければ，かなり意義深い学びの機会になるだろう．

薬局薬剤師の場合

　病院薬剤師の場合は，このように比較的勉強の機会が豊富に存在する一方で，薬局薬剤師にとっては，現状はなかなか厳しいものがある．所属する薬局の内部でカンファレンスなどの機会を設けても，そもそも提示する検査データがない（または非常に限られている）のだから，どうしようもない．特定の病院などとコネクションがあり，先に紹介したような症例検討会などに参加できるならぜひ活用してもらいたいが，これが可能な薬局薬剤師はかなり少数であろう．

　そこで代替として，市販されている症例集や臨床推論に関するケースワークの書籍を購入して，これを読むことを提案する．検査値には，専門のデータブックのようなものもあるが，臨床的には個々の検査項目の正常範囲がいくらかよりも，どのような病態でどの項目がどのように変動するか，複数の項目の組み合わせに着目するのが普通だから，実際の症例または架空症例をベースにした勉強の方が実践的かつ効果的と思う．症例報告は，論文化されたものもあるが，どちらかといえばレアケースを取り扱っていることが多く，コモンな病態を手広く学ぶという目的にはそぐわない場合が多い．この目的に限っていえば，普通に市販されている書籍の方に軍配が上がる．

第 2 章 ケースで学ぶ処方提案

総括

　処方箋に検査結果が記載されるようになった結果，新しい処方提案や疑義照会のきっかけが生まれたといえる．日ごろから疾患や検査に関する勉強を継続することで知識を蓄え，これに患者から情報を引き出す医療面接の技術を組み合わせれば，これまでとは一味違った薬局薬剤師の働きができるだろう．

■参考文献
1) George MD, et al. Creatine kinase in the U. S. population: Impact of demographics, comorbidities, and body composition on the normal range. Medicine (Baltimore). 2016; 95: e4344.
2) Package Insert. Caduet combination Tablets. Phizer Japan Inc.
3) Moshammer D, et al. Mechanisms and assessment of statin-related muscular adverse effects. Br J Clin Pharmacol. 2014; 78: 454-66.
4) Yoshino M, et al. High incidence of acute myositis with type A influenza virus infection in the elderly. Intern Med. 2000; 39: 431-2.

〈黒田真生〉

第2章 ケースで学ぶ処方提案

1 薬局薬剤師という立場での処方提案

［ケース8］患者の服用感をもとに剤型変更になった症例

【患者】75歳，男性．

現病歴

　25年来2型糖尿病にて総合病院の一般内科にて加療されていた．8年前，定期受診にてフォローされていた冠動脈狭窄が高度になってきたために，同病院の循環器科にてPCIを施行．ここ数年のHbA1cはおよそ7.0%前後で推移．もともと食べることが好きな性格で，同居している奥さんの目を盗んでは間食などを繰り返している．処方内容は以下の通りで，直近の1年ほど特記すべき変更はない．

【処方内容】
＜一般内科より＞
①トラゼンタ錠5 mg　　　　　　　　　1錠　1日1回朝食後　84日分
②ミカルディス錠40 mg　　　　　　　 1錠　1日1回朝食後　84日分
③酸化マグネシウム原末　　　　　　　 2 g　1日3回毎食後　84日分
④ロキソプロフェンNaテープ100 mg　70枚　1日1回　腰に貼付
＜循環器科より＞
①バイアスピリン錠100 mg　　　　　　1錠　1日1回朝食後　84日分
②プラビックス錠75 mg　　　　　　　 1錠　1日1回朝食後　84日分
③リバロOD錠2 mg　　　　　　　　　 1錠　1日1回朝食後　84日分
④ネキシウムカプセル20mg　　　　　　1C　1日1回夕食後　84日分
⑤アマリール錠0.5 mg　　　　　　　 0.5錠　1日1回朝食後　84日分

　ある日の来局時，上記処方のうち酸化マグネシウム原末に関して本人より「他は全部錠剤なのに，これだけ粉薬で飲みにくい．何とかならないか？」という旨の相談を受けた．また，より詳細に話を聞いたところ，過去に他院にて酸

第2章 ケースで学ぶ処方提案

化マグネシウム錠 500 mg を服用していた経験があることが判明. そこで, 以下の内容にて処方医に疑義照会を行うことにした.

疑義照会内容

> 酸化マグネシウム原末 2 g を, 酸化マグネシウム錠 500mg 3 錠分 3 に変更

なお, 上記内容では成分量として 1 日 2,000 mg から 1,500 mg に減少する. あえてこのようにしたのは, これまでも酸化マグネシウムの服用は便通に応じて適宜調整しており, かつ薬剤があまり気味だったこと, この患者がこれまで服用してきた薬剤が別のものに変更されることを, あまり好まない性格であることを考慮しての措置である.

さて, 処方箋に記載されている番号に電話して, 処方箋の内容についての疑義照会である旨を伝えたところ, 「当院では電話による疑義照会は受け付けていない. ついては, 薬剤部にその内容を FAX してほしい. 近隣薬局には知らせているはずだが, あなたはこのことをご存知ないのか?」との回答であった. そこで「知らない. 電話では受け付けない理由は何か?」と尋ねたところ, 「規定でそうなっている」との返答であった. そこで, いわれたように文書を作成し, 薬剤部に FAX を送付した. さらに 10 数分後, 同病院の薬剤部に所属すると思われる薬剤師の名前にて, 返答の FAX が届いた. その回答内容は, 以下の通りであった.

疑義照会への回答内容

> 処方中の酸化マグネシウム原末を, マグミット錠 330mg 6 錠 1 日 3 回毎食後に変更する

こちらの意図とは異なる内容であったので, 再び「すでに薬剤があまり気味になっているのに, ほぼ同量の別剤形に変更する理由は何か?」と尋ねたところ, 「酸化マグネシム錠 500 mg は, 当院の採用医薬品ではない」との回答であった.

1. 薬局薬剤師という立場での処方提案 ［ケース8］

患者への説明

　疑義照会の結果としての変更点を伝え，マグミット錠はあまってきたら適宜調整しましょうと併せて伝え，マグミット錠 330 mg で調剤を行った．

ケース考察

　上記の疑義照会・処方提案の内容は非常にありきたりなもので，本書でわざわざ取り上げるには足りないと考えられるかもしれない．一連のやり取りにおいて，私の言動が標準的な薬剤師と比較してかなり頑なであることを除けば，どこの薬局でもありそうなケースといえるだろう．

　このケースを紹介した意図は，薬学的・治療学的な観点ではなく，法規・制度の観点から処方提案・疑義照会について考察することにある．最初に，これまであえて書いていなかったが，このケースの検討を行ううえで重要な事実の種明かしをしたいと思う．

　実は，この処方箋を発行した病院は，処方箋を応需した薬局とは別の都道府県にある．つまり，この患者は病院受診の後に，越県して調剤をしてもらっていたということである．上記ケースの書き方では，この病院が疑義照会をFAXでしか受け付けていないことを知っていながら，あえてそれを無視したという印象をもたれたかもしれないが，それは誤りで，この病院がこうした方針をとっていることは本当に知らなかった．このことに端を発し，その後のやり取りもいろいろとかみ合わない状態が続いたことになる．このケース8のタイトルを「患者の服用感をもとに剤型変更になった症例」と名付けたが，むしろ本質はそこではなく，「普段まったく付き合いのない遠方の医療機関から処方を受け付け，対応に苦慮した症例」とでもすべきケースといえる．

　それはさておき，一連のやり取りからは，処方提案・疑義照会に関連して以下の3点が大きな問題点として抽出できると思う．

＜1＞病院が自施設の内規を薬局側が把握していると考えていたこと
＜2＞処方箋を応需した薬局が，発行元病院のやり方に従うのは普通とみなされていたこと

JCOPY 498-07922

127

第2章 ケースで学ぶ処方提案

<3>処方内容の変更に，病院の採用薬の範囲内という制限が生じたこと

以下，上記について個別に述べていく．

薬局には医療機関の個別事情はわからない

少し考えればわかると思うが，<1>は明らかに不合理である．処方箋は，全国どこの薬局でも有効であり，どの薬局を利用するかは，患者の判断にゆだねられていることは，今さら強調するまでもないだろう．となれば，今回のケースのように薬局の立地する都道府県外の医療機関が発行する処方箋を，薬局側が応需することも，十分に考えられる．むしろ，厚生労働省が策定した「患者のための薬局ビジョン」を参照すれば，患者の服用状況を一元的に管理することが，薬局の機能として求められていることが読み取れる[1]．こうしたことを考え合わせれば，県外の医療機関からの処方であろうと，普段利用している薬局で調剤を受けるこのケースにおける患者は，大変賢い薬局利用をしているといえる．

それはさておき，このように薬局側としては，持ち込まれる処方箋がどこから発行されたものか事前に予測することはできない．したがって，処方箋の発行元である医療機関が抱える，個別の内部事情やローカルルールを前もって知っておくことも理論上不可能である．もちろん，近隣の医療機関であれば，薬局や薬剤師個人のネットワークを通じて，ある程度の情報を得ることは可能だろう．読者の住む地域でも，疑義照会をFAXでしか受け付けない病院はいくつかあると思うし，それが具体的にどこなのか，ある程度は知っているかもしれない．

しかし，たとえば隣県でそのような方針をとっている病院が具体的にどこなのか知っているか？と問われれば，まず答えはノーだろう．全国にあまたある医療機関の内部事情を逐一把握しろ，という要求は，明らかに現実的でない．

「顔のみえる関係」は実現不可能である

こうしたことと関連して，1ついいたいことがある．これはあくまでも私の

印象であり，具体的なソースは明かせないが，地元の薬剤師会の会合などに参加した際に，他の参加者の意見を聞いていて思ったことである．

それは，「薬局や薬局薬剤師は，地域に飛び出して処方医やその所属する医療機関と顔のみえる関係を築くことが大切だ」といった考えが支配的であることだ．一聴したところ，「地域貢献に関心をもった，熱心な薬剤師像」の見本とも思える意見だが，私は，これは机上の空論だと考える．

その理由は，これまでの話の流れから予測できると思う．上記の意見が正しいとしたら，私はこの県外の病院にまでわざわざ出向いて，そこの処方医と顔を合わせないといけないのだろうか．仮に百歩譲って，その県外の病院から発行される処方箋の集中率が，薬局においてとても高いのだとしたら，この意見にも一理あるかもしれない．しかし，ではまた別の都道府県にある医療機関から処方を受けるようになったら，そちらにも顔を出さないといけないことになる．このような方針は，遠からず破綻をきたすことは明らかだろう．

繰り返すが，薬局は全国各地の医療機関から処方箋を応需する可能性がある．それらすべてと「顔のみえる関係」を築くことは不可能である．

薬局は病院の下請け機関ではない

次に＜2＞について．病院の職員は，電話をかけた私が病院の方針に則り，電話を切ったうえで FAX を送ることを当然とみなしていた．しかし，薬局側が必ず病院の都合に合わせなければならない，という規定はどこにもないはずである．

たとえば処方医が今現在多忙であり，手が離せない状態なので，手が空いた時に見返せるように文書の形で疑義照会内容を伝えてほしい，というのならばわかる．だが，このケースでは FAX で疑義照会しなければならない理由を尋ねた時，「病院の規則だから」としか回答がなかった．これは合理的とはいえない．

もちろん，このおそらくは事務員と思われる職員に，院内の規定を超えた対応をする権限が与えられていなかったであろうことは想像できる．しかし，院内でどのような規定を作ろうと基本的には構わないにしろ，何の関係もない外部機関に不自由を強いるのは，やはり違うと思うのだ．

薬局は，病院の下請けではない．とすれば，立場としては対等，いやそもそ

第2章 ケースで学ぶ処方提案

もどちらが上・下という観念からは自由な関係性のはずである．薬局が病院から金銭などの提供を受けているとしたら話は別だが，保険薬局及び保険薬剤師療養担当規則では，保険薬局は保険医療機関と経営的に独立していることが求められているのだから，これはあり得ない[2]．

あるいは，病院側が直接薬局に何らかの仕事を発注し，然るべき報酬を支払っているなら，病院はお客になるので，薬局側に多少無理な要求も通せるかもしれない．しかしながら，薬局は病院から直接報酬を受け取っているわけではないので，これも当てはまらない．

「いや，処方箋を応需することで調剤報酬を得ているんだから，間接的に病院から報酬を得ているようなものだ」という意見があるかもしれないが，それをいうなら病院も処方箋を発行することで報酬を得ているのだから，同じことだろう．

以上を考え合わせれば，やはり薬局側には病院の提示する要求を無条件に飲む必要性はないと結論できる．

病院採用薬で縛りをかけるのは医薬分業の本質に反する

最後に＜3＞である．薬局側からの疑義照会では 500 mg 錠を提案したが，結果としてはこれが 330 mg 錠になった．規格がこちらの思惑とは変わったこと自体は問題ではない．もともと 1 日 2,000 mg を服用していたのだから，それに最も近くなるように 1 日 3 回服用という条件下で錠剤での処方を行うと，330 mg 錠を 1 日 6 錠にするのがよい．私は，これは過量になっていると判断したが，このあたりは個々人の見解の相違というレベルで片づけられるだろう．どちらがより適切かは，実際に使ってみなければわからない．

問題は，500 mg 錠がこのケースで採用されなかった理由が，「院内の採用品目にない」というものだったことである．

病院のいい分は，おそらく次のようなものだろう．つまり，病院で使用しているレセコンのデータベースから，採用していない品目は削除しているので，そうした品目は入力することができない．したがって，薬局側が提案してきた変更をそのまま受け入れると，その変更内容を診療録に反映させることができず，管理上問題が生じる．また，医薬品データベースをいじっている理由は，院内に存在しない薬を原理的に入力できなくすることで，取り違えなどの事故

1. 薬局薬剤師という立場での処方提案［ケース8］

を防止することにある，というものだ．

こうした主張自体は，それなりに合理的かつ妥当なものだと思われる．同じ病院内に，同一成分で別規格の薬剤が複数あると，オーダーリングミスなどが起きやすくなるだろう．これを防ぐために，臨床上不自由が生じない範囲で採用規格を絞るのは確かに一定の効果をもたらす対処法と推測できる．

しかし，だからといって処方箋を発行する時にも，院内で採用している規格しか使用できない，というのは問題である．そもそも，医薬分業のメリットの1つは，「医師・歯科医師が医療機関で採用している医薬品に縛られることなく自由に処方できること」にある[3]．これに則れば，「院内の採用品目にないから，その変更は認められない」という方針は，本末転倒といえる．

疑義照会のやり方を全国統一すべし

こうした一連の問題が生じる根本には，疑義照会の手法について統一された基準が存在せず，それぞれの医療機関が独自のやり方をしていることがある．疑義照会に関する法的根拠は，薬剤師法第二四条に「薬剤師は，処方せん中に疑わしい点があるときは，その処方せんを交付した医師，歯科医師又は獣医師に問い合わせて，その疑わしい点を確かめた後でなければ，これによつて調剤してはならない．」とあるのみで[4]，では具体的にどのような方法で確かめるのかといったことはどこにも明記されていない．だからこそ，薬局・病院ともにそれぞれのローカルルールで，より悪くいえば好き勝手に疑義照会を行う状況が生まれている．こうした状態を解消するためにも，ある程度疑義照会のやり方を全国で統一した方がよいと思うのだ．

もっとも，あまりにも事細かな統一基準を作ってしまうと，逆に不便になりかねないので，その点は慎重に行う必要がある．だがせめて「院内採用でないという理由で規格や剤型変更不可，というのはなしにしましょう．その際の病院側の処理は，コメント欄への記載でOK」くらいの意思統一はしておいた方がよいと思う．具体的にどのように関係機関の意思統一を図るのかには，いくつかの方法が考えられるが，ともかく大きな方向性として統一基準の作成は必要だろう．

そもそも，薬局をはじめとした医療機関は，全国共通のルールに則って運営

第2章 ケースで学ぶ処方提案

されている．にもかかわらず，疑義照会についてはローカルルールが通用している現状は，整合性がとれていない．

本ケースのようなトラブルは，全国的にみればそれなりの数あるだろう．また，繰り返しになるが，患者の服薬状況を一元管理することが薬局の重要な機能であることを考慮すれば，遠方などの理由で普段付き合いのない医療機関からの処方にもしっかり対応するのが，薬局に求められる仕事である．疑義照会の手法について，一定のコンセンサスを形成することができれば，形式的な疑義照会もスムーズに行えるようになり，より突っ込んだ処方提案もやりやすくなると予想される．病院側としても，どこの薬局からの問い合わせにも，ある程度システマティックに対応できるようになるので，むしろメリットが大きいと思う．そして，患者においても処方内容がよりよいものになりやすくなるし，事務手続きが簡略化されれば待ち時間が減る．要するに，薬局・病院・患者と三方よしの状況となるので，むしろやらない理由がないと思うのだが．

まとめると，薬局薬剤師が「足を使って」個々の医療機関に所属する医師と顔なじみになる努力をするよりも，全国どこの薬局-医療機関間のやり取りも，共通のフレームワークで行える仕組みづくりを行う方が効率的であり，また実態にも則しているということである．

情動を排除して対応する

ともあれ，こうした業界でのコンセンサス形成といったシステム面の整備は，個々の医療者の力が及ぶ範疇を明らかに超えているから，中長期的な変化を期待する一方で，さしあたっての対処法についても考察しなければならない．そこで提案したいのは，他の医療機関とのやり取りにおいて，可能な限り情動を排除して事実をベースにコミュニケーションをとることだ．

薬局薬剤師なら一度は経験があると思うが，処方箋の内容に関して医療機関に疑義照会すると，電話の向こうで明らかに気分を害していることが読み取れるケースが，少なからずある．その程度ならばまだよい方で，中には電話口で怒りを顕わにされることさえある．なぜそこで怒るのかはいったん置くとして，少なくともいえるのは，この電話の受け手（医師かどうかはわからない）が，疑義照会に対して情動でもって反応したことである．

1. 薬局薬剤師という立場での処方提案［ケース8］

しかし，前述の通り，疑義照会は薬剤師法を根拠にする薬剤師の正当な業務の1つである．日本は法治国家なのだから，法律で明記され認められた行為に対して腹を立てるのは，筋違いというものであろう．よって，「疑義照会して，向こうの機嫌を損ねたらどうしよう」といった懸念は，一切不要である．

繰り返すが，疑義照会は薬剤師の仕事である．そして，それを受ける医師にしても，これは仕事である．そこに金銭的な報酬が発生しているのだから，少し抽象度を上げて俯瞰すれば，どちらにとっても独立した自分のビジネスを行っているに過ぎない．そこに私的な情動を持ち込むのは本来マナー違反である．事実を事実として伝え，それに則って淡々と処理すればよい．ここに怒りが入り込む意義も，その余地もない．あるとすれば，怒りを感じた人の死亡リスクが上昇する可能性だけだ[5]．あまりにも相手が感情的な場合には，「そういう態度では話にならない」とストレートに伝えればよい．情動を前面に出す相手には，「強く出れば，相手が萎縮して折れるだろう」という意識があることが多い．それゆえ，動揺してしまっては相手の思うつぼだから，情動に関する部分は一切相手にせず，毅然とした態度を貫くことを勧める．たいていのケースでは，このやり方で問題なく切り抜けられる．

医師の側をこちらがコントロールすることはできない．それ故に，コントロールできる自分自身の対応として，こうした情動を排除して，事実のみをベースにコミュニケーションをとることを徹底するべきだ．この方針は，どんな薬局でも導入可能だが，いわゆる「面分業」をメインにした薬局では，疑義照会を行う相手がどのような人物か予想がつきにくい．不運にも，情動を前面に出してくる相手にあたった場合に，そちらのペースに飲まれないようにする意味でも，普段から上記の方針を徹底しておくのがよいだろう．

以上のことは，処方提案にもそのまま当てはまる．あくまでも処方内容・エビデンス・患者の状態などの「事実」に基づき行う必要がある．

総括

薬剤師による処方提案は，いまだ黎明期というべき段階であり，疑義照会についてはかねてからローカルルールによる運用が行われてきた．将来的にはこうした業務に，統一的なルールを導入することが，効率化や普及につながるだろう．それが実現するまでは，徹底的に情動を排除して，事実に基づくやり取

第 2 章 ケースで学ぶ処方提案

りを行うことで，多くの医療機関との意思疎通を円滑にするのが望ましい．

■参考文献
1）厚生労働省．患者のための薬局ビジョン：概要．http://www.mhlw.go.jp/file/04-Houdouhappyou-11121000-Iyakushokuhinkyoku-Soumuka/gaiyou_1.pdf
2）保険薬局及び保険薬剤師療養担当規則．
3）厚生労働省．医薬分業の考え方と薬局の独立性確保．
4）薬剤師法．http://law.e-gov.go.jp/htmldata/S35/S35HO146.html
5）Russ TC, et al. Association between psychological distress and mortality: individual participant pooled analysis of 10 prospective cohort studies. BMJ. 2012; 31: e4933.

〈黒田真生〉

第2章 ケースで学ぶ処方提案

2 診療所薬剤師という立場での処方提案
［総論］

　診療所薬剤師が勤務している診療所の多くは院内処方が多く，調剤に業務時間の多くを費やしている．しかし，最近では，診療所の専門性に合わせた服薬指導，薬剤師外来を行っている診療所を散見するようになった．また，在宅療養支援診療所に勤務している薬剤師は，訪問診療への同行，薬局薬剤師や他医療職・介護職との連携などを行っており，診療所薬剤師の業務も幅広くなりつつある．

　そこで，今回，筆者が勤務している診療所での薬剤師業務を例にして，どのような点に注意しながら処方提案を行い治療に関与しているかを示す．

診療所薬剤師業務について

　診療所に勤務する薬剤師は，薬局勤務薬剤師（55.9％）や病院勤務薬剤師（17％）に比べてかなり少なく約2％ほどであり，全国的に薬剤師が業務に関与している施設はわずかである[1]．そのような情勢の中で，当診療所は院外処方であるが，外来診療と訪問診療における治療やケアの質的向上を目指して，常勤薬剤師が1名勤務している．

　当診療所は，Total Family Care というコンセプトの下に，常勤医師3名の体制にて外来診療と訪問診療を行っている．外来診療の場では，高齢患者が多く，マルチモビディティとポリファーマシーが問題となっており，副作用防止の観点から加齢に伴う薬物の代謝・排泄能低下に伴う用量調整や薬剤相互作用確認が必要である．マルチモビディティとは，いくつかの疾患それぞれが病態生理的に関連なく併存している状態である．

　また，訪問診療の場では，マルチモビディティな患者が増えるだけでなく，抗癌剤治療や麻薬を用いた緩和医療，在宅中心静脈栄養なども行われており，安全で適正な薬物治療と治療ケアが重要となる．このような医療背景において

第 2 章 ケースで学ぶ処方提案

	表 1　クリニックにおける薬剤師業務
外来診療	・薬剤師外来 　　アドヒアランスの確認 　　治療薬の評価・検討 ・診療陪席 　　治療薬の評価・検討 ・患者からの治療薬の問い合わせ ・薬局や他職種との連携 ・処方薬内容分析 ・クリニック内での勉強会企画 ・患者向けの治療薬の教室など ・クリニック内の医薬品管理 ・製薬会社や卸との渉外
訪問診療	・退院前カンファレンスに同席 　　診療内容（診療計画，IC 内容，予後，内服薬など）確認 　　患者や家族と面談（それぞれの想いを聞く） 　　病院薬剤師と情報共有（訪問薬剤師の介入も含め） ・初回訪問 　　多職種医療者・介護職を含め情報の共有と再確認 　　内服薬に関して再確認（処方内容を評価，管理方法などを含め） 　　住環境，生活状況や家庭背景把握 ・通常訪問 　　処方内容（治療薬）確認・評価・提案，随時医師と治療薬を検討 　　服薬管理方法などを確認 　　薬局薬剤師を含む多職種との連携

は，使用しているすべての医薬品を医師のみにてその場で把握・評価するのは困難であり，当診療所では，医師診療時の同席（診療陪席），薬剤師外来，訪問診療同行と診療の現場で薬剤師が同席し処方提案を行い，医師の薬物治療計画へのサポートを行っている．

　当診療所での薬剤師業務は，外来診療開始前の外来・在宅患者のカルテ確認，医師と新規訪問診療患者レビュー，医師や看護師，事務スタッフとのミーティングから始まり，その後は，外来診療陪席・薬剤師外来，訪問診療同行，外来診療終了後に再度，外来・在宅患者のカルテ確認を行っている．診療所での薬剤師業務例としていくつかあり（表 1），以降に外来診療，訪問診療での診療所薬剤師の関わりについて述べる．

2. 診療所薬剤師という立場での処方提案［総論］

① 外来診療での関わり方

外来診療で効果的な処方提案を行ううえで重要な業務として，薬剤師外来と診療陪席がある．薬剤師外来では，依頼があった患者について，医師が診療する前に薬剤師が患者と面談し，薬の服用・使用方法（いわゆるアドヒアランス）や生活状況などを確認し，治療薬の効果や副作用の評価を行い，その場で薬に関する質問にも答える．薬剤師外来で得た情報は，カルテに治療上の問題点や評価，治療薬案など提案事項などと合わせて記載し，医師だけでなくクリニックスタッフと情報を共有しクリニック内多職種連携を実践する．患者の病気や治療に対する想いを聞き，治療に患者が納得できるよう共に考えることも重要であり継続的な介入が重要である．

診療陪席では，治療薬の提案などを通して医師の診療計画へのサポートを行い，現在の問題点や今後の治療計画などを共有する．なお，現在，診療ブースが3つあることからすべての患者の診療陪席を行えないため，必要時に診療前後のカルテ確認時に治療薬・検査の提案などをカルテに記載する．そのほかに，患者からの薬の問い合わせ情報，薬局薬剤師を含む他職種と連携して服薬状況などの情報を診療に生かすようにしている．このように，診療所薬剤師は，外来診療の場に近接しており，薬剤師として継続的に治療薬評価，検討，処方提案，実行，評価を行える．

② 訪問診療での関わり方

訪問診療関係の業務で代表的なものとして，退院前カンファレンス参加，訪問診療同行がある．退院前カンファレンスへの出席に関しては，診療内容確認，患者や家族の想い，病院側の薬剤師を含む多職種との情報共有を行う．

訪問診療の初回では，患者や家族の想いを多職種間で共有し目標に沿った治療薬の評価・検討・変更・中止を行う．また，居宅での生活環境に沿った服用方法の変更や薬の管理方法などの調整，訪問薬剤師との連携も行う．このように，初回訪問時は，患者や家族の想い・生活環境を把握でき，多職種との情報共有も行うことができ，治療薬の整理，今後の患者の目標に沿った処方提案の場として適している．また，1つの医療機関から訪問診療依頼があった患者宅に伺うと実際は複数の医療機関から多くの薬が処方されており，処方理由が不

第2章 ケースで学ぶ処方提案

明な薬などもあり，治療薬の提案を通してポリファーマシーの改善にも寄与できる．

　その後の定期訪問時にも服用を随時確認して，治療薬の提案・効果副作用の評価検討を行う．なお，訪問診療を受ける患者の多くは高齢者であり，治療薬による副作用について注意が必要である．実際，在宅医療の場での副作用に関して薬剤師の介入が多いほど発見割合が多く，原因薬剤の減量・中止，あるいは薬剤の変更により約9割が改善したとも報告されており[2]，生理機能の低下に伴う投与量調整や相互作用の確認も重要な処方提案である．

　訪問診療における処方提案の中で，多職種との情報共有がキーとなることも多い．たとえば，パーキンソン病患者で，最近，座位姿勢が傾斜していて便秘気味などの情報や，心不全患者で体重が急に増えたなどの情報をもとに処方提案を行うこともある．このように訪問診療の中で処方提案を行うには，家族，医療職・介護職などの多職種との協働も重要であり，保険薬局薬剤師（訪問薬剤師）との連絡調整，訪問看護師やケアマネを含む多職種連携，サービス担当者会議への参加も行う．

処方提案時に考慮するべきこと

　外来診療や訪問診療の場で処方提案を行う時に考慮する点がいくつかある（表2）．処方提案をするうえではじめに考えることは，薬物治療の必要性である．薬には効果はあるが副作用もあることから，薬を処方するより非薬物治療の方が適しているのでは，あるいは，薬物治療せずとも今の症状は自然に治るのではと考えられるケースにおいては必要性を検討する．

表2 処方提案時に考慮する点

1．薬物治療の必要性
2．患者の服用目的・想いとエビデンスを考慮
3．服用方法を簡便にする（生活スタイルも考慮）
4．生理機能（腎機能，肝機能など）を考慮した用量調節
5．相互作用確認
6．必要に応じた臨床検査を提案
7．提案後の新規症状出現の際は副作用を疑う
8．処方提案後も定期的に処方内容を見直す

2. 診療所薬剤師という立場での処方提案［総論］

次に，患者の服用目的・想いとエビデンスを考慮した処方提案である．たとえば，認知症を伴った高齢糖尿病患者を介護している対照的な 2 家族，本人が好きなものを食べることと低血糖症状回避などを重要と考え緩やかな血糖管理を希望する家族，もう 1 家族は，食事療法と糖尿病薬物治療継続を希望する家族．この 2 家族は，継続的に外来で関わりをもっており，本人や家族とのコミュニケーションをとっている中で，それぞれの想いなどを理解できているために，エビデンスに加えてその想いに合わせた処方提案を行った．まさに，診療所薬剤師の外来診療における EBM の実践である．

処方提案する中で患者の生理機能に合わせた用量調節，禁忌や相互作用の確認だけでなく，アドヒアランス維持のための服用方法の提案も必要である．実際，高齢者ではマルチモビディティな状態が多く，服用薬も多いため，患者の想い・価値観を考慮した治療の優先順位を評価し，処方提案することが重要である．処方提案後も効果・副作用を評価・検討を行い，継続の必要性なども定期的に見直すことも重要である．

定期的な見直しについては，簡便な方法として MAI（medication appropriateness index，表 3)[3]を用いて，処方内容を評価できる．特に気をつけなくてはならないことは，患者本人が薬による副作用を疑わず病院にかかり症状を訴え，担当の医師も副作用に気付かず新たに薬を処方してしまうことで，これを「処方のカスケード」(prescribing cascade)[4]という．たとえば，高血圧治療としてカルシウム拮抗薬を使用していた患者に浮腫（薬剤性）が起きたので利尿薬が処方され，利尿薬による高尿酸血症に対してアロプリノールが処方されてしまうことである．

表3 MAI（medication appropriateness index）
(Hanlon JT, et al. J Clin Epidemiol. 1992; 45: 1045-51[3])

1. 薬の適用はあるか
2. その病態に薬物治療が効果的か
3. 用量は正しいか
4. 指示は正しいか
5. 指示は実用的か
6. 臨床的に重要な薬物間相互作用はないか
7. 臨床的に有意な薬物・疾患/病態相互作用はないか
8. 他の薬剤との不必要な重複はないか
9. 治療期間は許容できるか
10. この薬は他の同効薬と比べて安価か

第2章 ケースで学ぶ処方提案

　定期的な処方見直し業務の1つとして，施設患者の定期処方の代行入力を行っており，その処方入力時に継続の必要性や臨床検査の提案に関してカルテに記載している．

　外来での処方提案の例として，糖尿病，高血圧，喘息にて通院治療中の50代女性（半年前に大学病院から紹介，処方内容変更なし），薬剤師外来にて下腿浮腫の原因を疑いピオグリタゾンの中止を提案し，食事療法・運動療法を促し，その後も薬剤師外来や診療陪席あるいは採血時の会話を通して継続的にコミュニケーションをとった．

　その外来などの会話の中から，コストのことや吸入の煩雑性についての相談があり，降圧薬を ARB から ACE への変更，1日1回への吸入薬変更の処方提案を行った．

　診療所薬剤師としての処方提案するうえでは，患者や他の医療職との近接性を生かしながら，コミュニケーションを適切にとり続け（継続性），薬物治療に関するエビデンスと患者の価値観を確認しながら，処方について相談していくことが重要と思う．

　診療所の特徴として，医師や看護師などの医療スタッフとの距離が近く，患者がその場で薬に関することを相談でき，診療内容の把握が容易でもあり，医療職協働による処方提案が行える．

　当診療所勤務薬剤師としての主たる業務は，診療陪席，薬剤師外来，訪問診療同行，多職種連携である．この業務は，診療所薬剤師が継続性・責任性をもって処方提案に関与できる体制であり，今後，診療所薬剤師業務のあらたな処方提案を行ううえでの参考になればと思う．

■参考文献
1) 平成26年（2014年）医師・歯科医師・薬剤師調査の概況. http://www.mhlw.go.jp/toukei/saikin/hw/ishi/14/
2) 恩田光子, 他. 薬剤師による在宅患者訪問に係る業務量と薬物治療アウトカムの関連. 薬学雑誌. 2015; 135: 519-27.
3) Hanlon JT, et al. A method for assessing drug therapy appropriateness. J Clin Epidemiol. 1992; 45: 1045-51.
4) Kalisch LM, et al. The prescribing cascade. Aust Prescr. 2011; 34: 162-6.

〈八田重雄〉

第2章 ケースで学ぶ処方提案

2 診療所薬剤師という立場での処方提案

［ケース1］継続的に再評価・検討を行った症例

症例

　現病歴: 67歳，女性．高血圧，脂質異常症にてA総合病院に通院していたが，転居にて3年前よりB医院に通院中．

　既往歴: 腰部脊柱管狭窄症，骨粗鬆症（C整形外科通院中）

　家族歴: 父親　心筋梗塞にて他界

　生活歴: 飲酒なし，喫煙なし，義母介護中

【処方内容】

〈B医院〉

イルベサルタン錠 50 mg　1錠	分1 朝食後
ニフェジピン CR錠 20 mg　2錠	分2 朝・夕食後
ロスバスタチン錠 2.5 mg　1錠	分1 朝食後
酸化マグネシウム錠 250 mg　3錠	分3 毎食後

〈C整形外科〉

アルファカルシドールカプセル 0.5 μg　1カプセル	1日1回就寝前
ボナロン錠 35 mg　1錠	1日1回起床時（週1回）
リマプロスト錠 5 μg　3錠	分3 毎食後
ロキソプロフェン	1回1錠　疼痛時

【身体所見・検査所見】

血圧 138/74　心拍数 78

TP 7.3 g/dL

BUN 18 mg/dL　Scr 0.56 mg/dL

AST 17 U/L　ALT 19 U/L

LDL 138 mg/dL　HbA1c 6.0%

第 2 章 ケースで学ぶ処方提案

　薬剤師として同職種であっても，勤務する場により得られる情報が異なる．病院や診療所の薬剤師においては，病歴・既往歴，生活歴，家族歴，身体所見・検査所見などの詳細を把握できる．しかし，保険薬局においては，処方内容や患者との会話の中から疾患を推論することが多いと思う．このように情報量や場の違いがあるが，治療薬の評価・検討に関する考えは変わらないと思う．ほとんどの薬剤師は，担当になった患者の服用薬について，"なぜ，この薬を服用しているのか？"と疑問から始まるのではないだろうか．

　たとえば，本ケースについて処方内容から推論すると，高血圧，脂質異常症，便秘症，骨粗鬆症，腰部脊柱管狭窄症という病名が挙がると思う．そして，降圧薬として ARB と Ca 拮抗薬の 2 剤が使用されている理由，年齢，性別などを考え脂質異常症や骨粗鬆症の治療薬の継続の必要性などについて評価・検討事項が列挙されるのではないだろうか．

　処方内容を評価する方法がいくつかあると思うが，薬剤師として添付文書上の禁忌や「特定の背景を有する患者に関する注意」などについては理解できているので，簡便な方法として MAI（medication appropriateness index）[1]（前項表 3 を参照）がある．医師へ処方提案を行ううえで，上記のように担当となった患者について，はじめに問題点を列挙して自分なりの今後の評価項目，検討点について考えておくことが重要である．その後，継続的にその問題点について評価・検討して新たな問題点の発見や処方提案という行動を取ることができる．

　本症例では B 医院に転医後，動悸を訴えることがあったが，心電図上は洞性頻脈のみ認められ，貧血や甲状腺機能亢進症なども認められなかった．たとえば，薬剤師の視点として洞性頻脈が継続的に認められるようであれば Ca 拮抗薬の影響はどうかなども挙げられる．

　転医約 2 年後に動悸と気分不快が認められ B 医院に臨時受診，その時には心電図にて心房細動を指摘された．

　初発の心房細動への薬物治療に関しては，発症後 1 年以内の再発は約 50% と報告されて[2]おり，予防薬の開始も必要である．しかし，半数は再発しないということも考えられ，薬には副作用があることから抗不整脈薬による心房細動予防を安易に行うべきでないともいえる．一方でこの報告では，6〜7% の症例で脳梗塞の発症が認められており，抗凝固療法の適応の考慮も必要である．

142　　JCOPY 498-07922

2. 診療所薬剤師という立場での処方提案［ケース1］

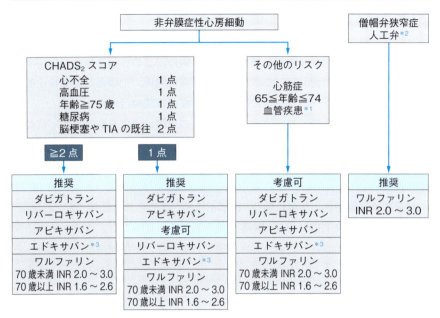

同等レベルの適応がある場合，新規経口抗凝固薬がワルファリンよりも望ましい．
*1：血管疾患とは心筋梗塞の既往，大動脈プラーク，および末梢動脈疾患などをさす．
*2：人工弁は機械弁，生体弁をともに含む．
*3：2013年12月の時点では保険適応未承認．

図1 心房細動における抗血栓療法
〔日本循環器学会．循環器病の診断と治療に関するガイドライン（2012年度合同研究班報告）．心房細動治療（薬物）ガイドライン（2013年改訂版）．http://www.j-circ.or.jp/guideline/pdf/JCS2013_inoue_h.pdf（2017年8月閲覧）より引用〕

本症例では以前から動悸や洞性頻脈が認められていることやCHADS₂スコア[3]で1点，CHA₂DS₂-VAScスコア[4]で3点という結果から抗凝固療法を勧めたが，抗凝固薬服用中の食事制限や出血傾向などのリスクを理由に同意が得られなかった（図1）．

その後の心臓超音波検査（UCG）では血栓は認められず，ホルター心電図においては心房期外収縮（PAC）が若干認められたのみであった．この時期の患者の生活環境の背景として，義母の介護や入院に追われ多忙な日々を送っていた．そこで，患者と相談して，発作が1回のみであったことから動悸時に抗不整脈薬の頓服（pill in the pocket）にて対応し，改善しないようなら来院する

第 2 章 ケースで学ぶ処方提案

こととした.

　その後多忙な生活から解放されたが，時々動悸が認めら抗不整脈を服用することもあった．定期受診時に心房細動と脳梗塞の関係，治療として薬物治療と非薬物治療（アブレーション）に関して情報提供を随時行った.
　患者より抗凝固薬開始の希望があり，以前の患者の考えを取り入れて抗凝固薬としてワルファリンでなく DOAC（direct oral anticoagulants）を開始した．その後も胸部不快感が認められホルターを行うが心房細動は指摘されなかった.
　抗凝固療法開始約 1 年後に動悸，胸部不快感が認められ B 医院受診，心電図：心房細動，心拍数 130〜150，胸部 X 線写真：うっ血像なし．ベラパミル点滴施行にて心拍数は改善したが，心房細動であり，D 大学付属病院循環器科へ紹介.

【紹介時内服薬】
イルベサルタン錠 100 mg　1 錠　　　分 1 朝食後
アムロジピン錠 5 mg　1 錠　　　　分 1 朝食後
アピキサバン錠 5 mg　2 錠　　　　分 2 朝・夕食後
ロスバスタチン錠 2.5 mg　1 錠　　　分 1 朝食後
酸化マグネシウム錠 250 mg　3 錠　分 3 毎食後

　D 大学付属病院受診，UCG やホルターを行い，抗不整脈薬（フレカイニド 100 mg/日）が追加され，紹介 2 カ月後にアブレーションを施行された.
　アブレーション後の薬物治療において考えることは，抗不整脈薬や抗凝固薬の中止時期あるいは継続の必要性についてである．また，心房細動の発症・再発を防ぐ治療（アップストリーム）に関しても検討することも必要である．このように，これから起き得る可能性に関して前もって評価検討することにより，臨床の場でその都度，薬剤師から処方提案を行うことが可能となる．本ケースでは，①抗不整脈薬の継続・中止時期，②抗凝固療法の継続・中止時期，③血圧管理，④脂質異常症に対する治療，の 4 点である．抗不整脈薬や抗凝固薬の中止は，心房細動の薬物治療を受けていた患者においてはアブレーション施行のベネフィットでもある．アブレーション施行後（1〜3 カ月）は，期外収縮の増加が認められたり，心房細動が再発する[5]ことがあり，多くの場合は，

2. 診療所薬剤師という立場での処方提案［ケース1］

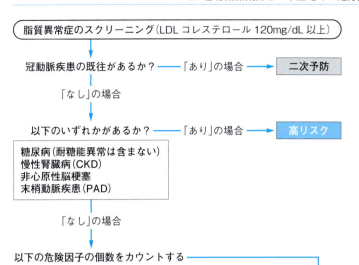

図2 冠動脈疾患予防からみた LDL コレステロール管理目標設定のためのフローチャート（危険因子数を用いた簡易版）（日本動脈硬化学会，編．動脈硬化性疾患予防ガイドライン 2017 年版．東京：日本動脈硬化学会；2017 より許諾を得て転載）

アブレーション後 2～3 カ月間，抗不整脈を継続することが多い．しかし，中止にて再発するケースも認められることから，症状や心電図評価を行いながら中止・継続を検討することも重要である．

抗凝固薬の投与は，術後の抗凝固療法は少なくとも 3 カ月間継続することが望ましい[5]といわれている．一方では，高リスク例，特に虚血性脳卒中既往例

145

第2章 ケースで学ぶ処方提案

治療方針の原則	管理区分	脂質管理目標値(mg/dL)			
		LDL-C	Non-HDL-C	TG	HDL-C
一次予防 まず生活習慣の改善を行った後，薬物療法の適用を考慮する	低リスク	<160	<190	<150	≧40
	中リスク	<140	<170		
	高リスク	<120	<150		
二次予防 生活習慣の是正とともに薬物治療を考慮する	冠動脈疾患の既往	<100 (<70)*	<130 (<100)*		

・家族性高コレステロール血症，急性冠症候群の時に考慮する．糖尿病でも他の高リスク病態（非心原性脳梗塞，末梢動脈疾患〔PAD〕，慢性腎臓病〔CKD〕，メタボリックシンドローム，主要危険因子の重複，喫煙）を合併する時はこれに準ずる．

●一次予防における管理目標達成の手段は非薬物療法が基本であるが，低リスクにおいても LDL-C が 180mg/dL 以上の場合は薬物治療を考慮するとともに，家族性高コレステロール血症の可能性を念頭に置いておくこと．

●まず LDL-C の管理目標値を達成し，その後 non-HDL-C の達成を目指す．

●これらの値はあくまでも到達努力目標値であり，一次予防（低・中リスク）においては LDL-C 低下率 20～30%，二次予防においては LDL-C 低下率 50% 以上も目標値となり得る．

●高齢者（75 歳以上）については本ガイドライン第 7 章を参照．

図3 リスク区分別脂質管理目標値（日本動脈硬化学会，編．動脈硬化性疾患予防ガイドライン 2017 年版．東京：日本動脈硬化学会；2017 より許諾を得て転載）

でアブレーション後に抗凝固薬を中止することは危険であるとの報告[6]もあり，患者の症状や併存疾患，再発などを考慮して抗凝固薬の中止を行うべきである．

本ケースの抗凝固薬については，アブレーション施行 3 カ月後に中止した．アップストリーム治療に有効な薬剤として，ACE 阻害薬，ARB，スタチン，ω-3 不飽和脂肪酸などが「心房細動治療（薬物）ガイドライン（2013 年改訂版）」に記載されているが，効果については，心房細動発症予防，再発予防，併存疾患（心不全，脳梗塞など）により異なり，不明な点も多い．本ケースでは，スタチンが前医から継続されていた．「動脈硬化性疾患予防ガイドライン 2017」では，冠動脈疾患の発症をアウトカム指標とした吹田スコアを用いており，本ケースでは 10 年以内の冠動脈疾患発症確率は 2.6% で中リスクと推定され（図2），危険因子からの評価においても中リスクと推定される（図3）．そのため，本ケースの脂質管理目標は，LDL-C<140 mg/dL となる．しかし，閉経後女性ではエストロゲンの低下により，LDL が高値を示し閉経により

LDL-C が約 40 mg/dL 上昇するともいわれており，LDL の薬物治療の開始基準が一般的な基準値とは異なると考えられる．本ケースはスタチン服用下であるが，LDL は 100〜120 mg/dL で推移しており，スタチンの服用理由は一次予防とアップストリームと考えられるがエビデンスが不十分であると考えられ，スタチン服用中止にて経過観察してもよいとも思われた．

本ケースでの高血圧治療については，やや頻脈傾向もあり，特に生活環境の変化により頻脈や動悸症状が認められていたことから，アブレーション後より β 遮断薬の導入を検討していた．なお，心電図評価では数回の PAC がたまに認められていた．医師と相談し，Ca 拮抗薬から β 遮断薬への変更を検討したが，患者より急に変更するのは不安との話があり，以下のように変更した．

【内服薬】
イルベサルタン錠 100 mg　1 錠　　　分 1 朝食後
アムロジピン錠 2.5 mg　1 錠　　　　分 1 朝食後
ビソプロロール錠 2.5 mg　1 錠　　　分 1 朝食後
フレカイニド錠 50 mg　2 錠　　　　分 2 朝・夕食後
ロスバスタチン錠 2.5 mg　1 錠　　　分 1 朝食後
酸化マグネシウム錠 250 mg　3 錠　分 3 毎食後

＜処方変更した日＞
患者より診療所に電話.
患者：薬局で血圧の薬が増えたので，血圧が下がりすぎることがありますといわれましたが，大丈夫ですか？　脈も下げてしまうともいわれたけど．
診療所薬剤師：受診した時にお話ししたように，今までの 1 つの血圧の薬の量を減らして，新たに血圧の薬ですが脈を抑えるお薬を 1 つ追加しています．服用していて，今後血圧が 110 前後などになるようでしたら，アムロジピンを中止して結構です．脈が 50〜60 前後が続き不安なようでしたら連絡ください．

処方提案を行う以上，責任をもって治療に関与することが必要であり，継続的に関わり，患者からの相談に対応できる体制を維持することも重要である．

その後も継続的に診療陪席を通して治療に関与している．現在のところ，心房細動の再発は認められず，脈は 80 前後，血圧は年間を通して収縮期血圧

第2章 ケースで学ぶ処方提案

120〜140を推移していた．なお，スタチンに関して中止を検討したが，患者
より父親が心筋梗塞にて亡くなっており，スタチン服用継続を希望したため，
継続とした．

【現在の内服薬】
イルベサルタン錠 100 mg　1 錠　分 1 朝食後
ビソプロロール錠 2.5 mg　1 錠　分 1 朝食後
ロスバスタチン錠 2.5 mg　1 錠　分 1 朝食後

今回，担当になった患者に関して介入初回から治療上の問題点を列挙して，
今後の評価項目，検討点についての計画を立て，その後も継続的に再評価・検
討を行いながら，医師への処方提案を行ったケースを示した．薬剤師として処
方提案するうえで，自分なりの治療計画を立てることが重要ではないかと思う．

■参考文献
1) Hanlon JT, et al. A method for assessing drug therapy appropriateness. J Clin Epide-miol. 1992; 45: 1045-51.
2) Humphries KH, et al. New-onset atrial fibrillation: sex differences in presentation, treatment, and outcome. Circulation. 2001; 103: 2365-70.
3) Gage BF, et al. Validation of clinical classification schemes for predicting stroke: results from the National Registry of Atrial Fibrillation. JAMA. 2001; 285: 2864-70.
4) Camm AJ, et al. European Heart Rhythm Association; European Association for Car-dio-Thoracic Surgery. Cuidelines for the management of atrial fibrillation: the Task Force for the Management of Atrial Fibrillation of the European Society of Cardiol-ogy (ESC). Eur Heart J. 2010; 31: 2369-429.
5) 日本循環器学会. 循環器病の診断と治療に関するガイドライン (2010-2011 年度合同研究班報告). カテーテルアブレーションの適応と手技に関するガイドライン. http://www.j-circ.or.jp/guideline/pdf/JCS2012_okumura_h.pdf (2017 年 8 月閲覧)
6) Själander S, et al. Assessment of Use vs Discontinuation of Oral Anticoagulation After Pulmonary Vein Isolation in Patients With Atrial Fibrillation. JAMA Cardiol. 2017; 2: 146-52.

〈八田重雄〉

> 第 2 章 ケースで学ぶ処方提案

2 診療所薬剤師という立場での処方提案

［ケース 2］認知症を発症した糖尿病患者

症例

現病歴：70 歳代前半，女性．高血圧，糖尿病にて近郊の A 総合病院内科，大腸癌術後にて B 大学付属病院消化器外科に通院治療をされていた．その後，ご主人の通院する診療所に総合病院より紹介され，通院治療継続となっていた．

```
【処方内容】
〈診療所〉
カンデサルタン錠 4 mg          1 錠 ┐
                                   ├ 分 1 朝食後
グリメピリド錠 1 mg            1 錠 ┘
メトホルミン錠 250 mg          2 錠 ┐
                                   ├ 分 2 朝・夕食後
ニフェジピン L 錠 10 mg        2 錠 ┘
アトルバスタチン錠 10 mg       1 錠   分 1 夕食後
ロラタジン口腔内速溶錠 10 mg   1 錠   分 1 眠前
〈B 大学付属病院〉
酸化マグネシウム錠 330 mg      6 錠   1 日 3 回毎食後
センノシド錠 12 mg            1 錠   1 日 1 回就寝前
エソメプラゾール 20 mg        1 錠   1 日 1 回夕食後
大建中湯                     15 g   1 日 3 回毎食前
エチゾラム錠 0.5 mg           1 錠   1 日 1 回就寝前
```

```
【身体所見・検査所見】
血圧 142/82   心拍数 78
TP 7.6 g/dL
BUN 14 mg/dL   Scr 0.8 mg/dL
AST 30 U/L   ALT 37 U/L
LDL 152 mg/dL   HbA1c 6.7%
```

第2章 ケースで学ぶ処方提案

　外来診療室で,「昨日, 犬の散歩中に転倒, 立ち上がるが再度転倒して, A総合病院に救急搬送された」と話され, 詳細を聞くと, CT検査などを行ったが異常なく, 血糖や血圧についても問題なかったとのことで帰宅となったとのこと.

　このような診療場面で考えるのが, 転倒の原因が薬剤性でないかということである. 今回のケースのように高齢者の多くが高血圧, 心臓病, 骨粗鬆症など生活習慣病を合併しているマルチモビディティな状態であり, 多数の薬を服用している. こうした患者では, 転倒が治療薬の副作用で生じていないかを評価, 検討して, 医師へ提案することが重要である.

　たとえば, 本ケースでは, ①降圧薬による影響で起立性低血圧が生じている, ②低血糖症状, ③ベンゾジアゼピン系睡眠鎮静薬・抗不安薬によるふらつきや筋緊張低下・注意力低下, ④抗アレルギー薬による眠気やふらつきなどについて検討することが必要となる. なお, この時の診療では, 神経学的所見および血圧や血糖に関しても問題なく帰宅となった.

　2週間後にA総合病院医師より, 血圧が過度に低いため, 診療所より処方されていた降圧薬を中止したと連絡がきた. 翌日, ご主人が来院し「本人での内服薬管理は難しいから手伝うことにしたが, 残っている薬がバラバラできちんと飲んでいたか不明」との相談があり, アドヒアランスを改善するために, かかりつけ薬局に今までの経緯を説明・相談し, 診療所とB大学付属病院消化器外科の内服薬を1包化することにした. 残薬から, 前回の転倒した原因はアドヒアランスの低下に伴う内服間違えによる一時的な血圧低下などの可能性もあったことを医師に情報提供した.

　2週間後, 診察前の薬剤師外来にて患者・ご主人と再度, 治療や生活状況について確認した.

ご主人：最近, 寝る前は飲んでいない. 前も飲んだり飲まなかったりしていたと思う. 糖尿の方は, きちんとしている. 甘いのは摂らないようにみている. 親戚で, 糖尿病で大変な人がいてあれだけは避けたいからね.
本人：糖尿はお父さんが一生懸命, いろいろしてくれるから助かる. でもお昼は自分で作っている. ただ, 物事を最近忘れてばかりで….
ご主人：確かに, 物忘れが多くなったな…

2. 診療所薬剤師という立場での処方提案［ケース2］

家族歴: 特になし

既往歴: 大腸癌（B大学付属病院消化器外科通院中），骨粗鬆症（整形外科通院中）

生活歴: 飲食業（自営業），ご主人と二人暮らし，従業員のためにお昼を作る
　　　　飲酒なし　喫煙なし
　　　　週2回（カラオケ教室）

身体所見・検査所見: 家庭血圧 140～150 mmHg，夕 70～90 mmHg
　　　　　　　　　　　　HbA1c 6.8%

服薬管理: ご主人，一包化

内服薬: DM　グリメピリド1 mg/日，メトホルミン 500 mg/日
　　　　H/T　カンデサルタン4 mg/日，（ニフェジピンL錠 20 mg/日，中止中）

　糖尿病に関しては，今はSU薬とメトホルミンにてコントロール良好．なお，高齢であり厳格な血糖コントロールは，低血糖リスクを考えると望ましくないと考え，SU薬の中止あるいは他剤への変更を考慮．ただし，患者本人とご主人の糖尿病治療に対する目標や想いも考慮しなければと思った．

　現在の治療に関する評価や検討点に関する自分の考え（処方提案）は，診療陪席時や終了時に医師と情報共有を行った．なお，以前に比べて物忘れが多くなったことについては，転倒したエピソードがあり，慢性硬膜下血腫などの病的原因についての評価は医師が行うが，一方で薬剤性も考えなければいけない．

　薬剤師として担当している患者が認知機能低下を認めた場合は，内服中の治療薬が原因あるいは誘因になっている可能性について評価・検討することが必要である．薬剤が認知機能に及ぼす影響は，意識状態，注意力，記憶，うつ症状，不安，せん妄などの症状として現れることがある．特に本患者のように，高齢者では器質的脳病変の合併，薬物代謝・排泄動態の低下，薬剤の多剤併用などの要因を含んでおり注意が必要である（表1）[1]．薬剤に起因した可能性を考慮して薬剤の追加・変更などを，あるいは服用状況を確認し，可能性がある場合は，中止や他剤への変更を考慮する．実際，本患者においては，就寝前のアレルギー薬・抗不安薬は，服用も不正確であったため，医師と相談して中止とした．

　過度の血圧低下にて降圧薬を中止していたが，その後，収縮期血圧が180 mmHgになったと患者とご主人から相談があり，ニフェジピンCR 10 mgの

第2章 ケースで学ぶ処方提案

表1	認知機能障害をきたすことがある医薬品

(水上勝義. 精神経誌. 2009; 111: 947-53[1])

・抗コリン薬
・向精神薬（抗不安薬，睡眠薬，など）
・抗パーキンソン薬
・H_1受容体阻害薬（抗ヒスタミン薬）
・H_2受容体阻害薬
・麻酔薬
・鎮痛薬
・ホルモン剤
・降圧薬
・筋弛緩薬
・その他（抗癌剤など）

開始を提案した．かかりつけ薬局の介入やご主人の管理によりアドヒアランスが改善し，真の血圧を評価できた結果であり，以前の転倒は不正確な降圧薬の服用による一時的な起立性低血圧によるものだった可能性も否定できないと思われた．

その後，定期診療や薬剤師外来の中で，自分自身でも最近物忘れが多くなってきた気がするという言葉が多くなっていた．患者本人より認知症の薬を服用したいと相談があり，簡便な認知機能検査を行ったところ，HDS-R 20/30，MMSE 20/30 であった．ご主人からは，日時や夕飯の内容を忘れることは多いが，カラオケにも通えているし，糖尿の値（HbA1c 7.3）の方も気になるから認知症薬の開始はもう少し様子をみたいとの意見であった．

糖尿病や高血圧，脂質異常症は認知症の危険因子の可能性も指摘されており，糖尿病とアルツハイマー型認知症との関係性も指摘されている．たとえば，糖尿病患者は非糖尿病患者に比べて認知症発症頻度が高く，アルツハイマー型認知症が 1.46 倍，血管性認知症が 2.49 倍，軽度認知障害が 1.22 倍多いと報告されている[2,3]．また，我が国での久山町研究において耐糖能異常はアルツハイマー型認知症の発症を 2〜4 倍増加させることが報告されている[4]．一方で，低血糖発作の方が認知機能に影響する可能性が高いとも報告されている[5]．これらの報告なども加味しながら患者の想いを合わせて処方提案を行う．

この時点では，ご主人としては，血糖管理が重要であった．本患者の場合は，

内服薬の変更などは行っていないが、以前に比べて活動量が低下している影響などもあり HbA1c は徐々に悪化していると考えられた。SU 薬の血糖降下作用は強力であるが、高齢者、腎機能低下時、体調不良時などでは低血糖を生じやすく、低血糖に伴う種々のリスクを考えると、本患者においては SU 薬の使用は難しいと考えられた。

　そこで、糖尿病治療薬である SU 薬の中止あるいは DPP-4 阻害薬への変更を提案し、診療時に患者・家族、医師、薬剤師にて再度相談し、DPP-4 阻害薬への変更とした。その後、数カ月が経過し、患者がメニューを忘れることが増えたり、感情の起伏が激しくなる場面を目のあたりにして、ご主人も認知症薬の開始を希望した。なお、この経過の中で、B 大学付属病院消化器外科からの内服薬は診療所にて処方することになり、整形外科は通院終了となっていた。

　糖尿病治療目的は、主に合併症の進展予防や長期予後の改善である。しかし、高齢者糖尿病の治療ではまず、低血糖・高血糖による急性合併症を防ぎ、現在の生活機能や QOL を維持することに重点をおき、併存疾患、日常生活動作(基本的 ADL や手段的 ADL)、嗜好、や予後の見込みなど、患者の状態を考慮して個別に血糖管理目標を設定することが重要とされている[6,7]。

　糖尿病学会と老年医学会の合同委員会案では、年齢、認知機能、ADL、併存疾患・機能障害で目標値が設定されており、さらに重症低血糖が危惧される薬剤(インスリン、SU 薬など)の使用例では、低血糖を回避するため目標下限値が設定されている(図 1)。参考までに、本患者の場合は、軽度の認知症でありカテゴリ II に分類され、SU 剤を使用していたことから重症低血糖が危惧される薬剤使用ありと考えると、目標は 8.0%未満かつ下限 7.0%となる。このように高齢者の糖尿病治療に関しては、望ましい薬剤選択や目標血糖値が設定されているが、あくまでも目安であり、患者の QOL、社会状況、患者・家族の想いなどを考慮した患者個別の関わりが必要であり、いかに患者にわかりやすく血糖の管理目標や治療薬などについて医療者が伝えることも重要である。

　次に、訪問診療で関わっている患者について示す。本患者は、外来診療時から関わっており、当初は良好な血糖管理であった。入院を契機に訪問診療となり、その後は、中等度以上の認知症(ドネペジルとメマンチン併用中)の糖尿病患者であり、薬物治療を継続しながら本人が好きなものを食べることを重要

第2章 ケースで学ぶ処方提案

患者の特徴・健康状態注1)		カテゴリーⅠ	カテゴリーⅡ	カテゴリーⅢ
		①認知機能正常 かつ ②ADL 自立	①軽度認知障害～軽度認知症 または ②手段的 ADL 低下，基本的 ADL 自立	①中等度以上の認知症 または ②基本的 ADL 低下 または ③多くの併存疾患や機能障害
重症低血糖が危惧される薬剤(インスリン製剤,SU薬,グリニド薬など)の使用	なし注2)	7.0% 未満	7.0% 未満	8.0% 未満
	あり注3)	65歳以上75歳未満 7.5% 未満（下限6.5%）／ 75歳以上 8.0% 未満（下限7.0%）	8.0% 未満（下限7.0%）	8.5% 未満（下限7.5%）

治療目標は，年齢，罹病期間，低血糖の危険性，サポート体制などに加え，高齢者では認知機能や基本的 ADL，手段的 ADL，併存疾患なども考慮して個別に設定する．ただし，加齢に伴って重症低血糖の危険性が高くなることに十分注意する．

注1：認知機能や基本的 ADL（着衣，移動，入浴，トイレの使用など），手段的 ADL（IADL：買い物，食事の準備，服薬管理，金銭管理など）の評価に関しては，日本老年医学会のホームページ（http://www.jpn-geriat-soc.or.jp/）を参照する．エンドオブライフの状態では，著しい高血糖を防止し，それに伴う脱水や急性合併症を予防する治療を優先する．

注2：高齢者糖尿病においても，合併症予防のための目標は 7.0%未満である．ただし，適切な食事療法や運動療法だけで達成可能な場合，または薬物療法の副作用なく達成可能な場合の目標を 6.0%未満，治療の強化が難しい場合の目標を 8.0%未満とする．下限を設けない．カテゴリーⅢに該当する状態で，多剤併用による有害作用が懸念される場合や，重篤な併存疾患を有し，社会的サポートが乏しい場合などには，8.5%未満を目標とすることも許容される．

注3：糖尿病罹病期間も考慮し，合併症発症・進展阻止が優先される場合には，重症低血糖を予防する対策を講じつつ，個々の高齢者ごとに個別の目標や下限を設定してもよい．65歳未満からこれらの薬剤を用いて治療中であり，かつ血糖コントロール状態が図の目標や下限を下回る場合には，基本的に現状を維持するが，重症低血糖に十分注意する．グリニド薬は，種類・使用量・血糖値等を勘案し，重症低血糖が危惧されない薬剤に分類される場合もある．

【重要な注意事項】
　糖尿病治療薬の使用にあたっては，日本老年医学会，編「高齢者の安全な薬物療法ガイドライン」を参照すること．薬剤使用時には多剤併用を避け，副作用の出現に十分に注意する．

図1 高齢者糖尿病の血糖コントロール目標（HbA1c値）
（日本糖尿病学会，編．糖尿病治療ガイド 2016-2017．東京：文光堂；2016．p.98）

と考え，緩やかな血糖管理を家族は希望している．入院中は，インスリンを使用していたが家族が介助し注射することは難しく，DPP-4 阻害薬，SU 薬を含む数種類での内服治療となり，HbA1c 8.4～9.0%にてコントロールされてい

る．このように，認知症を発症した高齢者糖尿病の血糖管理については，ADL，QOL や生活背景，重症低血糖のリスクなどを考慮すると緩やかな血糖管理とならざるを得ないのが現状である．65 歳以上高齢者では，HbA1c 7.5〜9％で "利益は最大で害は最も少なく"，9％を超えると多尿・脱水の可能性が高いとの報告[8]や長期施設入所者，認知機能低下（中等〜高度認知力），慢性疾患末期，ADL 低下では，HbA1c＜8.5％，血圧は＜150/90 を目標とする報告[9]があり，今回のケースに関しては，これらの目標にも合い，患者の想いなども考慮した糖尿病治療となっているのではないかと思う．

　なお，今回，認知症を発症した高齢者糖尿病治療について報告やガイドラインなどをもとに行った処方提案を示したが，継続的に関与することにより，血圧管理，脂質管理あるいは便秘に関しても処方提案も行った．

【処方内容】

カンデサルタン錠 4 mg	1 錠	
ニフェジピン CR 10 mg	1 錠	分 1 朝食後
アログリプチン錠 25 mg	1 錠	
メトホルミン錠 250 mg	2 錠	分 2 朝・夕食後
ガランタミン錠 8 mg	2 錠	
酸化マグネシウム錠 330 mg	3 錠	1 日 3 回毎食後
センノシド錠 12 mg	1 錠	1 日 1 回就寝前

　今回，薬剤師外来，診療陪席時の処方提案を例として挙げた．処方提案を行う中で患者や医師などとの関わり度が重要であり，よい処方提案があったとしても，患者や医師に理解・納得されなければ無意味なものとなってしまう．実際に今回のケースにおいても，継続的に治療や患者・家族に関わりを持ち続け（継続性），約 3 年間の薬剤師外来・診療陪席時に行った処方関与に関して示した．診療所は，医師や看護師などの医療スタッフとの距離が近く，診療内容の把握やスタッフ間の意思疎通も容易であり，医療職協働による処方提案が行える．

■参考文献
1) 水上勝義．薬剤による認知機能障害．精神経誌．2009；111: 947-53.
2) Biessels GJ, et al. Risk of dementia in diabetes mellitus: a systematic review. Lancet Neurol. 2006；5: 64-74.

第 2 章 ケースで学ぶ処方提案

3) Cheng G, et al. Diabetes as a risk factor for dementia and mild cognitive impairment: a meta-analysis of longitudinal studies. Intern Med J. 2012; 42: 484-91.

4) Ohara T, et al. Glucose tolerance status and risk of dementia in the community: the Hisayama Study. Neurology. 2011; 77: 1126-34.

5) Whitmer RA, et al. Hypoglycemic episodes and risk of dementia in older patients with type 2 diabetes mellitus. JAMA. 2009; 301: 1565-72.

6) 日本糖尿病学会, 編. 糖尿病治療ガイド 2016-2017. 東京: 文光堂; 2016. p.98.

7) 日本老年医学会・日本糖尿病学会, 編. 高齢者糖尿病診療ガイドライン 2017. 東京: 南江堂; 2017. p.43-8.

8) Lipska KJ, et al. Polypharmacy in the Aging Patient: A Review of Glycemic Control in Older Adults With Type 2 Diabetes. JAMA. 2016; 315: 1034-45.

9) American Diabetes Association. Older Adults. Diabetes Care. 2017; 40 Suppl 1: S99-S104.

〈八田重雄〉

第2章 ケースで学ぶ処方提案

3 病院薬剤師という立場での処方提案
［総論］

　本項では，病院薬剤師という立場での処方提案について考える．処方提案を実施する場面が入院病棟か薬剤部内の調剤時などであるかによってもやや考え方は異なると思うが，ここでは入院病棟での処方提案を基本的に想定して述べる．とはいえ，本書の第1章や第2章のそれぞれに，処方提案を実施するにあたっての基本的な知識や領域ごとの考え方は豊富に述べられている．そこでここでは，病院薬剤師という立場で処方提案を行うにあたっての利点や，その利点をどうやって最大限に活かすかということについて考えていきたい．ちなみに，本項は参考文献[1-3]の内容を参考に，個人的な経験を中心に述べている．少し気楽に，閑話休題として読んでいただけると幸いである．

▍病院で処方提案を行う利点

　病院で処方提案を行うことの利点として様々な点が挙げられる．たとえば，病院では処方変更後の患者の状態を密にフォローできるため，もしうまくいかなかった場合はすぐに元に戻すという考え方が可能であり，その意味では比較的処方を変更しやすい環境にあると思う．また，検査値が確認できるため，検査値をみながら薬剤の副作用をフォローできる点もメリットである．ただ個人的には，カルテに記載された内容の確認も含めて医師の考え方を知り，コミュニケーションをとりながら共に処方内容についてディスカッションできることが，最も大きな利点であると思う．処方提案が人と人との関わりの中で実施されるものである以上，やはりコミュニケーションはその成否に関わる重要な要素である．そこでここでは，処方提案を行うにあたっての「コミュニケーション」について焦点を当て，処方提案を行うにあたって大事にしたいことを挙げる．

JCOPY 498-07922

157

第 2 章 ケースで学ぶ処方提案

処方提案を行うにあたって大事にしたいこと

処方提案を行うにあたって大事にしたいこととして（仮にその提案内容が正しいとして），①処方提案時の注意点，②処方提案しやすい素地を整えること，③将来を見据えたコミュニケーション，④処方提案を必要としないシステムの整備，の 4 点を挙げる．

① 処方提案時の注意点

処方提案の内容が疑義照会に近い内容か，A と B を比較して B の方がベターというような内容の提案かによっても注意点はやや異なる．ただいずれにしても注意しておくべき点について以下に挙げる．

▶ 処方提案は可能であれば基本的に相手と対面で話しながら実施したい．関係性のできあがっていない医師相手の場合は特にこのことを大事にした方がよいと思う．とはいえお互いに忙しいし，処方内容について医師としっかり議論する時間をもつことはなかなかできないことが現実であるように思う．私自身は，いつ医師がきてもよいように，なるべく朝の早い時間の内にカルテの内容を確認し，提案すべき内容をまとめておくことを心掛けている．

▶ 相手と話すタイミングも重要である．たとえ相手が病棟にいる場合でも，バタバタしている時に込み入った内容の提案を行っても，相手に聞く時間がないか，聞いて同意が得られても他のことをしている間に忘れられてしまうことも多い．とはいえ，タイミングを探っていると最終的に提案できなくなってしまうこともあるため注意が必要である．

▶ 処方提案時は，基本的には端的に内容を述べた方がよい．ただし電話越しに行う疑義照会と違って，病棟で行う処方提案の場合は，端的になり過ぎるのもあまりよくないこともある．参考文献[1]では，相手のキャラクターのパターン（Director, Promotor, Supporter, Analyzer）に合わせた対応が推奨されている（詳細は参考文献[1]の内容を参照していただきたい）．完璧に実践することは難しいが，相手のタイプを頭に入れながら対応することは確かに重要であると思う．

▶ カルテの記載内容はよく確認しておくべきである．カルテの記載内容について質問されることを嫌う医師も多い．記載内容について質問する場合は，その内容を読んでいることを相手に伝えた方がよい．

158

3. 病院薬剤師という立場での処方提案［総論］

▶ 処方提案時には，いくつかの代替案も用意しておくとよい．代替案は，1番目の提案が受け入れられない場合に，相手からみて受け入れやすい妥当な代替案を用意すべきである[1]．

▶ 処方提案は決めつけですべきではない．相手の考えをよく聞き，相手に受け入れられない場合はその理由も聞くべきである[2]．もちろん状況にもよるが，受け入れられない理由が納得できない内容であっても，意地にならない方がよい．結果的には自分が考えていたことが間違っていたり，単に自分が知らないだけのこともある[2]．後述するが，相手との関係が将来にわたって続くことも多いため，関係性を崩さないために譲歩することも重要である[1]．

▶ そうはいっても，禁忌に近い内容の場合など，譲歩できない場合もある．場合によっては粘り強く交渉することも大事である．即時に受け入れられない場合でも，一緒に経過観察していくことが重要であり，その際は予め，「もしこれでうまくいかなかったらこうしませんか？」という提案をしておくのもよいかもしれない[2]．

▶ 処方内容だけでなく，診療全体と，何より患者にとって大事なことに目を向けるべきである．全体の中で自分の提案内容がどういう位置づけにあるのか，それがどの程度重要な問題であるのかを，客観的に把握しておく必要がある．

▶ 処方提案の内容が相手のこれまでの診療内容や価値観と大きく異なる内容の場合，「あなたに責任は取れないでしょう？」というような感情的な態度をとられることもあるかもしれない．こういった相手に「教科書やガイドラインにはこう書いてあります」とか，「この論文ではこういうデータになっています」という態度で伝えると，冷たい印象や無責任な印象を与え，逆効果になることもある[1]．相手にもよるし，もちろん根拠を示す必要はあると思うが，「自分はこう考えています」とか，「自分はこれがベストだと思います」という伝え方の方が，相手に思いが伝わりやすいこともある[1]．

▶ いうまでもなく，処方提案の内容には責任をもたなければならない．最終的な決定権は医師にあるが，相手に「丸投げ」してはいけない．また，提案時には腎機能障害時の投与量や相互作用など必要事項は確認済みの状態で提案すべきである．

▶ 処方提案の内容は，受け入れの是非にかかわらず必ずカルテに記載すべきである．ただし，受け入れられなかった場合に，あまりにストレートな表現で

第2章 ケースで学ぶ処方提案

カルテに記載すると，相手にマイナスの印象を与えることもある．相手にも正当な理由や事情があって受け入れられない場合もあるため，記載内容には注意しなければならない．

▶処方提案は受け入れてもらうことがゴールではない．提案した内容が受け入れられるにしても受け入れられないにしても，その後の患者の経過は責任をもってフォローしなければならない．提案した処方によりもたらされる効果と副作用については予め想定しておき，うまくいかなかった場合の対応についても理解しておくべきである．

② 処方提案しやすい素地を整えること

処方提案しやすい素地が整っていると，提案が行いやすいし，相手に受け入れてもらいやすいこともある．どのようにその素地を整えるかについて以下に述べる．

▶「伝え方が9割」では，「ノー」を「イエス」に変える3つのステップとして，①自分の頭の中をそのまま言葉にしない→②相手の頭の中を想像する→③相手のメリットと一致するお願いをつくるという方法が挙げられている[3]．医療現場では「ノー」を「イエス」に変えることが必ずしも正解ではないが，コミュニケーションという観点では重要であると思う．また参考文献[1]では，コンサルテーションの際に重要なこととして相手の needs, wants, hopes を理解することが挙げられている．処方提案の場面でも，相手の「頭の中を想像すること」，「望んでいることを理解すること」は，共通して重要なことであると思う．

▶相手のことを理解するために，普段からコミュニケーションをとって相手の考え方を知っておくことが，ありきたりだがやはり大事である．

▶自分のことを理解してもらい，信頼を得ておくことも同様に重要である．そのために，普段から処方提案以外の部分でも，相手が困っている場合に積極的に関わるようにしておくとよい．特に相手の苦手な領域を補い，small win を積み重ねておくことは重要である．

③ 将来を見据えたコミュニケーション

▶上述のように，処方提案が受け入れられない理由が納得できない内容であっても，感情的になってはならない．結果的には自分の知識が間違っていたり，

単に自分が知らないだけのこともある[2]．また自分にとっては大きな問題であっても，相手は大きな問題と考えていない場合も多くあるし，実際どちらであっても大した違いではないこともある．感情的になって相手との関係性が崩れてしまうと，その後の処方提案が行いにくくなり，後々の患者にもマイナスの影響が及ぶため，避けるべきである．

▶処方提案を受け入れてもらいにくい相手に対して，どうせ聞いてもらえないからといって処方提案を諦めてはいけない．聞いていないようでも，意外と相手は聞いている．コツコツと積み重ねることも大事である．一方でどうしようもない相手も確かに存在するため，ある程度自分のストレスが溜まりすぎないようにバランスを取ることも大事である．

▶研修医などをぞんざいに扱う人を時にみかける．ただ，長く医療現場で働いていると，数年後に立派になったその研修医と共に仕事をすることもしばしばある．その場合，相手は意外と自分が受けた扱いを覚えているもので，しっぺ返しを食らうのは必ず自分である．目の前の研修医を数年後の相談相手にできるように，一人一人との出会いを大事にして，相手がどんな立場であっても敬意をもって接するべきである．

④ 処方提案を必要としないシステムの整備

▶疑義照会や処方提案は，場合によってはエラーが起こる一歩前の状態でもあり得る．機転の効いた処方提案は確かに重要だが，よくあるエラーはその都度疑義照会や処方提案を行うよりも，システムで防ぐことがより重要である．

▶エラーを防ぐシステムは何もコンピュータ上のシステムだけではない．クリニカルパスや病院内のマニュアル，プロトコルなどを整備し，エラーを防止することも必要である．

以上，雑多でまとまりのない内容で申し訳ないが，病院薬剤師が処方提案を行うにあたって「コミュニケーション」の部分で重要と考えられる内容について記載した．明日からの業務に対して少しでも参考になれば幸いである．

■参考文献
1) 岩田健太郎. コンサルテーション・スキル―他科医師支援とチーム医療. 東京: 南江堂; 2010.
2) 岸田直樹. 感染症非専門医・薬剤師のための感染症コンサルテーション. 東京: じほう; 2014.
3) 佐々木圭一. 伝え方が9割. 東京: ダイヤモンド社; 2013.

〈木村丈司〉

第2章 ケースで学ぶ処方提案

3 病院薬剤師という立場での処方提案

［ケース1］術後に傾眠，見当識障害が出現した症例

症例（実際の症例から一部内容を変更）

80歳代，女性．

●病歴

変形性股関節症のため26年前に右人工股関節置換術を施行され，その後術後感染のため24年前に人工関節抜去，22年前に再置換術を施行された患者．10年前に人工関節ステム遠位の骨折を受傷し，保存的加療で骨癒合を得て，以降は車椅子で生活している．もともとの認知機能障害はなかった．

入院1カ月前に車椅子から転落し，再度人工関節のステム遠位の骨折を受傷し，手術を希望され入院となった．

x-1日に入院，x日に右人工股関節の再置換術を施行された．手術当日の夜間から翌日にかけて不穏，見当識障害，失語が出現した．頭部CTでは明らかな脳出血は認めず，神経内科にコンサルトし，頭部MRIの結果から後頭葉可逆性白質脳症（PRES）と診断された．既往に高血圧があり，手術中の血圧変動などが誘引となったものと考えられ，現状では脳梗塞や血管攣縮を示す所見はなかったため，抗血栓治療は行わず，血圧管理や痙攣時の抗痙攣薬投与での対応が推奨された．その後徐々に意識障害は改善傾向にあったが，x+5日に施行した脳波検査の結果，局所性のてんかん波が認められ，カルバマゼピン200 mg×1日1回が開始となった．

その後意識状態は徐々に改善傾向にあったが，x+8頃から血清ナトリウムが低下傾向となり，x+20日には血清ナトリウム125 mmol/Lまで低下した．本人は眠気が強い様子で，日中もやや傾眠傾向となり，再度見当識障害が出現している．

●既往歴
高血圧

3. 病院薬剤師という立場での処方提案［ケース1］

●処方内容

【入院前からの服用薬】

ビソプロロール錠 2.5 mg	1 錠	朝食後
オルメサルタン錠 20 mg	1 錠	朝食後
アゼルニジピン錠 16 mg	1 錠	朝食後
ドキサゾシン錠 1 mg	1.5 錠	朝食後

【入院後に開始した薬剤】（x＋20 日時点の服用薬）

セレコキシブ錠 100 mg	4 錠	分 2 朝・夕食後（x 日〜x＋7 日）
エドキサバン錠 30 mg	1 錠	分 1 夕食後（x＋1 日〜）
カルバマゼピン錠 200 mg	1 錠	夕食後（x＋5 日〜）
ゾルピデム錠 5 mg	1 錠	不眠時（x＋11 日〜）
クエン酸第一鉄ナトリウム錠 50 mg	4 錠	朝・夕食後（x＋16 日〜）
塩化ナトリウム	3 g	毎食後（x＋19 日〜）

●検査値

【x＋20 日】

白血球数	5,200/μL	Na	125 mmol/L
血色素量	8.8 g/dL	K	4.0 mmol/L
ヘマトクリット値	26.6%	尿素窒素	4.1 mg/dL
MCV	95 fL	クレアチニン	0.56 mg/dL
血小板数	582,000/μL	eGFRcreat	76.9 mL/min/1.73 m^2
D ダイマー	9.6 μg/mL	血清浸透圧	252 mOsm/kg·H$_2$O
CRP	6.05 mg/dL	随時尿 Na	96 mmol/L
AST（GOT）	27 U/L	随時尿 K	7 mmol/L
ALT（GPT）	26 U/L	随時尿 Cl	80 mmol/L
γ-GTP	89 U/L	尿中浸透圧	241 mOsm/kg·H$_2$O
ALP	290 U/L	随時尿尿素窒素	89.1 mg/dL
総蛋白	5.5 g/dL	随時尿クレアチニン	21.3 mg/dL
アルブミン	2.7 g/dL		

【x−19 日】

カルバマゼピン血中濃度　11.0 μg/mL

第 2 章 ケースで学ぶ処方提案

処方意図について

▶ もともと高血圧があり，ビソプロロール，オルメサルタン，アゼルニジピン，ドキサゾシンを服用中である．

▶ 術後の疼痛管理目的にセレコキシブが開始され，また手術後の深部静脈血栓症予防目的にエドキサバンが処方されている．本来整形外科手術後の深部静脈血栓症予防としての投与期間は 2 週間だが，本患者は PRES の影響で ADL が上がっていないため継続中である．

▶ PRES の発症後に局所性のてんかん波がみられ，カルバマゼピンが開始となっている．

▶ 手術後に不眠を訴えゾルピデムが開始されている．

▶ 手術後の貧血に対して鉄剤が開始されている．

▶ 低ナトリウム血症に対して塩化ナトリウムが開始されている．

薬剤師によるアセスメント（x + 20 日時点）

▶ 低ナトリウム血症が進行しており，傾眠傾向も低ナトリウム血症の影響の可能性がある．x + 19 日から塩化ナトリウムの内服を開始しているが，低ナトリウム血症の原因を考える必要がある．

▶ 低ナトリウム血症のアプローチはいくつか方法があるが，病歴の評価と体液量の評価に加えて，血清浸透圧，尿浸透圧，尿中ナトリウムの評価が必要である．本患者は血清浸透圧の低下がみられ（252 mOsm/kg・H_2O < 275 mOsm/kg・H_2O），尿中浸透圧は上昇しており（241 mOsm/kg・H_2O > 100 mOsm/kg・H_2O），細胞外液量は正常，尿中ナトリウムは上昇している（96 mmol/L > 20 mmol/L）．低ナトリウム血症の診断のアルゴリズム（25 頁参照）から考えて，抗利尿ホルモン不適合分泌症候群（SIADH）による低ナトリウム血症の可能性が考えられる．テグレトールを x + 5 日に開始し x + 8 日頃からナトリウムが低下傾向となっており，カルバマゼピンが SIADH の原因薬剤となっている可能性がある（表 1）．

▶ 見当識障害は術後に発症した PRES の影響や低ナトリウム血症の影響も考えられるが，せん妄を合併している可能性もある．不眠を訴え x + 11 日からゾルピデム錠を開始しているが，せん妄の原因薬剤となっている可能性もあり

164

3. 病院薬剤師という立場での処方提案［ケース 1］

表 1 SIADH の原因薬剤
（Spasovski G, et al. Eur J Endocrinol. 2014；170：G1-47[2])を基に一部改変）

- SSRI
- 三環系抗うつ薬
- MAO 阻害薬
- 抗てんかん薬（カルバマゼピン，バルプロ酸ナトリウム，ラモトリギン）
- 抗精神病薬（フェノチアジン系薬，ブチロフェノン系薬）
- 抗がん剤（ビンカアルカロイド，プラチナ製剤，イホスファミド，メルファラン，シクロホスファミド，メトトレキサート，ペントスタチン）
- 糖尿病薬（クロルプロパミド，トルブタミド）
- その他（麻薬，MDMA，インターフェロン，NSAIDs，クロフィブラート，ニコチン，アミオダロン，PPI，モノクローナル抗体，デスモプレシン，オキシトシン，バソプレシン）

表 2 せん妄の原因となる薬剤（Alagiakrishnan K, et al[3])を基に作成）

系統	分類
中枢神経系	催眠鎮静薬（ベンゾジアゼピン系薬剤など），抗てんかん薬，抗パーキンソン薬，三環系抗うつ薬，リチウム
鎮痛薬	麻薬，NSAIDs
抗コリン薬	アトロピン，オキシブチニン，プロピベリンなど
抗ヒスタミン薬	第 1 世代抗ヒスタミン薬（ヒドロキシジンなど）
胃腸薬	鎮痙薬（ブチルスコポラミンなど），H_2ブロッカー
抗菌薬	フルオロキノロン系薬
循環器系	抗不整脈薬（ジソピラミドなど抗コリン作用を有するもの），ジギタリス，降圧薬（βブロッカー，メチルドパ）
その他	筋弛緩薬，ステロイド

（表 2），薬剤の変更を検討する．

▶ちなみに，カルバマゼピンは CYP3A4 誘導作用を有し，ビソプロロール，ドキサゾシン，アゼルニジピンの血中濃度が低下し，血圧が上昇する可能性がある．血圧が上昇した場合 PRES の症状が悪化する可能性があり，注意が必要である．代謝酵素の誘導作用は 1～2 週後に最大となるが，今のところ収縮期血圧は 100～120 mmHg で推移しており，大きな問題はない．

第2章 ケースで学ぶ処方提案

処方提案と医師との協議内容

▶ カルバマゼピンが原因の SIADH により低ナトリウム血症を発症している可能性について医師と協議した．医師も低ナトリウム血症の原因が SIADH である可能性を考えていた．もともと神経内科にコンサルトしカルバマゼピンが開始されていたため，神経内科にカルバマゼピンが中止可能かどうかについて確認した．PRES は改善していたが，完全に抗てんかん薬の中止が可能かどうかについては不明であった．ただしカルバマゼピンは低ナトリウム血症の原因となっている疑いがあるため，いったん中止し脳波を再検査する方針となった．

▶ ゾルピデムがせん妄の原因となっている可能性を考慮し，ゾルピデムを中止し，昼夜逆転傾向もみられたためラメルテオンへの変更を提案した．医師も同意し，ラメルテオン錠（8 mg）1 錠に変更することとなった．

処方提案後の経過

▶ x＋20 日にカルバマゼピンを中止し，その後血清ナトリウムは上昇傾向がみられた．x＋27 日に塩化ナトリウムを中止したが，その後も血清ナトリウムの低下はみられなかった．x＋30 日に脳波を再検査したが，てんかん発作を示唆する波形は認めず，器質的異常の増悪は否定的と考えられ，カルバマゼピンは中止のまま経過をみる方針となった．ちなみにカルバマゼピンの中止後も血圧の大きな変動はみられなかった．

▶ せん妄についてはゾルピデム中止後も大きな改善はみられなかった．夜間の不眠に対してはラメルテオンを継続していたが，不眠は続き，x＋29 日からクエチアピン 25 mg を追加した．最終的に不眠に対してはラメルテオン 8 mg とクエチアピン 25 mg で対応した．

▶ 右人工股関節再置換術の術後の経過自体は大きな問題はなかった．患者は x＋43 日に他院に転院となった．

166

3. 病院薬剤師という立場での処方提案［ケース1］

■参考文献
1) 髙久史麿, 監訳. ワシントンマニュアル. 13版. 東京: メディカル・サイエンス・インターナショナル; 2015.
2) Spasovski G, et al. Clinical practice guideline on diagnosis and treatment of hyponatraemia. Eur J Endocrinol. 2014; 170: G1-47.
3) Alagiakrishnan K, et al. An approach to drug induced delirium in the elderly. Postgrad Med J. 2004; 80: 388-93.

〈木村丈司〉

第2章 ケースで学ぶ処方提案

3 病院薬剤師という立場での処方提案

［ケース2］QT延長作用を有する薬剤の併用症例

症例（実際の症例から一部内容を変更）

60歳代，女性.

●病歴

5年前に発症・診断された混合性結合組織病（MCTD）患者. 筋炎症状に対してプレドニゾロン（PSL）25 mg/日（0.5 mg/kg相当），メトトレキサート（4 mg/週，2カ月のみ），タクロリムス（1 mg，期間不明）を投与し，病勢はコントロールされていた. 入院約1カ月前からクレアチニンキナーゼ（CK）の上昇，筋力低下，嘔気・嘔吐・下痢の悪化がみられ，MCTD増悪の疑いでx日に当院に入院となった.

入院後，MCTD，多発性筋炎（PM）/全身性強皮症（SSc）のoverlapとして治療を開始する方針となった. MCTDの増悪に伴い腸管の蠕動運動が低下し，腸管気腫症を認めていた. 入院前は下痢に対してロペラミド，リン酸コデインが使用されていたが，これらは入院時に中止し，腸管のガス貯留改善＋蠕動運動亢進目的にx+1日よりドンペリドン，ジメチコンを開始した. 筋炎増悪に対しては，x+16日よりPSL 40 mg/日＋アザチオプリン25 mg/日で再寛解導入療法を開始した.

また，x+10日に上部消化管内視鏡検査を施行した際に食道カンジダの所見を認めたため，x+14日からフルコナゾール300 mg/日が開始された. さらに左手爪周囲に潰瘍を認めており，x+14日に皮膚科を受診し，爪囲炎の診断でレボフロキサシンが開始された.

●既往歴

糖尿病（入院時糖尿病治療薬はなし）

3. 病院薬剤師という立場での処方提案［ケース2］

●処方内容（x＋18日時点）

【入院前からの服用薬】

プレドニゾロン錠 1 mg	3 錠	朝食後（〜x＋15日で終了）
ロペラミドカプセル 1 mg	2cap	朝・夕食後（x日で中止）
リン酸コデイン散 1%	60 mg	朝・夕食後（x日で中止）

【入院後から開始】

ランソプラゾール OD 錠 15 mg	1 錠	朝食後（x＋1日〜）
ドンペリドン錠 10 mg	3 錠	毎食前（x＋1日〜）
ジメチコン錠 40 mg	3 錠	毎食後（x＋1日〜）
塩化カリウム錠 600 mg	6 錠	毎食後（x＋2日〜）
エルデカルシトールカプセル 0.75 μg	1cap	朝食後（x＋2日〜）
沈降炭酸カルシウム錠 500 mg	6 錠	毎食後（x＋2日〜）
レボフロキサシン錠 500 mg	1 錠	朝食後（x＋14日〜）
フルコナゾールカプセル 100 mg	3cap	朝食後（x＋14日〜）
プレドニゾロン錠 5 mg	8 錠	朝食後（x＋16日〜）
アザチオプリン錠 50 mg	0.5 錠	朝食後（x＋16日〜）

●検査値

【x＋18日】

白血球数	6,800/μL	CK	414 U/L
血色素量	10.0 g/dL	Na	135 mmol/L
ヘマトクリット値	30.5%	K	3.0 mmol/L
MCV	100 fL	Cl	104 mmol/L
血小板数	252,000/μL	補正 Ca	8.3 mmol/L
好中球	86.1%	P	2.0 mmol/L
リンパ球	9.7%	Mg	2.1 mg/dL
CRP	0.01	尿素窒素	9.4 mg/dL
AST（GOT）	94 U/L	クレアチニン	0.29 mg/dL
ALT（GPT）	58 U/L	eGFRcreat	170.7 mL/min/1.73 m^2
γ-GTP	85 U/L	アルブミン	2.9 g/dL
ALP	256 U/L	グルコース	137 mg/dL
LD	519 U/L		

第 2 章 ケースで学ぶ処方提案

処方意図について

▶MCTD は全身性エリテマトーデス（SLE）様，SSc 様，PM 様の臨床所見が
混在し，Raynaud 現象や指ないし手背の腫脹，肺高血圧症がみられ，免疫
学的所見として抗 U1-RNP 抗体陽性を特徴とする全身性疾患である[1,2]．治
療の中心は副腎皮質ステロイドで，病態に応じシクロホスファミドやタクロ
リムス，アザチオプリンなどの免疫抑制薬を併用することもある[1,2]．本患者
は，MCTD に対してもともと PSL 3 mg/日を使用していたが，入院後の精
査の結果を踏まえ，筋炎増悪に対して PSL 40 mg/日（1 mg/kg/日相当）＋
アザチオプリン 25 mg/日で再寛解導入を開始している．

▶MCTD の増悪に伴い下痢症状が増悪していたため，入院前はロペラミド，
リン酸コデインを使用していたが，これらの止痢薬は腸管蠕動運動を抑制し
症状を悪化させる恐れがある．入院時にこれらの薬剤は中止し，腸管蠕動運
動の促進，腸管気腫症の改善目的にドンペリドン，ジメチコンを開始してい
る．

▶下痢による吸収不良のため血清カリウム，血清カルシウムの低下がみられて
いたため，カリウム製剤，カルシウム製剤，ビタミン D 製剤を入院後に開始
しそれぞれ補充している．

▶PSL を長期服用し細胞性免疫が低下しているため，食道カンジダ症を発症し
ており，フルコナゾールが開始されている．また MCTD の影響もあって左
手爪周囲に潰瘍を認めており，ステロイドを服用していることも考慮して皮
膚科からレボフロキサシンが開始されている．

薬剤師によるアセスメント（x+18 日時点）

▶フルコナゾールは CYP3A4 阻害作用を有し，CYP3A4 の基質であるドンペ
リドンの血中濃度を上昇させる．またドンペリドン，レボフロキサシン，フ
ルコナゾール共に QT 延長作用を有する薬剤である（表 1）．本患者は腸管気
腫症，下痢の影響で低カリウム血症を呈しており，QT 延長を有する薬剤の
投与により torsades de pointes（TdP）などの不整脈を発現するリスクが
高まるため[3]，3 剤の併用は可能な限り避けた方がよいと考えられる．

▶PSL を増量しており，食道カンジダ症は確実に治療する必要があり，抗真菌

3. 病院薬剤師という立場での処方提案［ケース2］

> **表1** QT 延長の原因となる要因
> （文献[4]より抜粋，薬剤については本邦にないものはアルファベットで表記）

先天性
Jervell and Lange-Nielsen 症候群(channelopathies を含む)
Romano-Ward 症候群
特発性

二次性
代謝性障害
　低カリウム血症
　低マグネシウム血症
　低カルシウム血症
　飢餓
　拒食症
　液体タンパク質ダイエット
　甲状腺機能低下症
徐脈性不整脈
　洞結節機能不全
　AV ブロック（Ⅱ-Ⅲ度）
抗不整脈薬
　キニジン，プロカインアミド，ジソピラミド
　フレカイニド，プロパフェノン
　アミオダロン，dronedarone，vernakalant
　ソタロール
　dofetilide，ibutilide
狭心症治療薬
　ranolazine，ivabradine
抗コリン薬（抗ムスカリン薬）
　ソリフェナシン，トルテロジン
抗微生物薬
　＜抗マラリア薬＞
　・リスクが知られている: アルテルメテル，アルテメ
　　テル/ルメファントリン，chloroquine，halofan-
　　trine，ルメファントリン，キニジン
　・リスクの可能性: デラマニド，ヒドロキシクロロキ
　　ン，メフロキン，プリマキン，キニーネ
　＜抗結核薬＞bedaquiline
　＜アゾール系抗真菌薬＞フルコナゾール，イトラコナ
　ゾール，ketoconazole（全身投与），posaconazole，ボリ
　コナゾール
　＜フルオロキノロン系薬（全身投与）＞シプロフロキサシ
　ン，gatifloxacin，レボフロキサシン，モキシフロキサシ
　ン，オフロキサシン，sparfloxacin
　＜抗 HIV 薬＞
　・リスクが知られている: エファビレンツ，ロピナビ
　　ル，サキナビル
　・リスクの可能性: アタザナビル，ネルフィナビル，
　　リルピビリン，リトナビル
　＜マクロライド系薬＞アジスロマイシン，エリスロマイ
　シン，クラリスロマイシン，ロキシスロマイシン，
　telithromycin
　メトロニダゾール
　ペンタミジン（経静脈投与）
　五価アンチモン剤（抗寄生虫薬/抗原虫薬）: meglumine
　antimoniate，sodium stibogluconate
　telavancin
抗ヒスタミン薬
　astemizole，ビラスチン，ヒドロキシジン，terfenadine
抗悪性腫瘍薬
　三酸化ヒ素，ベンダムスチン，カペシタビン，セリチニ
　ブ，cesium chlorid，クリゾチニブ，ダサチニブ，エリブ
　リン，フルオロウラシル，ニロチニブ，ラパチニブ，レ
　ンバチニブ，オシメルチニブ，オキサリプラチン，パノ
　ビノスタット，パゾパニブ，ribociclib，romidepsin，ソ
　ラフェニブ，スニチニブ，テガフール，トレミフェン，
　バンデタニブ，ベムラフェニブ，ボリノスタット

二次性（つづき）
鎮痛薬，麻酔薬，鎮静薬
　麻酔/鎮静: 抱水クロラール，プロポフォール
　オピオイド: ブプレノルフィン，hydrocodone，ロペラ
　ミド（過量投与で），メサドン
気管支拡張薬（β₂アゴニスト）
　arformoterol，albuterol，ホルモテロール，levalbuterol，
　インダカテロール，オロダテロール，サルメテロール，
　テルブタリン，ビランテロール
利尿薬
　電解質を変化させるもの（特に低カリウム血症と低マグ
　ネシウム血症を引き起こすもの）
胃腸薬
　＜止痢薬＞ロペラミド（過量投与で）
　＜制吐薬＞オンダンセトロン，グラニセトロン，dolas-
　etron，ドロペリドール（麻酔科医によって用いられる低
　用量〔0.625～1.25 mg〕では安全かもしれない），ヒド
　ロキシジン，tropisetron
　＜機能調整薬＞cisapride，ドンペリドン，メトクロプラ
　ミド
　＜プロトンポンプ阻害薬＞長期使用で低マグネシウム血
　症（稀）
ゴナドトロピン放出ホルモン(GnRH)アゴニストと
アンタゴニスト
　ブセレリン，デガレリクス，ゴセレリン，histrelin，
　リュープロレリン，triptorelin
神経用薬剤
　アポモルヒネ，ドネペジル，ezogabine，フィンゴリモ
　ド，pimavanserin，テトラベナジン
向精神薬
　＜抗精神病薬＞
　・リスクが知られている: クロルプロマジン，ハロペ
　　リドール，levosulpiride，レボメプロマジン，ピモジ
　　ド，スルピリド，thioridazine
　・リスクの可能性: amisulpride，アリピプラゾール，
　　アセナピン，クロザピン，cyamemazine，flupen-
　　tixol，iloperidone，melperone，オランザピン，パリ
　　ペリドン，ペルフェナジン，ピパンペロン，クエチ
　　アピン，リスペリドン，sertindole，チアプリド，
　　ziprasidone
　三環系および四環系抗うつ薬（TCAs）
　＜SSRI（TCAs よりもリスクは低い）＞citalopram，エス
　シタロプラム，fluoxetine（citalopram よりも低い）
　＜その他＞アトモキセチン，pimavanserin，トラゾドン，
　valbenazine
血管拡張薬
　ベプリジル，シロスタゾール
その他の薬剤やハーブ
　＜種々のもの＞アナグレリド，alfuzosin，コカイン，
　mifepristone，パパベリン（冠内），パシレオチド，プロ
　ブコール，terlipressin
　＜ハーブ＞cinchona（quinine 含む），licorice 抽出物
　（glycyrrhizin）（過量使用で電解質の変化につながる）
その他の因子
　心筋虚血または梗塞，特に顕著な陰性 T 波
　頭蓋内病変
　HIV 感染
　低体温
　有毒物質への曝露: 有機リン系殺虫剤
　抗 Ro/SSA 抗体を有する結合組織病

第2章 ケースで学ぶ処方提案

薬は継続が必要と考えられる．ドンペリドンについては，同様の作用をもち
QT延長のリスクの低いモサプリドなど他剤への変更を考慮してもよいと考
えられる．爪囲炎については，PSLを服用中の患者とはいえ，レボフロキサ
シンのように緑膿菌までをカバーする抗菌薬を投与する必要性は現状では必
ずしも高くないと考えられ，セファレキシンなど他剤への変更を考慮しても
よいと考えられる．

処方提案と医師との協議内容

▶QT延長のリスクを考慮し，ドンペリドンをモサプリドへ変更することを提
案し，提案の通り変更することとなった．

▶レボフロキサシンについてもセファレキシンに変更することを提案したが，
すでに5日間投与し症状も改善していたため，いったん中止することとなっ
た．

処方提案後の経過

▶QT延長などの不整脈はみられなかった．

▶フルコナゾールは計14日間の投与期間を完遂し，食道カンジダ症は改善が
みられた．

▶爪囲炎はレボフロキサシン終了後も再燃はみられなかった．

▶ドンペリドンをモサプリドに変更し，PSL 40 mg/日＋アザチオプリン25
mg/日で再寛解導入を行い，腸管気腫症を含めたMCTDの病勢は徐々にコ
ントロールされた．

薬剤性QT延長症候群について

　QT延長症候群は，心電図にT波の形態異常を伴うQT延長を認め，torsade
de pointes（TdP）と呼ばれる特殊な心室頻拍（VT），あるいは心室細動（VF）
などの重症心室性不整脈を生じて，めまい，失神などの脳虚血症状や突然死を
きたしうる症候群であり，大きく先天性と二次性に分かれる（表1）[5]．薬剤性
QT延長症候群は二次性に分類されるが，その機序は心筋の再分極に関与する

172

遅延整流 K^+ 電流が直接抑制されることから生じる[5]. 抗不整脈薬では，陰性変時作用や K^+ チャネル遮断作用を有する薬剤は QT 延長を引き起こしやすく，Ⅰa 群，Ⅲ群，フレカイニド（Ⅰc 群），プロパフェノン塩酸塩（Ⅰc 群），ベプリジル塩酸塩水和物（Ⅳ群）では特に注意を要する[3]. また QT 延長を引き起こす薬剤同士の併用は相加的に QT 延長を発現させるリスクが高まるため注意が必要である[3]. 薬剤以外で二次性の QT 延長症候群を引き起こす要因としては，電解質異常（低カリウム血症，低マグネシウム血症，低カルシウム血症），徐脈性不整脈，各種心疾患（心筋梗塞，急性心筋炎，重症心不全，心筋症）などがある（図2）[5]. これらの背景を有する患者に対しての QT 延長リスクの高い薬剤の投与は十分な注意が必要である[3].

■参考文献
1) 三森明夫. 膠原病診療ノート—症例の分析 文献の考察 実践への手引き. 3版. 東京: 日本医事新報社; 2013.
2) 山中 寿, 責任編集. Evidence Based Medicine を活かす 膠原病・リウマチ診療. 3版. 東京: メジカルビュー社; 2013.
3) 杉山正康, 編著. 新版 薬の相互作用としくみ. 東京: 日経 BP 社; 2016.
4) Berul CI, et al. Acquired long QT syndrome. In: UpToDate, Post, TW (Ed), UpToDate, Waltham, MA.(Accessed on April 21, 2017.)
5) 日本循環器学会. QT 延長症候群（先天性・二次性）と Brugada 症候群の診療に関するガイドライン（2012 年改訂版）. 2012.

〈木村丈司〉

第2章 ケースで学ぶ処方提案

4 抗菌薬の処方提案
［総論］

　抗菌薬は，感染症と診断された，もしくはそれが疑われ早期に治療を要する場合に処方される（実際にはそうではない場合もあるかもしれない）．薬物療法の第一義は患者の改善であるが，抗菌薬使用には耐性菌という問題があり，医師の好みで処方してよい時代ではなくなりつつある．現在，薬剤耐性（AMR）への対応は国策の1つとなっており，また世界的課題でもある[1].

　抗菌薬を処方する医師は，投与前から薬剤師を頼っていただける方，自分には手に負えず困った時に相談される方，薬剤師のいうことには一切耳を貸されない方，など様々である．しかし，医学的診断に基づいて医薬品の有効性・安全性・経済性のエビデンスを基に処方提案を行う，という点は他の薬剤と同様であり，薬のプロフェッショナルとして挫けることなく真摯に対応していくよりないだろう．裏を返せば，根拠のない処方提案ほど迷惑なものもない．ただ，患者の病態を知らずして抗菌薬の処方提案を行うことは正直難しい．筆者は市中の急性期病院に勤務する病院薬剤師であり，今回は主に病院薬剤師の立場から抗菌薬の処方提案について述べさせていただく．

処方提案の種類

　抗菌薬の処方提案の種類を表1に挙げた．詳細は紙面の都合で割愛するが，処方提案のタイミングに合わせて，それぞれ検討する．

処方提案のタイミング

　医師が薬剤師に相談してくる場合も含めて，抗菌薬の処方提案のタイミングは主に以下の3つであろうと考えられる．

4. 抗菌薬の処方提案［総論］

表1 抗菌薬の処方提案の種類

①抗菌薬投与開始（治療適応にもかかわらず未治療の場合）
②初期抗菌薬選択
③同系統で複数種類ある抗菌薬の選択（抗MRSA薬など）
④PK/PDに基づいた投与設計・TDM
⑤副作用・薬物相互作用のための変更
⑥アレルギーのための変更
⑦de-escalation（狭域化）またはdefinitive（最適化）
⑧escalation（広域化）
⑨ダブルカバー（スペクトラムの重複）
⑩"drug-bug" mismatch（抗菌薬と検出微生物の不一致）
⑪iv to po switch（静注から経口への変換：逆が必要な場合もある）
⑫治療期間

① 投与開始時

　この時点で関われれば，薬剤師としては絶好のチャンスである．「まず抗菌薬選択！」ではなく，その前にすべきは，診断感染症名，症状，合併症，アレルギー歴，薬歴（抗菌薬との相互作用を含む），そして感染部位からの培養検査（±血液培養）や迅速検査などの確認である．抗菌薬投与前の培養検体の採取は原因微生物の検出率の向上につながる．「抗菌薬は二度選ぶ」とよくいわれる．つまり投与開始時と培養結果判明後である．敵を知らずしては戦うことはできない．

　感染症の診断は"三角形"で考えるとよくいわれる．その三角とは，患者（背景），臓器，そして微生物である（図1)[2]．たとえば，市中肺炎（CAP）は，呼吸苦，発熱，咳嗽などの症状を呈することが多く"肺"がフォーカスとなり，

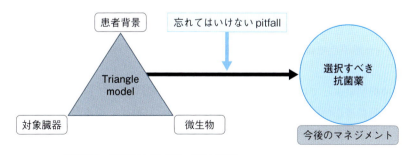

図1 感染症トライアングルモデル
（佐田竜一．レジデントノート．2015；17：26-31[2]）

第 2 章 ケースで学ぶ処方提案

起炎菌は肺炎球菌, インフルエンザ桿菌, マイコプラズマ, クラミドフィラ・ニューモニエなどが多い. よって, CAP ガイドラインにおいて, 外来での初期治療は β ラクタム系単独, もしくはマクロライド系かテトラサイクリン系の併用を選択すると記載されている[3]. ただし, 慢性呼吸器疾患や免疫抑制薬の使用などの免疫不全があれば, 対象微生物や選択抗菌薬は変わってくるかもしれない.

② 培養結果判明時

細菌検査は, 検体採取, 運搬, 染色, 培養, 菌種同定, 薬剤感受性検査を経て最終報告に至る. 最終報告は院内検査であれば 2~4 日間, 外注検査で 4~7 日間がおおよその目安ではないかと思われる. ただし, 培養検査は中間報告が確認できれば, 必ずしも薬剤感受性まで判明していなくとも処方提案を行うことも可能である.

たとえば, CAP 患者の喀痰グラム染色で, 莢膜を有するグラム陽性双球菌が多数あり白血球の貪食像を認めれば, 肺炎球菌の可能性が高まりグラム陰性菌のカバーは狭めてもよいかもしれない (例: セフトリアキソン→アンピシリン). 投与前に採取した検体の培養結果で肺炎球菌が検出されれば, ベンジルペニシリンやアモキシシリンへの切替を検討できるだろう. また, 培養結果において緑膿菌が検出されていなければ, 好中球減少患者を除き緑膿菌カバーは外すことを考慮してもよいだろう(例: タゾバクタム/ピペラシリン→スルバクタム/アンピシリン).

一方, 培養結果と抗菌薬が合致しているにもかかわらず症状が軽快しない場合には, 培養で検出されにくい微生物 (例: 細胞内寄生菌, 結核菌, ウイルスなど), 抗菌薬だけでは治療不可能な膿瘍, さらには非感染症 (血栓症, 自己免疫性疾患, 悪性腫瘍など) によるものを疑う必要があるだろう. 決して, 培養"陽性"=感染症ではなく, また培養"陰性"≠感染症でもないことに留意したい.

医療機関によっては, 血液培養陽性例について感染制御チーム (ICT) あるいは抗菌薬適正使用支援チーム (AST) が感染症診療や抗菌薬適正使用を支援している事例もある. もし, 読者が所属する施設でまだ実施していなければ, そこから開始してみるのもよいだろう.

176

③ 症状が軽快しない時

これが一番難しい．筆者が病棟薬剤師を始めた頃に受けた相談はこの時点からが多かった．そして，その多くは抗菌薬開始前の培養検査が採取されていなかった．しかしながら，その時点で抗菌薬を変更してみたところで劇的によくなることはあまりなかった．よって，できる限り，少なくとも入院患者は抗菌薬開始時点で必要な検査がオーダされているかを確認しておく体制があることが理想的であろう．

症状が軽快しない時に確認すべきは，現在投与中の抗菌薬のスペクトラムおよび投与量，培養採取の有無，今までに得られている培養結果（陰性であっても意味はある），挿入物の有無（フォーカスとなり得るのであれば抜去できないか），患者の免疫不全の有無，カバーされていない微生物，非感染症の検索も合わせて検討すべきであろう．診断が正しくなければ，いくら抗菌薬を使っても害にしかならない．診断は医師の範疇であるが，臨床推論により鑑別疾患を想定することは薬剤師でも可能である．

処方提案だけで終わらせない

抗菌薬の処方提案をなぜ行うのか？　抗菌薬を適正化するため，が真の目標ではない．最終目標は患者の改善（有効性）だろう．そして，できる限り副作用を最小限（安全性）にとどめつつ，より安価（経済性）な治療を選択することであろう．よって，自身が提案した抗菌薬が感染症の改善につながっているのか，副作用を認めないか，長引いていないか（もしくは早く中断されていないか）をできる範囲で確認する．これを繰り返すことで感染症がどのような経過で軽快していくのか，副作用が出た場合にはどのような所見を認めるのか，などを患者から学び，また次の患者につなげていくことができる．そして，薬剤師が医師にとって薬物療法のパートナーとなれればベストであろう．

その場で処方提案が採択されなくてもモニタリングを続ける

もし処方提案がその場で採択されなかったからといって，そこで終わってしまうのはプロとして失格である．患者に不適切な抗菌薬が投与され続けていたならば，治療失敗や副作用のリスクは高まる．よって，その後も注意深くモニ

第2章 ケースで学ぶ処方提案

タリングを継続すべきだろう．その結果，治療が無事完了できたならば，最善でなくとも目標は達成できている．一方，治療がうまく進まなかった時は目標が達成されておらず，医師は当然悩むであろうし，あなたに相談してくるかもしれない．そこがチャンスである．そこであなたの処方提案が採択され患者が改善したならば，目標は達成され，さらにその医師が今後もあなたに相談しにくる可能性は高くなる．

今回は病院薬剤師の立場から，抗菌薬の処方提案に関して総論を述べた．しかし，高齢化社会を迎え，医療費削減や入院病床削減などを迫られている本邦の医療情勢において，外来や在宅における薬学的管理の必要性がよりいっそう高まっており，薬局薬剤師が抗菌薬の処方提案を行う場面もきっと増えるであろうと考えられる．また，抗菌薬の9割以上は外来で使用されていることからも[1]，薬局薬剤師が抗菌薬適正使用に果たすべき役割は今後ますます増していくだろう．本項が読者に少しでもお役に立てれば甚だ幸いである．

■参考文献
1）薬剤耐性（AMR）対策アクションプラン 2016-2020.
2）佐田竜一．「感染症トライアングルモデル」の使用マニュアル．レジデントノート．2015; 17: 26-31.
3）日本呼吸器学会市中肺炎診療ガイドライン作成委員会，編．成人市中肺炎診療ガイドライン．東京: 日本呼吸器学会; 2007.

〈門村将太〉

第2章 ケースで学ぶ処方提案

4 抗菌薬の処方提案

［ケース1］市中肺炎（CAP）

　肺炎は，厚生労働省の死因順位によれば，本邦における第4位に位置し，悪性腫瘍，心疾患，脳血管疾患とともに，予防と治療に重点が置かれている疾患の1つである．肺炎は種類も様々であるが，今回のケースでは市中肺炎（CAP）をとりあげてみたい．

　あなたはある病院の薬剤師である．注射調剤室で注射セットを行っていると，1枚の至急注射箋がプリンターから発行されてきた．どうやら，あなたが病棟薬剤業務を行っている4西病棟の処方箋だ．先ほど病棟から持参薬の鑑別依頼がきていた緊急入院患者（Hさん）のようだ．

【至急注射箋】
◎点滴静注
　レボフロキサシン点滴静注バッグ 500 mg/100 mL　　1袋
　生理食塩液 100 mL　　　　　　　　　　　　　　　　1瓶
　×1日1回　昼
　30分かけて点滴

さて，あなたはどのようなアクションを取るだろうか？

①即刻，疑義照会！「○○先生，レボフロキサシンはうちの採用バッグ製剤だから溶解液は要りませんよ～．希釈が要るシプロフロキサシンと間違えました？」と笑い飛ばす．
②即刻，疑義照会！「○○先生，レボフロキサシンは60分かけて点滴なんですよ．ちゃんと添付文書読んでからオーダしてくれないと…」と苛立ち気味に伝える．
③調剤する前に，「レボフロキサシンは腎排泄型薬剤なので腎機能をみておきたい，というか何でいきなりキノロンなんだ⁉」と患者情報を確認してみる．

第 2 章　ケースで学ぶ処方提案

　この回答，①も②も間違ったことは確かにいっていない…が，多忙な医師がすべての薬のことを正しく把握することは不可能であり，薬物療法のパートナーとなるべき薬剤師としてよい対応とはいいがたい．それよりもまず，どうしてこの患者にフルオロキノロン注射薬がオーダされたのか，果たして適切なのかをまず確かめるべきであり，③が妥当であろう．

　あなたの病院では電子カルテシステムが導入されている．ちょうど空いているカルテがあったので，まず患者情報を収集することにした．

患者情報

H さん　66 歳　男性　身長 172 cm　体重 77 kg
主訴: 数日前からの発熱，咳，痰，呼吸苦で来院
バイタルサイン: 意識清明，体温 38.2℃，血圧 132/82 mmHg，脈拍 102/分，呼吸数 27 回/分，SpO_2 90%（室外気），経鼻酸素 2 L/分の投与で 97%まで上昇
医学的診断: 肺炎
現病歴: 高血圧（7 年前から），逆流性食道炎（2 年前から）
既往歴: 10 歳時，虫垂炎で手術（それ以外の入院歴なし）
投薬歴: アムロジピン 5 mg　1 日 1 回朝食後（5 年前から），オメプラゾール 10 mg　1 日 1 回朝食後（2 年前から）
ワクチン接種歴: インフルエンザワクチン（昨年 10 月）
飲酒: 機会飲酒
喫煙: 1 日 20 本（20 歳〜）
職業: 無職（5 年前に退職）
家族: 妻（同居），息子 2 人（すでに独立している）
健康診断: 年 1 回　特に指摘なし

身体診察: 全肺野に wheeze 聴取，両肺野に crackle 聴取

血液検査: TP 8.2 g/dL，ALT 13 U/L，AST 18 U/L，ALP 208 U/L，BUN 22.2 mg/dL，CRE 0.76 mg/dL，Na 144 mEq/L，K 4.4 mEq/L，Cl 102 mEq/L，血糖 101 mg/dL，CRP 28.3 mg/dL，WBC 18,700/μL，RBC 525/μL，Hb 14.2 g/dL，Ht 35.6%，PLT 25.0×10^4/μL

画像検査：胸部 X 線検査 （コメント）右上葉，左下葉に浸潤影を認める

迅速検査：
・インフルエンザ A・B：陰性
・尿中肺炎球菌抗原：検査中
・尿中レジオネラ抗原：検査中

培養検査：
・血液培養 2 セット
・喀痰グラム染色・培養

　さて，この患者にレボフロキサシンの静注治療が妥当であるのか，改めて考えてみたい．

肺炎の重症度を評価する

　まず，この患者は今回入院しているが，静注治療が必要そうかを考えてみる．市中肺炎の重症度は，日本呼吸器学会では A-DROP（図 1）[1]，米国感染症学会と米国胸部学会では CURB-65，PSI（pneumonia severity index）[2]がスコアリング方法として推奨されている．今回は A-DROP で評価してみる．D：BUN 22.6 mg/dL，R：SpO$_2$ 90%が該当し 2 点と算出されるので，外来または入院治療とされており，入院治療も考慮される状況である．

カバーすべき微生物を考える

　市中肺炎の原因菌は，細菌性肺炎では肺炎球菌，インフルエンザ桿菌，モラクセラ・カタラーリスが，非定型肺炎ではマイコプラズマ・ニューモニエ，レジオネラ，クラミドフィラ・ニューモニエが主に知られている．合併症などによっても起炎菌は異なる（表 1）．とりわけ，肺炎球菌は CAP の起炎菌で最多

第2章 ケースで学ぶ処方提案

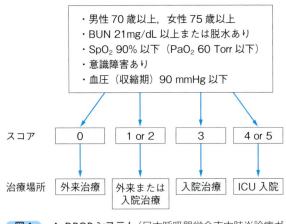

図1 A-DROPシステム（日本呼吸器学会市中肺炎診療ガイドライン作成委員会，編．成人市中肺炎診療ガイドライン．東京：日本呼吸器学会；2007[1]）

表1 患者の病態とCAPにおいて関連がある微生物
(Mandell LA, et al. Clin Infect Dis. 2007；44 Suppl 2：S27-72[2]より改変)

病態	主な原因微生物
アルコール多飲	肺炎球菌，肺炎桿菌，口腔内嫌気性菌，アシネトバククター，など
COPD，喫煙	インフルエンザ桿菌，モラクセラ，緑膿菌，レジオネラなど
誤嚥	グラム陰性桿菌（腸内細菌科），口腔内嫌気性菌など
インフルエンザ罹患	インフルエンザウイルス 肺炎球菌，黄色ブドウ球菌，インフルエンザ桿菌
器質性肺疾患 （気管支拡張症など）	緑膿菌，黄色ブドウ球菌
気管支閉塞	嫌気性菌，肺炎球菌，インフルエンザ桿菌，黄色ブドウ球菌

であり，スペクトラムを外さないということを忘れてはいけない．今回のレボフロキサシンの抗菌スペクトラムは，これらの微生物をすべてカバーできている．そのままよしとするのか？　ちょっと立ち止まって考えてみよう．

　先述した日本呼吸器学会のCAPガイドラインによれば，レスピラトリーキノロンは耐性化を考慮して第一選択から外されており（第二選択となっている），CAPの第一選択薬は，基礎疾患がない場合：βラクタマーゼ阻害剤配合ペニシリン，セフェム系（入院の場合），65歳以上あるいは軽症の基礎疾患（糖

4. 抗菌薬の処方提案［ケース1］

尿病，腎疾患，肝疾患，心疾患など）がある場合：マクロライド系あるいはテトラサイクリン系の追加（を考慮），とされている．レスピラトリーキノロンは，慢性呼吸器疾患，最近抗菌薬使用歴，ペニシリンアレルギーがある場合であり，長年の喫煙歴はあるものの健康診断を毎年受けていることから対象とはならないと考えられる．

アンチバイオグラムを知っておく

　抗菌薬選択を行う上で，自施設の抗菌薬感受性一覧表（アンチバイオグラム）があればぜひ一度みてみることを勧める．アンチバイオグラムがない場合は，厚生労働省が行っている院内感染対策サーベイランス（JANIS）をみてみるとよいだろう[3]．市中肺炎の原因菌の特徴として，肺炎球菌はマクロライド系抗菌薬の耐性率は85％と非常に高いこと，メロペネムの耐性率が12％と上昇してきていること，インフルエンザ桿菌はβラクタマーゼ産生型の耐性菌（BLPAR）が60％以上，非産生型の耐性菌（BLNAR）が30％以上にみられること，などが挙げられる．

　今までの評価を基に主治医に処方提案する…わけだが，なぜ医師がその抗菌薬を処方したのか，何か特別な理由があるかもしれない．まずはそれを聞いてみよう．

薬　「○○先生，薬剤師の□□です．今，お電話よろしいでしょうか？」
医　「はい．何でしょうか？」
薬　「先ほどご入院されたHさんのレボフロキサシンなんですが…」
医　「オーダが何かおかしかったですか？」
薬　「いえ，そうではないんです．この患者さんは市中肺炎でご入院されたようですが，レボフロキサシンの点滴を選ばれていたので，その理由を伺いたくてお電話しました．」
医　「ああ，肺炎だったのでレスピラトリーキノロンといえば，と思ってレボフロキサシンにしました．入院で脱水もあるから点滴でいいかなと思って．これだと何かマズいですか？」

　どうやら今回については特別な理由があるわけではなさそうである．しか

183

第2章 ケースで学ぶ処方提案

し，どのようにしてレボフロキサシンを他剤に変更してもらえばよいか？　耐性菌が増えるから，だけでは医師は納得してくれないかもしれない．

レボフロキサシンを呼吸器感染症に使用するデメリットは何か？

　レボフロキサシンは広い抗菌スペクトラムをもつ有用な抗菌薬の1つである．そのスペクトラムは結核菌さえもカバーできることから，抗結核薬の選択肢の1つとなることは知っておきたい（2015年8月に効能追加されている）[4]．しかしながら，そのスペクトラムの広さが仇となり得ることも知っておきたい．Wangらの報告によれば，呼吸器感染に対してフルオロキノロンを初期治療に使用したために肺結核の診断が1カ月以上遅れ，予後不良の独立因子であったとされている[5]．もし本症例が肺結核であった場合に診断が遅れれば，他の患者への二次感染拡大の危険性が高まるだろう．

本症例にキノロンを投与する時の副作用リスクは？

　キノロンの主な副作用には，下痢，頭痛，めまい，眠気，アレルギー，光線過敏症，に加えて，*Clostridium difficile* 感染症（CDI）が挙げられる．CDIはあらゆる抗菌薬の副作用となり得るが，市中発症CDIに関するメタ解析によれば，フルオロキノロンのCDIリスクはクリンダマイシンに次いで高かったと報告されている[6]．さらに，本症例はオメプラゾールを服用しており，PPI服用はCDIのリスク因子であることからも，他の選択肢を考慮しておきたい．

　本症例における処方の妥当性と問題点を医師に伝えてみよう．

薬　「Hさんの市中肺炎としては重症と思われますか？　薬を飲むのも難しそうですか？」

医　「いえ．A-DROP 2点で入院はさせましたけど，基礎疾患も多くはないですし．」

薬　「そうですよね．喫煙歴はありますが，呼吸器疾患の診断を受けたことはないようでした．Hさんの場合，A-DROP 2点で，65歳以上ですから，ガイドライン通りにいけば，当院採用薬ではアンピシリン/スルバクタムも

しくはセフトリアキソンに，ミノサイクリンかアジスロマイシンの併用が勧められます.」

医 「うーん，確かにそうですが，それならキノロンでカバーできますよね」

薬 「おっしゃる通りです．ですが，キノロンは結核菌にも効いてしまうので，もしどうしてもお使いになるのであれば，結核じゃないことを確かめておきたいのですが，先生はもう確認済みなのでしょうか？」

医 「ああ，確かに結核は確認できていないですね…抗酸菌塗抹もオーダしておくの忘れるところでした.」

薬 「それともう1つ心配なことがあって．Hさん，PPIのオメプラゾールを服用中なんですが，キノロンってCDIのリスクが先程お話しした抗菌薬よりも倍以上高いんです．すでにご存知でしたらすみません」

医 「へえ，そうなんですか．確かにあの患者さんにレボフロキサシンはちょっと問題が多そうですね．ええと，さっき何を選ぶっていってましたっけ…？ 変えます，やっぱり．投与量とかも教えてもらえると助かります.」

【提案1】初期抗菌薬選択⇒採択
　レボフロキサシン→アンピシリン/スルバクタム＋ミノサイクリンへ変更
【提案2】投与量設計⇒採択
　アンピシリン/スルバクタム3g　6時間ごと　点滴静注1時間
　ミノサイクリン100mg　12時間ごと　内服

翌日，患者のカルテを確認してみるとさらに情報が得られた.

【入院翌日】

バイタルサイン：体温37.6℃，血圧128/78mmHg，脈拍85/分，呼吸数25回/分，SpO_2 95%（経鼻酸素1L/分）

迅速検査:

・尿中肺炎球菌抗原：陽性
・尿中レジオネラ抗原：陰性
・喀痰グラム染色・培養
　グラム陽性球菌（3+）　Geckler 4

第 2 章 ケースで学ぶ処方提案

抗酸菌塗抹: 陰性

　どうやら肺炎球菌の可能性が高そうである．この時点でスペクトラムを狭めるかどうか医師に相談してみる．

薬　「○○先生，H さん，どうやら肺炎球菌性肺炎っぽいようですが，ペニシリン系単剤に絞りますか？」

医　「そうですね．ただ，まだ解熱していませんし，もう少し待ってもいいですか」

薬　「そうですか…．わかりました．また確認してご相談します」

【提案 3】de-escalation（狭域化）⇒不採択

　この時点で抗菌薬をペニシリン系単剤に変更することは可能と思われるが，医師の臨床経験によって差があるかもしれない．強硬に主張するのも抗菌薬適正使用にとってよいかもしれないが，臨床的に妥当であれば医師との関係性を崩してまで処方変更する必要があるのかも考えてみてもよいかもしれない（ここはあくまで個人の意見です）．

【入院 4 日後】

バイタルサイン: 体温 36.8℃，血圧 132/72 mmHg，脈拍 65/分，呼吸数 18 回/分，SpO$_2$ 95%（室内気）

血液検査: TP 8.0 g/dL，ALT 14 U/L，AST 19 U/L，ALP 218 U/L，BUN 18.0 mg/dL，CRE 0.72 mg/dL，Na 143 mEq/L，K 4.0 mEq/L，Cl 101 mEq/L，血糖 92 mg/dL，CRP 8.5 mg/dL，WBC 8,620/μL，RBC 520/μL，Hb 14.0 g/dL，Ht 35.0%，PLT 23.2×10^4/μL

喀痰培養: ペニシリン感受性肺炎球菌（PSSP）
薬剤感受性: PCG: S（MIC≦2），ABPC: S，CEZ: S，CTX: S，MEPM: R，EM: R，LVFX: S，CLDM: R，VCM: S

　培養結果が出揃ったところで再度医師に相談してみる．

186

4. 抗菌薬の処方提案 ［ケース 1］

薬 「○○先生，培養結果は PSSP でした．尿中肺炎球菌抗原も陽性でしたし，起炎菌と考えてよいかと思いますが，抗菌薬そろそろ絞れませんか？」

医 「そうですね．ミノサイクリンを削ればいいですか？」

薬 「はい．あと，アンピシリン/スルバクタムのスルバクタムは下痢の原因になりやすいので，アンピシリンに変更できると思います．そういえばHさん，退院はまだ先ですか？　経口剤にもできそうですが…」

医 「そうですか．そろそろ退院を考えていました．経口剤に変えるなら何がいいですか？」

薬 「アモキシシリンがよいかと思います．治療期間は血液培養が陰性であれば，一般的に 7〜10 日間が推奨されています」

医 「じゃあ，明日まで点滴してみてよければ，残りの期間は経口にして退院にします」

【提案】de-escalation（再度）⇒採択
　ミノサイクリン終了．アンピシリン/スルバクタム⇒アンピシリン 2 g　6 時間ごと　点滴静注 1 時間　へ変更
【提案】iv to po switch⇒採択
　アモキシシリン　500 mg　1 日 3 回　内服

ワクチンによる肺炎予防

　本症例は高齢者における肺炎球菌性肺炎であった．肺炎球菌には複数の株があり再度感染を起こす可能性もある．現在，65 歳以上の高齢者には肺炎球菌ワクチン（本邦では 23 価莢膜ポリサッカライド肺炎球菌［PPSV］のみが適応）が定期接種の対象となっている．ワクチン接種は肺炎球菌性肺炎の発症や死亡の低減につながることから[7]，本症例では今後接種を勧めるべきであろう．

　冒頭で述べたように市中肺炎はコモンな感染症であり，抗菌薬の不適切使用は治療失敗，耐性菌の増加，CDI の増加などにつながる恐れがある．また，不必要な静注薬使用は，入院期間の延長，血管カテーテル感染の増加にもつながり得るため，経口剤へ切り替え可能かは毎日検討したいところである．

　成人肺炎診療ガイドラインは 2017 年 5 月に改訂された．筆者はまだ詳細を確認していないが，肺炎における敗血症の有無，終末期における抗菌薬使用の

187

第 2 章 ケースで学ぶ処方提案

是非などが検討されているようである．読者の皆さんにはそちらも合わせて確認いただき，知識のアップデートを図っていただけると幸いである．

■参考文献
1) 日本呼吸器学会市中肺炎診療ガイドライン作成委員会，編．成人市中肺炎診療ガイドライン．東京: 日本呼吸器学会; 2007.
2) Mandell LA, et al. Infectious Diseases Society of America/American Thoracic Society consensus guidelines on the management of community-acquired pneumonia in adults. Clin Infect Dis. 2007; 44 Suppl 2: S27-72.
3) 厚生労働省．院内感染対策サーベイランス検査部門公開情報（2015 年報）．2016. https://janis.mhlw.go.jp/report/open_report/2015/3/1/ken_Open_Report_201500 (clsi2012).pdf
4) 日本結核病学会，編．結核診療ガイドライン．改訂第 3 版．東京: 南江堂; 2015.
5) Wang JY, et al. Empirical treatment with a fluoroquinolone delays the treatment for tuberculosis and is associated with a poor prognosis in endemic areas. Thorax. 2006; 61: 903-8.
6) Brown KA, et al. Meta-analysis of antibiotics and the risk of community-associated *Clostridium difficile* infection. Antimicrob Agents Chemother. 2013; 57: 2326-32.
7) Maruyama T, et al. Efficacy of 23-valent pneumococcal vaccine in preventing pneumonia and improving survival in nursing home residents: double blind, randomised and placebo controlled trial. BMJ. 2010; 340: c1004.

〈門村将太〉

第2章 ケースで学ぶ処方提案

4 抗菌薬の処方提案

［ケース2］カテーテル関連血流感染（CRBSI）

　医療関連感染（HCAI）の5大感染症は，カテーテル関連血流感染（CRBSI），カテーテル関連尿路感染（CAUTI），人工呼吸器関連肺炎（VAP），手術部位感染（SSI），*Clostridium difficile* 感染症（CDI）である．CRBSI は血流感染，本来無菌であるはずの血液に微生物が存在している状態，つまり内科的エマージェンシーであり，そのマネジメントを知っておくことは薬剤師にとっても必要であろうと思われる．

　あなたはある病院の薬剤師である．ある日，調剤室で調剤していると，知り合いの医師から PHS に電話が入り，「入院中の A さん，熱出てて尿路感染っぽいんだけど，抗菌薬は何いけばいいかな？　誤嚥でセフトリアキソン使ってたから，それ以外の方がいいかねえ？」と相談を受けた．あなたはどう対応するか？

①「UTI（尿路感染症）ならキノロン内服でいいんじゃないですか？　吸収率もいいですよ！　調剤してすぐ病棟にあげときますよ～」と答える．
②「熱が出ている UTI なら腎盂腎炎の可能性があるので，またセフトリアキソンの点滴にしてください」と答える．
③「患者さんの詳しい情報を確認してから回答したいので，少し時間をいただけますか．また数分後にお返事します」と答える．

　もし①と答えたならばすぐに改める必要があるだろう．キノロン系抗菌薬は耐性化しやすく安易な使用は厳に慎みたい．もし②と答えたならば①よりはマシかもしれないが，抗菌薬投与歴は耐性菌のリスク因子であり，また検索が十分とはいえず，抗菌薬適正使用には程遠い．やはり，患者の治療方針で相談を受けたならば，まずは③患者情報の収集と病態の把握である．

JCOPY 498-07922

189

第2章 ケースで学ぶ処方提案

あなたは調剤業務をちょっと先輩にお願いして，何とか病棟に駆けつけることができ，患者のカルテと様子を急いで確認しに行った．

患者情報

Aさん　86歳　男性　身長165 cm　体重51 kg
誤嚥性肺炎のために入院．セフトリアキソン1回2g　1日1回点滴静注が投与されていた（7日間で終了）．その際，嚥下機能低下による誤嚥が懸念され，また低アルブミン血症を認め，低栄養を改善するため中心静脈栄養が行われている．温度板をみると，入院14日頃から39℃を超える発熱が数日続いているようだ．

バイタルサイン（本日）：体温39.2℃，血圧102/55 mmHg，脈拍120/分，呼吸数27回/分
現病歴：高血圧症，慢性心不全
既往歴：75歳時　大動脈弁置換術（機械弁）
持参薬：テルミサルタン20 mg，ニフェジピン徐放錠20 mg，カルベジロール2.5 mg，ワルファリン2.5 mg，ランソプラゾール15 mg，センノシド12 mg

血液検査：Alb 2.2 g/dL，CHE 105 U/L，ALT 15 U/L，AST 17 U/L，ALP 212 U/L，BUN 32.6 mg/dL，CRE 1.06 g/dL，Na 142 mEq/L，K 4.0 mEq/L，Cl 105 mEq/L，血糖125 mg/dL，CRP 16.8 mg/dL，WBC 15,670/μL，RBC 505/μL，Hb 12.3 g/dL，Ht 34.2%，PLT 10.5×10^4/μL
尿定性：細菌（−），WBC　4以下/HPF，潜血（−）
細菌検査：尿培養が本日提出（過去に耐性菌の検出歴はない）
排泄：
・尿量1,500 mL/日
・便0〜1回/日（オムツ）
挿入物：
・中心静脈カテーテル（CVC）：入院翌日からトリプルルーメンが左鼠径に留置されている．1つのルーメンには高カロリー輸液がつながっている
・尿道留置カテーテル：入院当日から留置されている

ADL: 座位保持はできるが，立位保持はリハビリテーション時のみ

食事: 刻み食，とろみ水で提供されており，摂取量は主食・副食ともに 2～3割程度

あなたは情報を収集し終え，医師へ連絡することとなった．どう連絡するか？

① 「前回セフトリアキソン効いてましたし，副作用もなかったからまた使いましょう」と伝える．
② 「WBC も CRP も高くて重症なのでメロペネムの方がいいんじゃないですか？」と伝える．
③ 「UTI とのことでしたが，中心静脈栄養も入っていますし，カテーテル関連血流感染も考えられないでしょうか？　そうであれば血液培養も必要だと思います．本来はカテーテル抜去が原則ですが，現時点で抜くのは難しいでしょうか？　初期治療はセフェピムとバンコマイシンが一般的に推奨されています」と伝える．

　①，②ともに感染症の三角，つまり患者，臓器，微生物を想定できておらず不適切であると思われる．③が現段階で適切と考え，医師に連絡したところ「ああ，CV 入ってるからその可能性あったね．じゃあ血培，2 セットだっけ？　追加するよ．けど CV 抜くのはちょっとまだ厳しいかなあ…」

> 【提案 1】　細菌検査: 血液培養 2 セット⇒採択
> 【提案 2】　挿入物: CVC 抜去⇒不採択

それと同時に医師から「でも…MRSA 出てないのにバンコまでいるの？」と返答された．あなたはどう返答するか？

① 「うーん…じゃあ MRSA 出たらバンコを入れてもらってもいいですか？　ひとまずセフェピムだけお願いします！」と答える．
② 「バンコマイシンはガイドラインに書いてあるから必要なんです！」と強引に押し切る．
③ 「A さんは敗血症を起こしている可能性もありますし，培養結果が出てから

191

第2章 ケースで学ぶ処方提案

治療を開始したのでは遅れてしまう恐れがあります．中心静脈カテーテル感染では，ブドウ球菌，緑膿菌を含むグラム陰性桿菌が起炎菌として多く，入院期間が長いと耐性菌の可能性も高まります．もし培養で生えてこなければ早期に中止する方が安全ですよ」と提案の理由を説明する．

①はMRSAが起炎菌であった場合，治療開始が遅れてしまうこととなる．②は処方提案の意義を自身が理解できていない．この場合，③が適切であろう．広域抗菌薬の使用＝不適切使用では決してなく，必要な場面を見極めて使うべき場面で使い，培養結果を鑑みてde-escalationあるいはdefinitiveに切り替えるのがこの場合は正しいと思われる．医師に説明をしたところ，「そういうことなんだ．じゃあ併用で開始しておいた方がいいね」と了承された．そして「じゃあ，この患者さんの抗菌薬の用量も教えてよ」とさらに質問を受けた．

【提案3】初期抗菌薬選択（セフェピム・バンコマイシン）⇒採択

さて，ここでようやく抗菌薬の投与設計である．バンコマイシンもセフェピムも腎排泄型抗菌薬であり，腎機能を評価する必要があるだろう．また，バンコマイシンは薬物血中濃度測定が可能であることからTDMを行いたいところである．

腎機能評価

まず留意したいのは，CREの変動の有無である．つまり，直近のCREが，それ以前からみて横ばいなのか，上昇傾向か，低下傾向かを確認しておきたい．

CREは，入院当日：1.15 mg/dL，3日前：1.12 mg/dL，と大きな変動はみられない．

BUN/CRE比 32.6/1.23＞20と脱水が疑われる．
・推定糸球体濾過速度（eGFR）51 mL/分/1.73 m^2
・未補正eGFR 45 mL/分（体表面積 1.55 m^2）
・推定クレアチニンクリアランス（CCr）36 mL/分（Cockcroft-Gault 式）
⇒抗菌薬投与量はCCr 30～50に相当する用量が妥当のようである．

4. 抗菌薬の処方提案［ケース2］

投与設計

●セフェピム
標的微生物：ブドウ球菌属（メチシリン感受性），腸内細菌科細菌，緑膿菌

標準投与量：1回1～2g　8時間ごと　点滴静注（本邦の保険適応は1日4g まで）

当該患者の推奨用量⇒1回1g　12時間ごと

●バンコマイシン
標的微生物：ブドウ球菌属（メチシリン耐性），腸球菌

標準投与量：15 mg/kg　12時間ごと

当該患者の推奨用量⇒初回 1.25 g（25 mg/kg）点滴静注2時間

2日目以降　0.5 g（10 mg/kg）12時間ごと

点滴静注1時間

【提案4】セフェピム・バンコマイシンの投与設計⇒採択

TDM

採血ポイント：投与3日目（5回目）の投与直前（トラフ）

目標トラフ濃度：15～20 μg/mL

【提案5】バンコマイシンの薬物濃度測定⇒採択

カルテ記載例

#1　薬物治療計画：カテーテル関連血流感染の疑い，尿路感染の疑い

S）熱のせいかいつもより怠い…（ぐったりした印象）

O）患者情報参照

A）尿道カテーテル，CVC留置2週間以上経過してからの発熱であり，CRBSI および CAUTI が疑われる．初期は MRSA を含めたカバーをすべきだろう．

P）尿定性・沈査，尿培養，血液培養2セット→培養結果を確認

193

第 2 章 ケースで学ぶ処方提案

本日より VCM，CFPM 投与開始．VCM の TDM を開始（♯ 2 立案）．

TPN が長期であり，カンジダの可能性も考えて血中 β-D-グルカンの測定を依頼する．

♯ 2　TDM: バンコマイシン

O）86 歳男性　体重 51 kg

　　CRE 1.23 mg/dL，推定 CCr 36 mL/分

A）腎機能低下は中等度．VCM 腎障害の危険因子: 高齢，脱水，ARB

P）初回負荷投与 1 g，2 回目以降 0.5 g×12 時間ごとで開始

腎障害のリスクが複数あり，CRE 上昇に注意してモニタリング継続．

投与 3 日目にトラフ測定を予定．目標トラフ 15～20 μg/mL．結果を確認し投与計画を再検討する．

♯ 3　♯ 1 に関連した血圧低下の可能性

O）HF，HT 既往あり，ARB・CCB・βB 服用中

　　本日の BP 102/55

A）血圧が通常よりも低い．血清カリウムの上昇は認めず．

P）降圧薬の休薬（ARB＞CCB＞βB）を提案する．

バイタル，腎機能，電解質をモニタリング．

♯ 4　薬物治療管理: ワルファリン

O）AVR 術後で抗凝固薬ワルファリンを内服中．PT-INR 2.6

A）抗菌薬投与により作用増強の恐れあり

P）次回以降の採血に PT-INR の追加を主治医へ依頼

PT-INR をモニタリング（目標 2.0～3.0）．過延長があれば休薬・減量を提案．

【提案 6】降圧薬（テルミサルタン・ニフェジピン）の休薬⇒採択

【提案 7】PT-INR 測定⇒採択

【提案 8】血中 β-D-グルカン測定⇒採択

194

培養結果（3 日後）

血液培養①（中間報告）：グラム陽性球菌（ブドウ球菌疑い）
血液培養②（中間報告）：グラム陽性球菌（ブドウ球菌疑い）
尿培養（最終報告）：陰性

採血結果：バンコマイシン（トラフ）15.3 μg/mL, PT-INR　2.5, β-D-グル
カン 6.7 pg/mL（<20）

バイタルサイン：体温 36.2℃，血圧 128/76 mmHg，脈拍 73/分，呼吸数 18
回/分

　2 セットの両方から GPC が検出されていることから，コンタミネーション
の可能性は低そうである．また，尿培養は陰性であり CAUTI よりも CRBSI
が疑わしくなった．グラム陽性球菌（GPC）かつブドウ球菌の疑いであれば，
Staphylococcus aureus（黄色ブドウ球菌），*S. epidermidis*（表皮ブドウ
球菌）を含むコアグラーゼ陰性ブドウ球菌（CNS）のいずれかが推定される．
メチシリン感受性はまだわからないので，バンコマイシンは継続しておきた
い．また，黄色ブドウ球菌菌血症（SAB）であれば，陰性化日からが治療日の
カウント開始となるため，治療期間決定のためにも陰性化確認目的の血液培養
を再検しておきたい．さらに当該患者は AVR 術後であり感染性心内膜炎（IE）
のリスクが高いため，心臓超音波検査で除外しておきたい．一方，患者の症状
は軽快してきている．バンコマイシンの薬物血中濃度も目標域に到達してい
る．また，培養結果からは現時点でグラム陰性桿菌（GNR）の可能性は低く
なった．よって，GNR カバーは外すことが可能と思われ，また副作用・相互
作用のリスクを少なくするためにも，セフェピムの中止（バンコマイシンは継
続）を提案したい．なお，β-D-グルカンは正常値であり深在性真菌症の可能
性は低そうであり，また PT-INR も目標範囲内を推移している．

医師とのコミュニケーション

薬　「中間報告で血培 2 セット中 2 セットから GPC が生えてきました．ブドウ

第 2 章 ケースで学ぶ処方提案

球菌の疑いのようです．2 セットとも陽性の場合，真の菌血症である可能性が高いようです．A さんは弁置換していますから，IE がないか心エコーしておくことをお勧めします．ブドウ球菌の場合，治療期間が陰性化の有無で変わるので血液培養をもう 2 セット採取すべきだと思います．そのかわり GNR は認めていませんし，尿培養も陰性でした．解熱してバイタルも安定化してきていますし，セフェピムは止めてはいかがでしょう？PPI 服用中ですから CDI が怖いですし，ワルファリンの作用を強めて出血のリスクも高まります…．そういえば A さんの食事量はアップしてきてます．そろそろ CVC を抜けるとよりベターだと思いますが…どうでしょうか？」

医 「ああ，ブ菌が出てきたか…カテはやっぱり抜こう．心エコーね，今日予約取れるかなあ．じゃあ，抗菌薬はバンコだけ継続しておいたらいいんだね．血培は 1 セットじゃダメなの？」

薬 「では CVC 先端の培養を追加でお願いできますか？　血培 1 セットだけ採取してブドウ球菌が生えてもコンタミか判別できないので，可能な限り 2 セット取るべきだと思います」

医 「そうだね．じゃあ，カテ先と血培 2 セットでオーダするよ」

【提案 9】　心臓超音波検査⇒採択
【提案 10】de-escalation：セフェピムの中止⇒採択
【提案 11】血液培養 2 セットの再検（陰性化確認）⇒採択
【提案 12】CVC の抜去（再提案）・CVC 先端の培養提出⇒採択

経胸壁心エコー（TTE）

弁に vegetation を疑う付着物は認めない．

培養結果（5 日後）

血液培養①（最終報告）：メチシリン感受性黄色ブドウ球菌（MSSA）
血液培養②（最終報告）：MSSA
　治療開始 2 日後の血液培養は最終報告にて陰性，CVC 先端培養は同じ感受

性の MSSA が検出された.

抗菌薬の最適化

　MSSA 菌血症における最適抗菌薬は，（中枢神経系感染を伴う場合を除き）セファゾリンである（本邦では抗ブドウ球菌ペニシリンである nafcillin, oxacillin, flucloxacillin は承認されていない）．バンコマイシンでの治療継続は治療失敗や再燃リスクが高まるため不適切である．持続菌血症は認めておらず CVC を抜去できているが，大動脈弁置換術後で人工物挿入があることから，複雑性 SAB として 28 日間の静注抗菌薬の継続が推奨される（表 1）.

> 【提案 13】de-escalation: バンコマイシン→セファゾリンへの変更
> 【提案 14】治療期間: 複雑性 SAB として計 28 日間の静注抗菌薬投与

　本項では CRBSI の一例を例示した．上記はあくまで例であるが，処方提案をする場面は決して一度きりではなく，患者の経過や培養結果などの追加情報

表 1 黄色ブドウ球菌菌血症（SAB）に対するケア
（López-Cortés LE, et al. Clin Infect Dis. 2013; 57: 1225-33[2])より改変）

フォローアップの血液培養	臨床経過によらず抗菌薬治療開始後 48～96 時間後に血液培養を採取
早期のソースコントロール	SAB の発生源として疑われる/確信される短期留置型血管カテーテルの抜去，72 時間以内に膿瘍をドレナージ
臨床適応のある患者への心臓エコー検査	複雑性菌血症あるいは感染性心内膜炎の素因がある患者に心臓エコー検査を実施
MSSA 最適治療として静注セファゾリンを早期に開始	最適治療として静注セファゾリン（アレルギー患者を除く） ※引用文献には cloxacillin と記載されているが，本邦で単剤が承認されていないためセファゾリンとした.
バンコマイシンのトラフ濃度に応じた用量調節	バンコマイシンのトラフ濃度を少なくとも 3 日間以上投与したところで測定，15～20 μg/mL を維持するよう用量調節
感染の複雑性に応じた治療期間	非複雑性: 14 日間 複雑性: 28 日間

複雑性: 持続菌血症，感染性心内膜炎，永久的人工物，抜去不可デバイスによる感染，維持血液透析

第2章 ケースで学ぶ処方提案

によって刻一刻と変化する．よって，検査予定日の確認や検査結果報告日の予想をしながら医師が意思決定するタイミングに合わせて（先回りして）アクションを起こすことが理想的であると思われる．また，血流感染においては抗菌薬もさることながら，それ以外の検査に関わる提案が治療期間の決定などに関わるため，非常に重要なポイントである．さらに，感染症の治療ばかりでなく，合併症や併用薬のマネジメントを疎かにしないことを忘れないようにしたい．

■参考文献
1) O'Grady NP, et al. Guidelines for the Prevention of Intravascular Catheter-related Infections. Clin Infect Dis. 2011; 52: e162-e193.
2) López-Cortés LE, et al. Impact of an evidence-based bundle intervention in the quality-of-care management and outcome of *Staphylococcus aureus* bacteremia. Clin Infect Dis. 2013; 57: 1225-33.

〈門村将太〉

> 第 2 章 ケースで学ぶ処方提案

4 抗菌薬の処方提案

［ケース 3］意識障害，発熱，嘔吐で救急搬送され，敗血症性ショックとなった 76 歳女性

　重症感染症では抗菌薬選択が患者予後を左右することはいうまでもない．薬剤師による抗菌薬の適正化は患者を救命し得る重要な診療支援である．一方で，重症感染症は医師にとってはプレッシャーの大きな疾患であり，薬剤師の処方提案を受け入れにくい状況であることも理解しておかなければならない．ここでは重症感染症における処方提案について述べる．

症例

76 歳，女性．

主訴: 意識障害，発熱，嘔吐

入院時診断: 敗血症性ショック，右腎盂腎炎

現病歴: 3 日前に嘔吐が出現．昨日から 38℃の発熱あり．

既往歴: C 型慢性肝炎・肝硬変，胃食道静脈瘤，高血圧症，鉄欠乏性貧血

定期内服薬: クエン酸第一鉄 Na 錠 50 mg 1 錠（分 1），カンデサルタン錠 2 mg 1 錠（分 1）

アレルギー: なし

生活歴: 飲酒 なし，喫煙 なし

バイタル: 体温 39.7℃，血圧 86/58 mmHg，脈拍 130 回/分，呼吸数 22 回/分，SpO_2 97%（リザーバーマスク 6 L）

血液検査: WBC 3,600/μL(Neutro 87.1%，Eosino 0.3%，Lympho 9.8%，Mono 2.2%)，Hb 14.2 g/dL，Ht 42.2%，PLT 11,000/μL，AST 327 U/L，ALT 104 U/L，LDH 628 U/L，γGTP 30 U/L，Na 135 mEq/L，K 4.4 mEq/L，Cl 99 mEq/L，BUN 93.4 mg/dL，Cre 1.64 mg/dL，CRP 17.5 mg/dL

尿グラム染色: 好中球＋，グラム陰性桿菌 4＋（図 1）

第 2 章 ケースで学ぶ処方提案

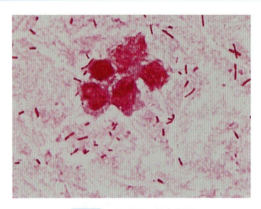

図1　尿グラム染色所見

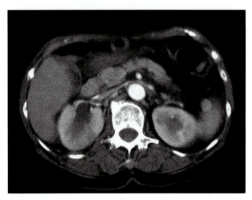

図2　入院直後に施行された胸腹部造影 CT
右腎には楔状の造影不良領域があり，腎盂腎炎の所見である．

　高齢女性に意識障害と発熱をきたした症例である．尿検査で白血球多数，細菌（グラム陰性桿菌）多数を認め，胸腹部 CT では右尿管に結石による尿路の閉塞と右腎に楔状の造影不良（炎症性変化，間質性浮腫）の所見があることから複雑性腎盂腎炎と診断された（図2）．

抗菌薬を提案する前に，医師と重症度を共有する

　「使えば使うほど耐性菌は増える」．これは抗菌薬の宿命である．目の前の患

4. 抗菌薬の処方提案［ケース3］

者の治療を考えると抗菌スペクトルを外さないようにはじめからあらゆる細菌に効く広域な抗菌薬を選択しがちである．一方で，広域抗菌薬を温存することは長期的には耐性菌を抑制し，治療効果の維持につながるという視点も大切にしたい．感染症治療に携わる医師も薬剤師も，"感染症の治癒"と"広域抗菌薬の温存"のバランスに葛藤しながら感染症治療を進めてゆくこととになる．そのバランス配分を規定するのが重症度である．もし時間単位で死亡率が上昇するような待てない状態では初期治療で抗菌スペクトルを外さないように頻度の低い原因菌まで広くカバーし，もし待てる状態では初期治療は頻度の高い原因菌をカバーして原因菌判明後にスペクトルが外れていれば速やかに抗菌薬を修正して対応するという状況に即した考え方である．

敗血症性ショックでは抗菌薬投与が1時間遅れると死亡率が7.6％上昇することが報告されており[1]，敗血症性ショックの初期治療は原因菌を確実にカバーする抗菌薬選択が最優先である．逆に死亡に直結するような所見がみられなければ，初期治療では頻度の高い原因菌をカバーして切り札的な抗菌薬は温存する．

単に重症という理由で広域抗菌薬とするのではなく，死亡率と相関するような具体的な指標を示しながら，待てる状態なのか，待てない状態なのかを医師と共有することが重要である．本症例は敗血症性ショックの状態であり，主治医と薬剤師の間で一刻も早く有効な抗菌薬を投与する必要があるという認識が一致していることが処方提案に向けた第一歩である．

具体的な原因菌名を列挙（explicitな思考）して抗菌薬を提案

先ほど説明した通り本症例は経験的治療でスペクトルを外すことが許されない状況である．だからといって，「重症感染症」＝「カルバペネムでよい」というimplicit（なんとなく，曖昧）な考えは避けるべきである．抗菌薬は細菌を殺すためのものであり，どの細菌をターゲットにしているかをexplicit（原因菌を具体的な菌名で挙げる）に考えなければその適否は評価できない[2]．

初期治療の段階では原因菌が判明していないことが多いが，原因菌を考えないでよいというわけではない．細菌培養をはじめとする原因菌を特定する細菌検査が完了していない状況でも，疫学データや病態に基づいて感染臓器で原因菌となり得る細菌をリストアップし，ターゲットとする細菌を明確にする作業

JCOPY 498-07922

201

第2章 ケースで学ぶ処方提案

表1 尿路結石による急性複雑性腎盂腎炎における血液培養の検出菌
(Hamasuna R, et al. Int J Urol. 2015; 22: 294-300[3]より改変)

Gram-negative rods	109	(82.0%)	Gram-positive rods	17	(12.8%)
Escherichia coli	69	(51.9%)	*Enterococcus faecalis*	3	(2.3%)
Klebsiella pneumoniae	7	(5.3%)	*Staphylococcus aureus*	7	(5.3%)
Proteus mirabilis	14	(10.5%)	Coagulase-negative	7	(5.3%)
Pseudomonas aeruginosa	6	(4.5%)	*Staphylococcus*		
Pseudomonas sp.	1	(0.8%)			
Citrobacter koseri	2	(1.5%)	**Anaerobes**	5	(3.8%)
Citrobacter freundii	2	(1.5%)	*Bacteroides fragilis*	2	(1.5%)
Citrobacter sp.	2	(1.5%)	*Fusobacterium* sp.	2	(1.5%)
Enterobacter cloacae	1	(0.8%)	Other anaerobes	1	(0.8%)
Enterobacter aerogenes	2	(1.5%)			
Other Gram-negative rods	3	(2.3%)	**Fungus**	2	(1.5%)
			Candida albicans	1	(0.8%)
			Other fungus	1	(0.8%)

が必要である．この際に頻度の高い順番で細菌名を挙げられるとよい．この感染臓器から原因菌を推定できるスキルがなければ，グラム染色など細菌検査の設備が充実していない施設では思考停止の状態に陥ってしまうことは想像に難くない．薬局では細菌学的な診療情報が得られにくい状況と思われるが，患者へのインタビューで感染臓器（部位）や症状の経過を聞くことはできる．感染症治療に携わる場合は病院でも保険薬局でも，その時に入手し得る臨床情報を原因菌の推定に活かすスキルが必要である．

　感染症関連のテキストや論文で複雑性腎盂腎炎の原因菌を調べてみると腸内細菌，緑膿菌といったグラム陰性菌が多くを占めることがわかるだろう[3]（表1）．さらに腸内細菌は複雑性尿路感染症では大腸菌をはじめクレブシエラ属，プロテウス属，エンテロバクター属，シトロバクター属，セラチア属と多様であることも記載されているはずである．今回は尿のグラム染色でもグラム陰性菌が検出されており，腸内細菌と緑膿菌にまで絞ることができる．グラム染色の所見をさらに詳細に分析して"短い・中型"の腸内細菌と"細い・小型"の緑膿菌を区別できることもあるが，今回は両者の区別は困難だったとして話を進めていく．

　これまでをまとめると以下のようになる．

4. 抗菌薬の処方提案［ケース3］

> 感染臓器：　腎臓・腎盂
> 推定原因菌：腸内細菌（大腸菌，クレブシエラ属，プロテウス属，エンテロバク
> 　　　　　　ター属，シトロバクター属，セラチア属など），緑膿菌

　腎臓・腎盂に移行し，腸内細菌（大腸菌，クレブシエラ属，プロテウス属，エンテロバクター属，シトロバクター属，セラチア属など）と緑膿菌をカバーできる抗菌薬を選択すればよく，メロペネム，タゾバクタム・ピペラシリン，セフェピム，セフタジジムなどが挙げられる．その中で最も狭いスペクトルのセフタジジムが候補と考える．

処方提案の前の最終チェックも explicit に

　処方提案前の最終チェックとして，提案しようとしている抗菌薬がカバーできていない細菌を列挙しておくとよい．セフタジジムであればグラム陽性菌全般，腸内細菌のうち AmpC 型 β ラクタマーゼ産生や ESBL（基質拡張型 β ラクタマーゼ）産生の腸内細菌，偏性嫌気性菌全般はカバーできていない．原因菌は尿のグラム染色でグラム陰性菌とわかっており，尿路感染症の疫学データでは偏性嫌気性菌が原因菌となることはまれであるため，グラム陽性菌全般と偏性嫌気性菌のカバーは外れていて問題ないと考えることができる．一方，AmpC 型 β ラクタマーゼ産生や ESBL 産生の腸内細菌についてはどうだろうか？　カバーできていない細菌を明確にしておくことで，AmpC 型 β ラクタマーゼ産生/ESBL 産生の腸内細菌のカバーはしなくてよいか立ち止まって考えることができる．

　当院では大腸菌における ESBL 産生菌の検出頻度は 25％程度という状況であるため，時々刻々と死亡率が上昇するような重症度では培養結果が判明するまではカバーすべきである．ESBL 産生腸内細菌をカバーできるのはメロペネムおよびドリペネムなどのカルバペネム系であり，今回の初期治療としてはセフタジジムよりもメロペネムの方が適している．近年，ESBL 産生腸内細菌に対してタゾバクタム・ピペラシリン，セフメタゾール，フロモキセフもカルバペネムと同等の治療効果が報告[4]されているが，敗血症性ショックの病態においてはまだ十分な議論はなされていない．筆者は敗血症性ショックにおける ESBL 産生腸内細菌に対してはカルバペネムを提案している．

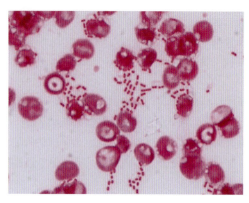

図3　血液培養のグラム染色所見（ガス産生あり）

感染臓器：	腎臓・腎盂
推定原因菌：	AmpC産生/ESBL産生腸内細菌（大腸菌，クレブシエラ属，プロテウス属，エンテロバクター属，シトロバクター属，セラチア属など），緑膿菌

　主治医には「腎臓・腎盂における腸内細菌と緑膿菌をターゲットと考えますが，敗血症性ショックの状態と思いますので腸内細菌はESBL産生の耐性菌までカバーすべきと考え，カルバペネム系のメロペネムを提案します」とわかりやすく，かつ，explicitに伝える．

　その後，入院当日の午後に入院時に提出した血液培養が陽性となり，尿と同様のグラム陰性桿菌が検出され，ガス産生があることから腸内細菌が考えられた（図3）．腎盂腎炎を契機として菌血症に至った状態と思われた．入院3日目，尿培養と血液培養の細菌検査が判明し（表2），セファゾリンに狭域化を提案した．主治医には細菌培養判明後の抗菌薬変更の際も，「腎盂腎炎と菌血症の原因菌は第1世代感受性の*Klebsiella pneumoniae*と判明しました．メロペネムからセファゾリンへの変更を提案します」とexplicitに伝える．

　Implicit（なんとなく，曖昧）に選択した場合と，explicitに選択した場合では医師の受け入れにも大きな違いがある．初期治療にカルバペネムを選択する理由としてESBL産生腸内細菌の可能性を想定したためと明確にしているた

4. 抗菌薬の処方提案［ケース3］

表2 血液培養の細菌検査結果

菌名: *Klebsiella pneumoniae*

抗菌薬	MIC（判定）
ABPC	16（中等度耐性）
TAZ/PIPC	≦2（感性）
SBT/ABPC	4.0（感性）
CEZ	≦1.0（感性）
CMZ	≦1.0（感性）
CTRX	≦1.0（感性）
CAZ	≦1.0（感性）
CFPM	≦1.0（感性）
MEPM	≦1.0（感性）

※薬剤感受性は *β*-ラクタム系のみ抜粋

め，ESBL 産生腸内細菌が検出されなかった時点でのカルバペネムから変更の処方提案も受け入れられやすい．

■参考文献

1) Kumar A, et al. Duration of hypotension before initiation of effective antimicrobial therapy is the critical determinant of survival in human septic shock. Crit Care Med. 2006; 34: 1589-96.
2) 青木洋介. ICU における抗菌薬処方の心構え～若手医師への基本的メッセージ. レジデント. 2015; 8: 6-8.
3) Hamasuna R, et al. Obstructive pyelonephritis as a result of urolithiasis in Japan: diagnosis, treatment and prognosis. Int J Urol. 2015; 22: 294-300.
4) Matsumura Y, et al. Multicenter retrospective study of cefmetazole and flomoxef for treatment of extended-spectrum-*β*-lactamase-producing *Escherichia coli* bacteremia. Antimicrob Agents Chemother. 2015; 59: 5107-13.

〈浦上宗治，青木洋介〉

第2章 ケースで学ぶ処方提案

4 抗菌薬の処方提案

［ケース4］ セフェピム投与中も発熱が再燃した，急性骨髄性白血病に対する化学療法中の66歳男性

　抗がん化学療法時の発熱性好中球減少症では患者は骨髄抑制や皮膚・粘膜のバリアが破綻した状態で，いわゆる易感染宿主（compromised host）である．感染症の重症化が懸念される病態であり，薬剤師から医師へ抗菌薬の境域化や中止を提案するハードルは高くなりがちである．一度始めた抗菌薬が漫然と継続され，どのようにアプローチすればよいのか悩んだ経験のある人も多いのではないだろうか．ここでは抗がん化学療法時の発熱性好中球減少症における抗菌薬の処方提案について述べる．

▎症例

66歳，男性．

主訴： 発熱

入院時診断： 急性骨髄性白血病

現病歴： 半年前に肺炎で入院した際，末梢血に芽球を検出．精査の結果，急性骨髄性白血病と診断．ダウノルビシンとシタラビンによる寛解導入療法で血液学的寛解が得られ，続いてシタラビン大量療法による地固め療法1コース目を開始となった．地固め療法1コース・5日目に発熱性好中球減少症となりセフェピム開始となった．セフェピム開始後は解熱していたが，地固め療法1コース・14日目に再度発熱（39.0℃）した．頭頸部，胸部，腹部，背部，皮膚には感染症を示唆するような所見はみられなかった．抗がん剤投与のために中心静脈カテーテルが留置されていた．

既往歴： 糖尿病，肺気腫，好酸球性食道炎，非結核性肺抗酸菌症（*Mycobacterium avium* complex），肺アスペルギルス症

定期内服薬： プレドニゾロン錠5 mg 1錠（分1），フラビンアデニンジヌクレオチド錠10 mg 3錠（分3），エソメプラゾールカプセル20 mg 1カプセル（分1），ボリコナゾール錠200 mg 2錠（分2），アジスロマイシン錠500 mg

206

4. 抗菌薬の処方提案［ケース4］

0.5 錠（分1），エタンブトール錠250 mg 4 錠（分1），酸化マグネシウム錠
330 mg 6 錠（分3）
アレルギー: 造影剤（薬剤不明）
生活歴: 飲酒 機会飲酒，喫煙 1 日 50 本×50 年
バイタル: 体温 39.0℃，血圧 106/62 mmHg，脈拍 72 回/分，SpO_2 99%（室
内気）
血液検査: WBC 300/μL，Neutro 3.7%，Eosino 11.1%，Lympho 85.2%，
Mono 0.0%，Hb 6.6 g/dL，Ht 20.4%，PLT 9,000/μL，AST 13 U/L，
ALT 18 U/L，LDH 110 U/L，γGTP 134 U/L，Na 144 mEq/L，K 4.0
mEq/L，Cl 108 mEq/L，BUN 19.9 mg/dL，Cre 0.51 mg/dL，CRP 0.69
mg/dL

　本症例は急性骨髄性白血病に対する化学療法中で，抗がん剤による骨髄抑制
で好中球数がない状態であり易感染性の状態である．地固め療法1コース・5
日目に発熱性好中球減少症（好中球数が 500/μL 未満かつ腋窩温 37.5℃以上）
となり，セフェピムが投与されている．前項で示した通り抗菌薬選択の際は(想
定）原因菌を explicit に挙げる．発熱性好中球減少症ではコアグラーゼ陰性ブ
ドウ球菌や黄色ブドウ球菌，連鎖球菌，腸内細菌，緑膿菌など多様な細菌が原
因菌となる．中でも緑膿菌は死亡率が非常に高いことが示されており，迅速か
つ確実にカバーすることが重要である．その他，抗がん剤の細胞障害作用に
よって高頻度に粘膜炎を起こすことから，口腔内常在菌である緑色連鎖球菌の
カバーも重要である．一方，発熱性好中球減少症の血液培養から検出する最も
頻度が高い細菌はコアグラーゼ陰性ブドウ球菌であるが，弱毒菌であり全身状
態の悪化をきたすことが少ないため，カテーテル関連血流感染を疑う所見がな
ければ初期治療で想定原因菌に入れる必要はない．
　以上より，発熱性好中球減少症の初期治療では感染臓器が特定できていない
場合でも，緑膿菌と緑色連鎖球菌を想定原因菌として挙げ，セフェピムの選択
は妥当といえる．

経験的治療は今後の継続・中止指標を明確にしておく

　今回のケースはセフェピム投与中にもかかわらず，地固め療法1コース・14

JCOPY 498-07922 　　**207**

第2章 ケースで学ぶ処方提案

| 表1 | 発熱性好中球減少症で抗MRSA薬の追加が適応となる状況 |

（発熱性好中球減少症診療ガイドライン．東京：南江堂[1]）

①血行動態が不安定または重症敗血症
②血液培養でグラム陽性菌を認め，その感受性が判明するまで
③重症のカテーテル感染症が疑われる
④皮膚・軟部組織感染症を伴う
⑤メチシリン耐性黄色ブドウ球菌，ペニシリン耐性肺炎球菌を保菌している
⑥フルオロキノロン系薬の予防投与がなされた患者で重症の粘膜炎を伴う

日目に発熱が再燃しており，セフェピムで治療できない感染症を発症した可能性がある．発熱性好中球減少症では口腔・咽頭の感染症，肺炎，カテーテル関連血流感染症，皮膚・軟部組織感染症，肛門周囲・会陰部の感染症，腹腔内感染症，副鼻腔炎の頻度が高いことが知られているが，これらを示唆する所見はなく感染臓器は特定できていない．

　日本臨床腫瘍学会の発熱性好中球減少症診療ガイドラインでは特定の状況ではセフェピムをはじめとするβ-ラクタムではカバーできない耐性グラム陽性菌をカバーするために抗MRSA薬を追加することが推奨されている（表1）[1]．耐性グラム陽性菌とは具体的にはメチシリン耐性コアグラーゼ陰性ブドウ球菌（methicillin resistant coagulase negative Staphylococci：MRCNS）やメチシリン耐性黄色ブドウ球菌（methicillin resistant *Staphylococcus aureus*：MRSA）などであり，抗MRSA薬とはバンコマイシン，テイコプラニン，ダプトマイシン，リネゾリドである．カテーテル関連血流感染症はカテーテルを挿入している部位の発赤や膿の所見がないというだけでは除外してはいけない疾患であり，血管内カテーテルを留置している患者の原因不明の感染症では毎回疑うべきである．今回は表1の③のカテーテル感染が疑われる状況に基づいて想定原因菌をMRCNSとMRSAとし，バンコマイシンの追加を提案することは妥当である．

感染臓器：　発熱性好中球減少症，カテーテル関連血流感染症
推定原因菌：緑膿菌と緑色レンサ球菌，MRCNSとMRSA

　経験的治療を開始・追加する場合は，「いつ・どのような状況になったら継続・中止するか」の基準を明確にして処方提案することが重要である．そうでなければ今回のように抗菌薬の追加を提案した場合，結果的に漫然とした投与

になれば不適正使用を助長することにつながる．薬剤師の処方提案では薬剤を追加することと同じ程度に中止することも重視しておきたい．今回はカテーテル関連血流感染症が証明されればバンコマイシンの投与は継続，証明されなければ中止すればよい．

カテーテル関連血流感染の診断は，「カテーテルルーメンから採血した血液培養が末梢血管から採血した血液培養より2時間以上早く陽性化する」もしくは「カテーテル先端培養と血液培養において同一の細菌が検出される」などが提唱されている[2]．血液培養は陽性症例の94％が培養後2日目までに陽性になるため[3]，血液培養に基づく臨床判断は培養開始2〜3日間の時点で行うのが一般的である．今回はカテーテルルーメンと末梢から採血した血液培養1セットずつ，合計2セットの48時間時点の培養結果をバンコマイシンの継続/中止の指標とした．カテーテル抜去の可否や疾患の診断基準・除外基準については総合的な臨床判断が必要であるため，薬剤師の一方的な見解で進めるのではなく主治医と共に十分に検討しながら妥当な診療プロセスの構築をサポートできる存在になっていただきたい．

主治医には，「発熱性好中球減少症でセフェピム投与中にもかかわらず，発熱が再燃しており新たな感染症が危惧されます．現時点で感染臓器は特定できていないようですが，カテーテル関連血流感染症は所見のみでは否定できない感染症ですので，MRCNSとMRSAをカバーするためにバンコマイシンの追加はいかがでしょうか？ カテーテル関連血流感染の有無を評価するためにバンコマイシン投与前にカテーテルルーメンと末梢血管から1セットずつ血液培養の提出をお願いします．およそ2日間でカテーテル関連血流感染症が証明されなければバンコマイシンは中止を検討すべきと思います」と追加すべき抗菌薬の提案と共にその薬剤についての継続/中止の指標についても伝える．

抗菌薬の処方提案と共に細菌検査の提案も

血液培養の感度は2セットで93.9％，3セットで96.9％であり[4]，血流感染症にとっては信頼できる検査である．しかし，複数セットが必要であること，コンタミネーションを避けるために一定の手順で採血する必要があること，抗

第2章 ケースで学ぶ処方提案

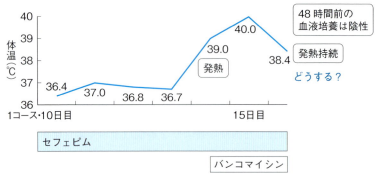

図1 最高体温の推移（1コース・16日目まで）

菌薬投与前に採血することなどいくつか注意が必要である．一度，抗菌薬が投与されれば血液培養を始めとして細菌培養の感度は極端に低下するため，抗菌薬の適正化の手段を失うことになる．検査の提案は薬剤師の仕事であるという点について異論があるかもしれないが，適正な細菌検査なくして適正な抗菌薬使用はないという見地からは，筆者は薬剤師も積極的に検査の適正化（特に抗菌薬開始前にしておくべき検査）について関わることが望まれると考えている．

地固め療法1コース・14日目の発熱後，処方提案の通りバンコマイシン1g×2（2g/日）が追加となった．しかし，その後地固め療法1コース・16日目，バンコマイシン投与前に採血した血液培養は陰性であったが，発熱は持続している状態であった（図1）．このように発熱が改善しない場合にどのように，対応すればよいだろうか．

臓器特異的な指標で感染症がないと判明すれば抗菌薬の中止・修正を提案する

感染症の有無は臓器特異的な指標で評価することが原則である．表1のバンコマイシンの追加が適応となる状況を例にとれば，表1の③であれば血液培養の陽性化，表1の④であれば皮膚の発赤，腫脹，熱感である（好中球減少症下では所見は顕著ではないことも多いため，患者の自覚症状にも注目する）．その他の代表的な臓器特異的指標を表2に示すので参考にされたい．

4. 抗菌薬の処方提案［ケース4］

表2 感染症と臓器特異的指標の代表例

感染症	感染臓器	臓器特異的指標
下気道感染症	気管支，肺	呼吸音，酸素飽和度，喀痰所見など
尿路感染	腎臓，尿路，膀胱	CVA叩打痛，尿所見など
髄膜炎	髄膜	髄液所見，項部硬直など
胆嚢炎	胆嚢	Murphy徴候（右上腹部痛），直接ビリルビン値など

　今回はカテーテル関連血流感染症を疑いバンコマイシンの併用を開始したものの，血流感染症に特異的な指標である血液培養は陰性でカテーテル関連血流感染症は証明されなかったことから，バンコマイシンは中止を提案するのが妥当である．バンコマイシン開始時に中止指標についても明確にしていたことで，考え方がシンプルになり主治医にとって受け入れやすい状況になる．一方，熱が持続している状態で抗菌薬を中止することについて医師は不安があるかもしれないが，漫然とバンコマイシンを継続することは避けるべきである．発熱は感染症だけを反映する特異的指標ではなく，数多くの疾患や病態を反映する非特異的な指標である．ガイドラインでは経験的に抗MRSA薬を開始した場合は，48～72時間後に培養で耐性のグラム陽性菌が証明されなければ中止を検討すると記載されている[1]．発熱性好中球減少症でタゾバクタム・ピペラシリンを投与しても解熱しない場合にルーチンでバンコマイシンを追加しても発熱は改善しないことが報告されており[5]，解熱を期待してバンコマイシンを続けるという考え方は有効とはいえない．抗菌薬が有する薬理効果に解熱作用はなく，細菌を減らすことのみである．

　主治医には「バンコマイシン開始前の血液培養を適切に提出していただいたお陰でカテーテル関連血流感染症である可能性は低いと判断できます．発熱は続いておりますがバンコマイシンが有効なMRCNSやMRSAが原因となっている可能性は低いと思われますので，バンコマイシンは中止し他の熱源を精査するのがよろしいかと思います」と伝える．

臓器非特異的な指標を抗菌薬投与の根拠にしない

　先ほど述べた通り，発熱は臓器非特異的な指標である．入院患者の発熱の病因は急性心筋梗塞，急性消化管出血，薬剤熱，輸血後反応，頭蓋内出血，脱水，胸水，深部静脈血栓症など多数存在し，感染症はその中の1つに過ぎない．発熱以外の臓器非特異的な指標を表3に示す．これらの臓器非特異的な指標を抗菌薬の開始・修正・中止の処方提案の根拠としないように留意したい．たとえばCRPの上昇は炎症反応を示しているに過ぎず，抗菌薬が適応となるのは膠原病，アレルギー，悪性腫瘍など数多くの炎症を呈する疾患の中で感染症の場合だけである．CRP上昇は炎症を呈する疾患を探すきっかけにはなるが，いかなる疾患も確定診断できる指標ではない．

　その後，地固め療法1コース・17日目にバンコマイシンを中止してセフェピム単剤とした後に解熱，好中球が回復するまでセフェピムによる治療を継続した．この発熱の原因を特定することはできなかったが，少なくともバンコマイシンを要する発熱ではなかったということは経過から判断できる（図2）．

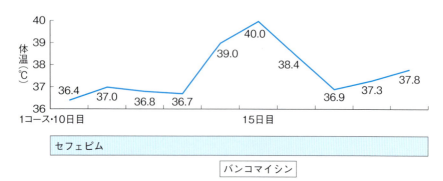

図2　最高体温の推移（1コース・19日目まで）

4. 抗菌薬の処方提案［ケース 4］

　薬剤師であるからには抗菌薬の投与開始やスペクトルの広域化は提案しやすく，医師の同意も得やすい．しかし，抗菌薬の中止や投与せず経過をみるという臨床判断の方が薬剤師にとって challenging な臨床判断である．First, do no harm（何よりもまず害をなすなかれ）…治療がかえって害になってはいないか，発熱につられて自分の頭も熱くなり過ぎていないか，常に自問自答しておきたい．

■参考文献

1) 日本臨床腫瘍学会, 編. 発熱性好中球減少症（FN）診療ガイドライン. 東京: 南江堂; 2012.
2) Mermel LA, et al. Clinical practice guidelines for the diagnosis and management of intravascular catheter-related infection: 2009 Update by the Infectious Diseases Society of America. Clin Infect Dis. 2009; 49: 1-45.
3) Bourbeau PP, et al. Routine incubation of BacT/ALERT FA and FN blood culture bottles for more than 3 days may not be necessary. J Clin Microbiol. 2005; 43: 2506-9.
4) Lee A, et al. Detection of bloodstream infections in adults: how many blood cultures are needed? J Clin Microbiol. 2007; 45: 3546-8.
5) Cometta A, et al. Vancomycin versus placebo for treating persistent fever in patients with neutropenic cancer receiving piperacillin-tazobactam monotherapy. Clin Infect Dis. 2003; 37: 382-9.

〈浦上宗治，青木洋介〉

第2章 ケースで学ぶ処方提案

5 腎機能低下患者の処方提案
［総論］

腎機能低下の分類と疫学

腎機能低下を病態として捉える場合，病勢の進行速度によって2つに分類できる．その病勢が緩徐である場合を慢性腎臓病（chronic kidney disease：CKD），病勢の進行が速いものを急性腎障害（acute kidney injury：AKI）と呼ぶ．

CKD の患者数は，国内で成人人口の12.9%，1,330万人と推計されており，新たな国民病とも称される．CKD は様々なメディアでも取り上げられ，その認知度は徐々に上昇している．CKD は下記のように定義される[1]．

> ①尿異常，画像診断，血液，病理で腎障害の存在が明らか，特に 0.15 g/gCr
> 以上の尿蛋白（30 mg/gCr 以上のアルブミン尿）の存在が重要
> ②GFR＜60 mL/min/1.73 m^2
>
> ①，②のいずれか，または両方が3カ月以上持続する

それぞれの状態が3カ月以上継続していることが重要である．CKD の重症度分類については2012年に改訂が行われ，糸球体濾過量（glomerular filtration rate：GFR）のみでは評価せず，原因（cause：C），腎機能（GFR：G），蛋白尿（アルブミン尿：A）による CGA 分類で評価されることになった（表1）．これまでの GFR のみで評価していたものとは異なり，死亡，末期腎不全，心血管死亡発症のリスクを層別化したのが特徴である．

一方で AKI は，これまで RIFLE 基準[2]，AKIN 基準[3]などが提唱されてきたが，統一された定義はなく，疫学としての統計は乏しいものの，入院患者では近年増加傾向であると報告されている[4]．ここでは2012年に Kidney Disease：Improving Global Outcomes（KDIGO）が発表した AKI の定義を紹介する[5]．AKI の定義は以下の3つのいずれかにより定義されるとした．

214

5. 腎機能低下患者の処方提案［総論］

表 1　CKD の重症度分類
（CKD 診療ガイド 2012.　東京：東京医学社；2012.　p.1-7[1]より改変）

原疾患	蛋白尿区分		A1	A2	A3
糖尿病	尿アルブミン（mg/日）尿アルブミン/Cr 比（mg/gCr）		正常　　30 未満	微量アルブミン尿　30〜299	顕性アルブミン尿　300 以上
高血圧腎炎多発性嚢胞腎移植腎不明その他	尿蛋白定量（g/日）尿蛋白/Cr 比（g/gCr）		正常　　0.15 未満	軽度蛋白尿　0.15〜0.49	高度蛋白尿　0.50 以上
GFR 区分（mL/min/1.73 m²）	G1	正常または高値	≧90		
	G2	正常または軽度低下	60〜89		
	G3a	軽度〜中等度低下	45〜59		
	G3b	中等度〜高度低下	30〜44		
	G4	高度低下	15〜29		
	G5	末期腎不全（ESKD）	<15		

重症度は原疾患・GFR 区分・尿蛋白区分を合わせたステージにより評価する.
CKD の重症度は死亡，末期腎不全，心血管死亡発症のリスクにあわせて上昇する.
死亡，末期腎不全，心血管死亡発症のリスクは色が濃くなるほど高くなる.

①48 時間以内に血清クレアチニン値が≧0.3 mg/dL 上昇した場合
②血清クレアチニン値がそれ以前 7 日以内にわかっていたか予想される基礎値より≧1.5 倍の増加があった場合
③尿量が 6 時間にわたって<0.5 mL/kg/hr に減少した場合

　CKD と AKI は病態として完全に分離されるものではなく，AKI から完全に回復することができず，CKD へと移行する場合も少なくない.
　患者数としては AKI 患者よりも CKD 患者の方が圧倒的に多い. 本項では CKD 患者に対する薬物療法を中心に記述していく.

第2章 ケースで学ぶ処方提案

腎機能低下の原因

　主な腎機能低下の原因としては，何かしらの原疾患により影響を受けたものと加齢に伴うものがある．前者は糖尿病や様々な腎炎，薬剤性の腎障害などが含まれる．CKD の最終ステージである腎代替療法において新規透析導入患者の最も多い原疾患は糖尿病である[6]．近年様々な血糖降下薬の発売，病態に対する理解と啓蒙によりその割合は頭打ちとなってきているが，依然としてその割合は多い．後者については，加齢に伴い腎臓の重量と体積は減少（腎萎縮）することが知られている．腎重量と体積は 40 歳代前半にピークを示し，その後はともに減少に転じる．そのため腎の主要な機能である GFR は加齢に伴い低下する．従来欧米人では GFR は 1 mL/分/年の速度で低下することが報告されていたが，日本腎臓学会慢性腎臓病対策委員会が行った疫学調査によると日本人では加齢に伴う GFR の低下速度はずっと緩やかであり，この約 1/3 の速度で緩徐に低下することが明らかになった[7]．いずれにしても加齢に伴い腎機能が低下することに変わりはなく，加齢つまり「老化」によって腎機能は低下する．

　腎機能低下を予防するもしくは緩徐にするための介入としては，原疾患によるものについては原因となっている疾患の治療を行うことになる．加齢によるものについては介入，治療は難しい．

　昨今の新規透析導入原因としてその割合を増加させているのが腎硬化症である．腎硬化症は，2015 年における新規透析導入の原疾患として 14.2% を占めており，糖尿病，慢性糸球体腎炎に次いで 3 番目に多く，その割合は年々増加している[6]．腎硬化症は，高血圧を基盤とする動脈硬化で腎臓の加齢現象として理解されている．その介入の「肝」は高血圧治療ということになるが，日本人における腎硬化症を対象としたエビデンスはない．海外では，腎硬化症への降圧療法の効果を検討した AASK 試験があるが[8]，通常降圧群（目標血圧 140/90 mmHg 未満［平均動脈圧 107 mmHg 未満］）と厳格降圧群（目標血圧 125/75 mmHg 未満［平均動脈圧 92 mmHg 未満］）で，GFR の低下速度，腎代替療法を必要とする末期腎不全発症，総死亡のいずれも両群間で有意な差は認められなかった．AASK 試験は，その後多くのサブ解析，コホート研究が行われ，様々な見解が述べられている．

腎機能低下患者の薬物療法

CKD患者への薬物療法において注意すべきなのは，薬物投与によって腎機能低下を加速させないことと腎排泄寄与率の高い薬剤による中毒性の副作用の発現を未然に防ぐことである．

① 薬剤性腎障害

薬剤による腎障害については，薬剤性腎障害（drug-induced kidney injury：DKI）として「薬剤の投与により，新たに発症した腎障害，あるいは既存の腎障害のさらなる悪化を認める場合」と改めて定義された[9]．主に障害の発症機序と障害部位によって下記のように分類される．

発症機序に基づく分類
①中毒性腎障害
②アレルギー機序による急性間質性腎炎（過敏性腎障害）
③薬剤による電解質異常，腎血流量減少などを介した間接毒性
④薬剤による結晶形成，結石形成による尿路閉塞性腎障害

腎の障害部位に基づく分類
①薬剤性糸球体障害
②薬剤性尿細管障害
③薬剤性腎間質障害
④薬剤性腎血管障害

特にアレルギーによるDKIは予め予測することが難しく，原因薬剤の減量では対応できないため早期に原因薬剤の中止を提案する必要がある．また，薬剤の投与方法の違いによっても腎障害の発現頻度が異なる場合がある．ループ利尿薬は単独でも腎障害のリスクとなるが，投与方法によってその頻度が異なる．入院12時間以内の急性非代償性心不全患者をフロセミド持続投与群と1日2回のボーラス投与群に無作為に割り付けし，腎機能への影響を検討した報告では，持続投与群で血清クレアチニン値の上昇（P<0.0001），糸球体濾過量の低下（P<0.01）が有意であった[10]．利尿効果は持続投与群の方が強いため，体液コントロールが最も重要なproblemの場合は持続投与を提案することも

第2章 ケースで学ぶ処方提案

有用であるが，ある程度体液コントロールがついた段階では，ボーラス投与へ速やかに変更することで DKI を未然に「予防」できる可能性がある．そのためその時々の患者の状態に応じて，適切な投与方法を薬剤師として提案していく必要がある．

② 腎機能評価

　腎排泄寄与率の高い薬剤における中毒性副作用を回避するには，まず適切に患者の腎機能を評価することが重要である．腎機能を評価する方法は複数あるが，それぞれの限界を知っておくことが必要である．臨床上でよく用いられる推算式を下記に示す．

---

①Cockcroft-Gault 式
CCr（mL/min）
＝（140－年齢〔歳〕）×体重（kg）/（72×血清クレアチニン値〔mg/dL〕）
　　※女性は×0.85
　　※ Jaffe 法による測定値＝酵素法による測定値＋0.2 mg/dL

②日本人の GFR 推算式（eGFRcreat）
eGFR（mL/min/1.73 m²）＝194×血清クレアチニン値$^{-1.094}$×年齢（歳）$^{-0.287}$
　　※女性は×0.739
　　※ 18 歳以上

③日本人の GFR 推算式（eGFRcys）
男性：eGFRcys（mL/min/1.73 m²）
　　　＝（104×血清シスタチン C 値$^{-1.019}$×0.996$^{年齢（歳）}$）－8
女性：eGFRcys（mL/min/1.73 m²）
　　　＝（104×血清シスタチン C 値$^{-1.019}$×0.996$^{年齢（歳）}$×0.929）－8
　　※ 18 歳以上
mL/min/1.73 m²で推定された値は，DuBois 式により算出された体表面積により未補正値に変換する

　腎機能を測定する gold standard はイヌリンクリアランスであるが，測定が非常に煩雑であるため臨床上現実的ではない．そのため現実的に用いられているのが，血清クレアチニン値を用いた Cockcroft-Gault 式（CG 式）と日本人の GFR 推算式（eGFRcreat）である．また，血清シスタチン C 値を用いた推算式（eGFRcys）も臨床的に用いられるようになってきた．各推算式の注意点

5. 腎機能低下患者の処方提案［総論］

表 2 各腎機能推算式の注意点

	CG 式	eGFRcreat （体表面積未補正）	eGFRcys （体表面積未補正）
パラメーター	血清クレアチニン値 年齢　体重	血清クレアチニン値 年齢　身長　体重	血清シスタチン C 値 年齢　身長　体重
作成時の対象者	白人のカナダ人	日本人	日本人
保険請求	安価で容易	安価で容易	3 カ月に 1 度
測定場所	多くの施設で 院内測定可	多くの施設で 院内測定可	多くの施設で外部発注
測定方法	酵素法/Jaffe 法	酵素法/Jaffe 法	2010 年に 国際標準物質が確立
筋肉量の影響	影響を受ける	影響を受ける	影響を受けにくい
体重の影響	影響を大きく受ける	身長が加味される	身長が加味される
腎機能低下の 進行度の影響	軽度〜中等度腎機能低 下を過大に見積もる可 能性	重度腎機能低下を過小 に見積もる可能性	重度腎機能低下を過小 に見積もる可能性
薬剤の影響	ST 合剤により血清ク レアチニン値が上昇す る	ST 合剤により血清ク レアチニン値が上昇す る	ステロイドやシクロス ポリンで報告あり

を表 2 にまとめる．また，処方監査などで腎機能に注目する際に共通して注意すべきことは，上記のような推算式は採血を行った日（多くは受診日）の腎機能である，ということである．薬物投与に際して本当に知りたい腎機能は，次回（外来であれば次回来局時）までの「未来の」腎機能である．

たとえば CG 式によって CCr が 35 mL/min と推算された患者に CCr 30 mL/min 未満が投与禁忌であるダビガトランが処方された場合，処方時の CCr が 30 mL/min を上回っていれば処方可能，という判断もあるかもしれない．しかし，ダビガトランの過剰投与は，出血傾向を助長するため副作用としては非常に重度である．そのため直近の CCr が低下傾向である場合や次回受診日までの期間が長い場合（処方日数が多い場合）などでは，積極的な疑義照会の対象となると思われる．

腎機能は「点」ではなく「線」としてその変化を評価する必要がある．加えて対象薬剤の過剰投与により何が起こる可能性があるのか，その重大性を評価することが必要である．「腎機能が悪いから腎排泄寄与率の高い薬剤には注意

第2章 ケースで学ぶ処方提案

する」のではなく「この薬剤は過剰投与による副作用リスクが高いから腎機能を確認する」という考え方が重要であると考える.

腎機能低下に伴う様々なリスク

　CKDはそれ自体が最終的に透析や移植などの腎代替療法を必要とし，患者のQOL（quality of life：生活の質）を大きく損なうが，その他にも様々な病態疾患に密接に関連する．そのため各病態疾患との関係について理解を深めることで処方提案につながると考える.

　次項からは，CKD患者にcommonな具体的な症例を提示して，CKDと各病態疾患との関係とそれに対する薬物療法について腎機能と薬剤の関係とCKDという患者背景から考察していきたい.

■参考文献
1) 日本腎臓学会，編. CKD診療ガイド2012. 東京：東京医学社；2012. p.1-7.
2) Bellomo R, et al. Acute renal failure-definition, outcome measures, animal models, fluid therapy and information technology needs. The Second International Consensus Conference of the Acute Dialysis Quality Initiative (ADQI) Group. Crit Care Med. 2004; 8: R204-12.
3) Mehta RL, et al. Acute Kidney Injury Network. Acute Kidney Injury Network: report of an initiative to improve outcomes in acute kidney injury. Crit Care Med. 2007; 11: R31.
4) Xue JL, et al. Incidence and mortality of acute renal failure in Medicare beneficiaries, 1992 to 2001. J Am Soc Nephrol. 2006; 17: 1135-42.
5) Kidney Disease: Improving Global Outcomes (KDIGO) Practice Guidline for Acute Kidney Injury. Kidney Int. 2012; Suppl 2: 1-138.
6) 政金生人，他. わが国の慢性透析療法の現状（2014年12月31日現在）. 透析会誌. 2015; 49: 1-34.
7) 今井圓裕，他. 日本人における慢性腎臓病（CKD）の現状─疫学調査より. 日本腎臓学会誌. 2006; 48: 703-10.
8) Wright JT Jr, et al. Effect of blood pressure lowering and antihypertensive drug class on progression of hypertensive kidney disease: results from the AASK trial. JAMA. 2002; 288: 2421-31.
9) 薬剤性腎障害の診療ガイドライン作成委員会. 薬剤性腎障害診療ガイドライン2016. 日本腎臓学会誌. 2016; 58: 477-555.
10) Palazzuoli A, et al. Continuous versus bolus intermittent loop diuretic infusion in acutely decompensated heart failure: a prospective randomized trial. Crit Care Med. 2014; 18: R134.

〈鈴木大介〉

第2章 ケースで学ぶ処方提案

5 腎機能低下患者の処方提案

［ケース1］CKD 患者の高尿酸血症への処方提案

症例

68歳，男性，身長170 cm，体重62 kg，体表面積1.72 m^2

40歳代より高血圧を指摘されていたが，放置していた．

検診によりたびたび腎機能の低下を指摘されていたが，受診しなかった．

1年前より家族の強い勧めで受診，その後は継続して受診されている．

家族歴は特になし．アレルギー歴，副作用歴はなし．他科受診なし．

家族構成：妻，息子，娘（子は独立しており，現在は妻との二人暮らし）

Key person：妻

現病歴：高血圧（受診時の血圧142/82 mmHg），CKD，高脂血症，高尿酸血症（痛風の既往はない）

検査値：尿タンパク（＋），Hb 11.3 g/dL，Alb 3.4 g/dL，AST 20 IU/L，ALT 10 IU/L，BUN 33.4 mg/dL，SCr 1.72 mg/dL，eGFRcreat 31.93 mL/min/1.73 m^2（CKD ステージ3b），UA 7.2 mg/dL，K 4.9 mEq/L

【定期処方】

①ニフェジピン徐放錠40 mg	1回1錠	1日2回朝・夕食後
②アジルサルタン40 mg	1回1錠	1日1回朝食後
③ドキサゾシンメシル2 mg	1回1錠	1日1回就寝前
④トリクロルメチアジド1 mg	1回1錠	1日1回朝食後
⑤ランソプラゾール15 mg	1回1錠	1日1回朝食後
⑥アトルバスタチン10 mg	1回2錠	1日1回朝食後
⑦ポリスチレンスルホン酸カルシウム顆粒5.6 g	1回1包	1日1回夕食後
⑧ゾルピデム10 mg	1回1錠	1日1回就寝前

【新規追加処方】

①アロプリノール100 mg	1回1錠	1日2回朝・夕食後
		（尿酸値の上昇のため）

第 2 章 ケースで学ぶ処方提案

高尿酸血症の疫学

　高尿酸血症は，性別・年齢を問わず，血清尿酸値が 7.0 mg/dL を超えるものと定義される．わが国での高尿酸血症，痛風患者は増加を続け，平成 25 年の国民生活基礎調査における痛風患者数は，女性と比較して男性で多く，男性では人口千人対で 16.4 人である．年齢別では加齢とともに患者数は増加し，65 歳以上の男性では人口千人対で 31.4 人となっている．

　痛風は，関節液中で過飽和になり沈着した尿酸ナトリウム塩結晶が原因となって生じる結晶誘発性関節炎である．その病因である高尿酸血症は，遺伝的な要因もあるものの食事の欧米化などに依るところが大きく，高血圧などと同様に生活習慣病の 1 つと考えられている．

　病態としての高尿酸血症とは，尿酸が過剰に生成された状態もしくは排泄能が低下したことにより血清尿酸値が上昇した状態である．体内の尿酸の約 70％が尿中へ排泄されることから，尿酸の排泄が低下する慢性腎臓病（chronic kidney disease：CKD）患者では高尿酸血症を認めることが多い．これまでは高尿酸血症は腎機能低下の結果である，と考えられていたが，近年では CKD との関係も種々明らかになってきている．

　高尿酸血症の予後として様々な研究が報告されている．痛風に関しては，アロプリノール[1]やフェブキソスタット[2]を用いても血清尿酸値を下げるのみで痛風発作の予防効果は認められなかったというコクランレビューが存在する．その他腎機能，心血管疾患への影響が報告されているが，後者については一定の見解が得られていないが，痛風患者では心血管疾患による死亡が多いというメタ解析が報告されている[3]．本項では前者について，高尿酸血症と腎機能との関係について着目していく．

高尿酸血症改善薬の種類

　尿酸はプリン塩基の最終代謝物であり，尿細管にて再吸収と分泌の両方向性を有し，体外へ排出される．繰り返しになるが，高尿酸血症とは，尿酸が過剰に生成された状態もしくは排泄能が低下したことにより血清尿酸値が上昇した状態である．高尿酸血症改善薬の作用機序としては大きく分けて 2 種類ある．

5. 腎機能低下患者の処方提案［ケース1］

表1 各XOR阻害薬の薬物動態

	アロプリノール	フェブキソスタット	トピロキソスタット
腎機能に応じた投与量の調整	必要	必要なし	必要なし
尿中未変化体排泄率	10%（アロプリノール）70%（オキシプリノール）	経口で1～6%	経口で0.1%未満
バイオアベイラビリティ	53～90%	不明	76.8%以上
タンパク結合率	5%以下（アロプリノール）17%（オキシプリノール）	98～99%（主にアルブミンと結合）	97.5～98.8%（主にアルブミンと結合）
分布容積	0.5～0.9 L/kg	33～64 L/body	不明
消失半減期（腎機能正常時）	1.2 hr（アロプリノール）24 hr（オキシプリノール）	6.2～8.8 hr	4～8 hr
代謝	肝でオキシプリノールへ代謝	主な代謝経路はUGT1A1, 1A3, 1A9, 2B7を介したグルクロン酸抱合体反応	UGT1A9によりグルクロン酸抱合体へ代謝
透析性	あり	なし	なし

1つ目は，尿酸の生成を抑制するものであり，2つ目は尿酸の排泄を促進させるものである．それらを病態により選択する．

① 尿酸生成抑制薬

　尿酸の元となるのは核酸（DNA，RNA）である．核酸は，プリン体→ヒポキサンチン→キサンチンを経て尿酸となる．この経路の後半にあたる「ヒポキサンチン→キサンチン」「キサンチン→尿酸」への過程にキサンチンオキシダーゼ（xanthine oxidase: XOR）が関与する．そのため尿酸の生成過程に関与するXORを阻害することで尿酸の生成を抑制することができる．XOR阻害薬としては，アロプリノール，フェブキソスタット，トピロキソスタットがある．各薬剤の薬物動態的な特徴を表1にまとめる．

1）アロプリノール
　アロプリノールは，XORに対してヒポキサンチンおよびキサンチンと競合

第 2 章 ケースで学ぶ処方提案

的に拮抗することによって尿酸の生合成を抑制し，結果として血清尿酸値および尿中尿酸排泄量を低下させる．アロプリノールの代謝産物であるオキシプリノールもアロプリノールと比較して弱いものの同様の作用を有する．アロプリノールよりもオキシプリノールの消失半減期が長いため，アロプリノール投与後数時間はアロプリノールが，それ以降はオキシプリノールが尿酸値低下作用の主体をなす．

　薬物動態的な特徴としては，アロプリノール自体の腎排泄寄与率は低いものの，代謝物であるオキシプリノールの腎排泄寄与率は高く，CKD 患者ではオキシプリノールが蓄積傾向を示す．そのため CKD 患者ではその腎機能に応じて投与量の調整が必要である．しかしながら，CKD 患者への低用量アロプリノールの投与では満足な血清尿酸値低下効果を得られないことは臨床でよく経験される．

　また，腎機能の低下はアロプリノール過敏症のリスク因子である[4]．初回の処方から 3 カ月以内に薬剤関連の皮膚炎，多形性紅斑，Stevens-Johnson 症候群，中毒性表皮壊死症，紅斑性疾患などを発症した場合を「アロプリノール過敏症」と定義した台湾からのリスク因子解析では，女性，60 歳以上，投与開始時の投与量が 100 mg 以上，心血管疾患の既往，無症候性高尿酸血症の治療を目的とした投与とならんで CKD がリスク因子であると報告されている．本報告における 1,000 人あたりのアロプリノール過敏症の罹患率は，調査期間全体では 4.68 件であり，アロプリノール過敏症を発症した患者の 8.3% が死亡しており，発症した患者の 2.8% はその後，腎関連合併症または腎傷害を経験していた．決して高い頻度ではないが，死亡という重大な結果をもたらす可能性があるため無視できない非常に重要な副作用である．

2）フェブキソスタット

　2011 年に本邦でも上市されたフェブキソスタットは，前述したアロプリノールと同様，XOR を阻害することで尿酸の生成を抑制する尿酸生成抑制薬である．フェブキソスタットは，尿酸生成抑制薬でありながら尿酸過剰産生型・排泄低下型のいずれの高尿酸血症に対しても同等の血清尿酸値低下効果を有することが報告されている[5]．フェブキソスタットは，キサンチンと類似した分子構造を有するアロプリノールとは異なり，XOR 以外の核酸代謝酵素を阻害しないのが特徴である．

224

5. 腎機能低下患者の処方提案［ケース1］

薬物動態的な特徴としては，腎機能の低下に応じて未変化体と代謝物である67M-1，67M-2，67M-4のAUC$_{0 \to 24\,hr}$は高くなるが，CCr 30〜80 mL/minの軽度〜中等度の腎機能低下患者への投与では，反復投与により蓄積傾向が認められなかったため腎機能に応じた投与量の調整は不要である[6]．さらに，血液透析を含むCCr 30 mL/min未満の重度腎機能低下患者での検討では，体重がフェブキソスタットのクリアランスや見かけの分布容積に影響を与えるものの，忍容性は良好である[7]．また，アロプリノール（平均投与量：71.3±29.5 mg/日）に治療抵抗性の平均eGFRが27.2 mL/min/1.73 m²の重度腎機能低下群においてフェブキソスタット（平均投与量：15.9±8.0 mg/日）へ変更したことにより有意に血清尿酸値を低下させた[8]．

これらから腎機能低下患者において選択されやすい薬剤である．一方で，CKDステージ3と血液透析患者においてフェブキソスタットによると思われる好中球減少の報告[9]やフェブキソスタットによる過敏性症候群の報告[10]などもあり，注意が必要である．

3) トピロキソスタット

2013年に本邦でも上市されたトピロキソスタットは，前述した2剤と同様，XORを阻害することで尿酸の生成を抑制する尿酸生成抑制薬である．トピロキソスタットは，フェブキソスタットと同様にキサンチンと類似した分子構造を有さない．

フェブキソスタットとの違いとしては，健常人を対象とした反復投与では，フェブキソスタットの血中消失半減期は8.8±2.2時間，トピロキソスタットの血中消失半減期は6.22〜7.98時間と大きな違いはないものの，血清尿酸値の日内変動を抑える目的でトピロキソスタットは1日2回投与となっている．添付文書には「軽度及び中等度腎機能低下被験者（各6例）にトピロキソスタット80 mgを絶食下で単回経口投与したときの薬物動態パラメータは，腎機能正常被験者と差は認められなかった」と記載されており，CKD患者においても投与量の変更は必要ないとされる．

② 尿酸排泄促進薬

尿酸排泄促進薬としては，ベンズブロマロンとプロベネシドがある．ベンズブロマロンは，尿細管における尿酸の再吸収を特異的に抑制し，尿酸の尿中へ

第 2 章 ケースで学ぶ処方提案

の排泄を促進することにより高尿酸血症を改善する．プロベネシドは，尿酸の分泌抑制作用も有するが，再吸収抑制作用の方が強く尿酸の排出を促進する．腎臓の近位尿細管では尿酸の再吸収と分泌を行っており，この再吸収と分泌には様々なトランスポーターが関わっている．その中でも尿酸の再吸収に大きく関わっているのが尿酸トランスポーターである urate transporter 1（URAT1）である．ベンズブロマロンは，この URAT1 を阻害することにより尿酸の排泄を促進させる．ベンズブロマロン以外にこの URAT1 に作用する薬剤としては，経口降圧薬であるロサルタンが報告されており，降圧効果の他に血清尿酸値低下効果が報告されている[11]．

CKD 患者の尿酸値を管理すること

腎機能が低下すると糸球体における尿酸の濾過量が低下するため血清尿酸値は上昇してくる．また，CKD 患者の多くが内服するループ利尿薬は血清尿酸値を上昇させる．そのため CKD 患者における高尿酸血症は，CKD 故の必然であると理解されてきた．しかし，近年では多くの疫学調査により高尿酸血症が CKD のリスク因子であることが明らかとなってきている．

CKD の原因となる慢性腎炎の 1 つである IgA 腎症では，高尿酸血症が独立したリスク因子であると報告されている[12]．また，血清クレアチニン値が男性で 1.4 mg/dL 以上，女性で 1.2 mg/dL 以上となった場合を腎障害と定義した本邦でのコホート研究では，高尿酸血症は有意なリスク因子であり，男女とも血清尿酸値が高くなるにつれ腎障害の発症率は上昇した．血清尿酸値 8.0 mg/dL 以上における腎障害発症の相対リスクは，血清尿酸値 5.0 mg/dL 未満と比較して多因子調整後でも男性で 2.91 倍，女性では 10.39 倍であった[13]．その他にも健診受診者の追跡調査では，末期腎障害の発症頻度は血清尿酸値が高値（男性 7.0 mg/dL 以上，女性 6.0 mg/dL 以上）である方が 10 年後の末期腎障害の累積発症頻度が 5.77 倍高いことが示された[14]．2014 年に報告されたメタ解析でも同様に高尿酸血症が CKD の独立したリスク因子であると報告されている[15]．

一方，CKD の最終ステージである透析患者では，血清尿酸値の低下が死亡率と相関するというコホート研究があり[16]，透析患者と高尿酸血症の関係は明らかとなっていない．CKD 患者の痛風発症頻度については，本邦での報告に

5. 腎機能低下患者の処方提案［ケース1］

よると透析導入2年前までは腎機能正常の高尿酸血症患者と同程度であったが，それ以降はその発症頻度は大きく減少する[17]．血中の尿酸は透析により除去されるため，現状では積極的な介入が必要かは明らかではない．特に透析が長期に及ぶ患者ではフレイルを呈する場合も多く，低栄養が結果として血清尿酸値の低下を生んでいる可能性については注意したい．

CKD 患者における高尿酸血症への介入

では，腎機能への影響という側面からCKD患者の高尿酸血症への介入は積極的に行われるべきであろうか？　基礎実験では尿酸による毒性が報告されているものの，臨床試験では報告自体が少ない．前述したような観察研究や介入研究であっても対象患者数が少ない，介入期間が短いなど研究デザインに問題があり，高いエビデンスを提供する研究はないのが現状である．それらの状況から日本腎臓学会の「エビデンスに基づくCKD診療ガイド」ではCKD患者の高尿酸血症に対する介入は「考慮」にとどまっている．

尿酸の排泄能が低下したCKD患者における高尿酸血症の治療は，尿酸生成抑制薬が主体となる．腎機能の低下抑制をエンドポイントした場合，ある程度の介入期間が必要となる．そのため上市されて比較的期間の短いフェブキソスタットとトピロキソスタットについては報告が乏しい．

古くから処方されているアロプリノールについては，血清クレアチニン値が1.35 mg/dLより高い患者を対象としたRCTにおいてアロプリノール投与群とコントロール群を1年後の血清クレアチニン値の上昇をアウトカムとして比較すると，コントロール群のみ有意な上昇が示された．そのためアロプリノールによる高尿酸血症治療は，CKDの血清クレアチニン値の上昇を抑制したと結論づけているが，介入群とコントロール群との比較では血清クレアチニン値の変動に有意な差は示されてはいない[18]．

フェブキソスタットについては国内において高尿酸血症を有するCKDステージ3a/bの患者に対してプラセボを用いた二重盲検，多施設共同の前向き試験であるFEATHER studyが進行中であり，主要評価項目はeGFRの1年あたりの変化量である．一方，痛風を既往に有するCKDステージ3または4の患者を対象に費用対効果を指標とした報告[19]がなされた．これは対象患者の

第2章 ケースで学ぶ処方提案

高尿酸血症に対してどの薬剤を第一選択薬として処方されたのが費用対効果として優れていたのかを検討したものであり，結果としては第一選択薬としてフェブキソスタットを処方した群（平均1,299ドル）がアロプリノールを処方した群（1,487ドル）よりも1カ月の平均医療費が抑えられていた．なお，第一選択薬としてアロプリノールを選択し，治療抵抗性でありフェブキソスタットへ変更した群では1,751ドルであった．経済的な面ではアロプリノールよりもフェブキソスタットの方が優位性はあるかもしれない．

　トピロキソスタットについては国内において高尿酸血症を有するCKDステージ3a/bの患者に対して副次評価項目ながらプラセボと比較して尿アルブミン/クレアチニンの比を有意に低下させた．しかしながら，主要評価項目であるeGFRの変化量に関してはプラセボと比較して投与開始22週間後において有意な差は示されてはいない[20]．

　その他，尿アルブミン/クレアチニンの比を主要評価項目とし，トピロキソスタットの投与量別に比較したETUDE study（UMIN試験ID：UMIN000015403）や尿中タンパク量を主要評価項目とし，トピロキソスタットとフェブキソスタットを比較したMIE-CKD study（UMIN試験ID：UMIN000016172）などが進行中であるが，タンパク尿の減少が真のアウトカムと考えるかは難しく，結果がどうあれ腎機能の進展抑制効果を「確実に」有するとまでは現状ではいいがたい．

どのような処方提案を行うか

　筆者の現状の対応としては，痛風発作の既往があるCKD患者における高尿酸血症に対しては，腎機能正常患者と同様に介入は必要と考え，薬物的な介入を提案している．提示した本症例のような無症候性高尿酸血症に対しては，高尿酸血症の腎機能への影響について「状況証拠」は揃いつつあるが，確たる「物証」がないという認識である．現状では患者背景から鑑みて，薬物的な介入が試みられていることが多い．CKDの進展抑制を達成するには，様々な多面的な介入が必要である．それはつまり個々の介入単独での効果は決して大きくないということである．そこに高尿酸血症の積極的な介入が加わるかは今後注視していく必要がある．

　CKD患者における高尿酸血症に対してどの薬剤を用いるかについて，尿酸

5. 腎機能低下患者の処方提案 ［ケース 1］

表2 尿酸生成抑制薬の腎機能別の推奨投与量

薬剤名/腎機能	常用量 eGFR＞60	eGFR または CCr 30〜60	＜30	HD または PD
アロプリノール	200〜300 mg 分2〜3	100 mg 分1	50 mg 分1	HD：100 mg 週3回HD毎 PD：50 mg 分1
フェブキソスタット	腎機能正常者と同じ，ただし少量投与から開始するのが望ましい			
トピロキソスタット	腎機能正常者と同じ，ただし少量投与から開始するのが望ましい			

生成抑制薬の腎機能別の投与量を表2にまとめる．アロプリノールの推奨投与量については安全面が重視されており，推奨投与量では十分な血清尿酸低下効果を得づらく，効果の面を重視すると副作用のリスクが増す．それら現状を考慮するとメリット–デメリットの天秤においてデメリットを可能な限り小さくする必要があると考え（メリットの有無が留保されているため），CKD患者の高尿酸血症に対してはフェブキソスタットを提案している．

　CKD患者の高尿酸血症に対して，特に無症候性高尿酸血症に対して「どのくらいの腎機能」の患者で「どのくらいの尿酸値」を目標にするかは明らかになってはいない．おそらく専門医においても意見が分かれるところであろう．また，前述したタンパク尿の減少が真のアウトカムと考えるかについては，専門医であればその臨床的「インパクト」を大きく受け取る可能性はある．総論（前項）でも記載した通りCKDの重症度分類にはタンパク尿の有無が追加されており，「タンパク尿が減少する（かもしれない）」という事実は，処方動向に影響を与えるかもしれない．処方医との関係にもよるが，可能であれば個別の処方ではなく処方医の包括的な「考え」を聞き，事前に意見をすり合わせておくのがよいと思われる．難しいようであればトレーシングレポートなどを用いた情報提供を考えてみるのもよいかもしれない．

　最後に血清尿酸値が高いから薬剤を投与する，腎機能が悪いからフェブキソスタットやトピロキソスタットを用いるといった画一的な処方監査から一歩踏み出して，患者，処方医への処方提案を行いたいと思う．

第2章 ケースで学ぶ処方提案

■参考文献

1) Seth R, et al. Allopurinol for chronic gout. Cochrane Database Syst Rev. 2014; doi: 10.1002/14651858.CD006077.pub3.
2) Tayar JH, et al. Febuxostat for treating chronic gout. Cochrane Database Syst Rev. 2014; doi: 10.1002/14651858.CD008653.pub2.
3) Clarson LE, et al. Increased cardiovascular mortality associated with gout: a systematic review and meta-analysis. Eur J Prev Cardiol. 2015; 22: 335-43.
4) Yang CY, et al. Allopurinol Use and Risk of Fatal Hypersensitivity Reactions: A Nationwide Population-Based Study in Taiwan. JAMA Intern Med. 2015; 175: 1550-7.
5) Yamamoto T, et al. Effects of febuxostat on serum urate level in Japanese hyperuricemia patients. Mod Rheumatol. 2015; 25: 779-83.
6) Mayer MD, et al. Pharmacokinetics and pharmacodynamics of febuxostat, a new non-purine selective inhibitor of xanthine oxidase in subjects with renal impairment. Am J Ther. 2005; 12: 22-34.
7) Hira D, et al. Population Pharmacokinetics and Therapeutic Efficacy of Febuxostat in Patients with Severe Renal Impairment. Pharmacology. 2015; 96: 90-8.
8) Sakai Y, et al. Febuxostat for treating allopurinol-resistant hyperuricemia in patients with chronic kidney disease. Ren Fail. 2014; 36: 225-31.
9) Kobayashi S, et al. Acute neutropenia associated with initiation of febuxostat therapy for hyperuricaemia in patients with chronic kidney disease. J Clin Pharm Ther. 2013; 38: 258-61.
10) Abeles AM, et al. Febuxostat hypersensitivity. J Rheumatol. 2012; 39: 659.
11) Wurzner G, et al. Comparative effects of losartan and irbesartan on serum uric acid in hypertensive patients with hyperuricaemia and gout. J Hypertens. 2001; 19: 1855-60.
12) Ohno I, et al. Serum uric acid and renal prognosis in patients with IgA nephropathy. Nephron. 2001; 87: 333-9.
13) Iseki K, et al. Significance of hyperuricemia on the early detection of renal failure in a cohort of screened subjects. Hypertens Res. 2001; 24: 691-7.
14) Iseki K, et al. Significance of hyperuricemia as a risk factor for developing ESRD in a screened cohort. Am J Kidney Dis. 2004; 44: 642-50.
15) Li L, et al. Is hyperuricemia an independent risk factor for new-onset chronic kidney disease?: A systematic review and meta-analysis based on observational cohort studies. BMC Nephrol. 2014; 15: 122.
16) Bae E, et al. Lower serum uric acid level predicts mortality in dialysis patients. Medicine (Baltimore). 2016; 95: e3701.
17) Ohno I, et al. Frequency of gouty arthritis in patients with end-stage renal disease in Japan. Intern Med. 2005; 44: 706-9.
18) Siu YP, et al. Use of allopurinol in slowing the progression of renal disease through its ability to lower serum uric acid level. Am J Kidney Dis. 2006; 47: 51-9.
19) Mitri G, et al. Cost Comparison of Urate-Lowering Therapies in Patients with Gout and Moderate-to-Severe Chronic Kidney Disease. J Manag Care Spec Pharm. 2016; 22: 326-36.
20) Hosoya T, et al. Effects of topiroxostat on the serum urate levels and urinary albumin excretion in hyperuricemic stage 3 chronic kidney disease patients with or without gout. Clin Exp Nephrol. 2014; 18: 876-84.

〈鈴木大介〉

第2章 ケースで学ぶ処方提案

5 腎機能低下患者の処方提案

［ケース2］血液透析患者に新規でスタチンが処方されたら

症例

72歳，男性，身長172 cm，体重（ドライウエイト）65.2 kg

慢性糸球体腎炎により透析導入となった.

透析歴3年. 月，水，金曜日の午後に1回4時間の血液透析を行っている.

家族歴は特になし. アレルギー歴，副作用歴はなし. 他科受診なし.

家族構成: 妻，娘（ともに同居）

Key person: 妻

既往: CKD（ステージ5D），高血圧，二次性副甲状腺機能亢進症，高脂血症，（心血管疾患既往なし）

検査値（透析前）: Hb 10.4 g/dL，Alb 3.8 g/dL，AST 22 IU/L，ALT 11 IU/L，BUN 69.4 mg/dL，SCr 8.28 mg/dL，K 4.8 mEq/L，P 6.2 mg/dL，補正 Ca 9.8 mg/dL，i-PTH 122 pg/dL，<u>LDL-C 132 mg/dL</u>

【定期処方】

①アムロジピン5 mg	1回2錠	1日1回朝食後
②アジルサルタン40 mg	1回1錠	1日1回朝食後
③フロセミド40 mg	1回1錠	1日1回朝食後　非透析日のみ
④クロピドグレル75 mg	1回1錠	1日1回朝食後
		（シャント閉塞予防）
⑤炭酸ランタン500 mg	1回1錠	1日3回毎食直後
⑥ビキサロマー250 mg	1回6カプセル	1日3回毎食直前
⑦シナカルセト25 mg	1回1錠	1日1回就寝前
⑧ナルフラフィン2.5 μg	1回1カプセル	1日1回就寝前

【新規追加処方】

①アトルバスタチン10 mg	1回1錠	1日1回朝食後（軽度 LDL-コレステロール上昇のため）

JCOPY 498-07922

第 2 章 ケースで学ぶ処方提案

血液透析患者における心血管疾患の疫学

　まずは，スタチン投与の真の目的である心血管疾患（cardiovasucular disease：CVD）について透析患者の場合を確認したい．海外での透析患者の年間死亡率は 20〜23％であり，その 45％を CVD イベントが占めている[1]．本邦における透析患者の死亡原因は，日本人の一般的なものと大きく異なる．日本人の死亡原因として悪性腫瘍死が最も多いのに対して，透析人口全体において 1 年間に死亡した患者の死亡原因第 1 位は心不全であり，死亡患者全体の 26.3％を占め[2]，その割合はここ数年横ばいで推移している．2 番目に多いのが感染症死であり，その割合は 20.9％である．これに次いで悪性腫瘍死が 9.0％を占めており，続いて脳血管障害死は 7.1％である．これらに次いで心筋梗塞死が 4.3％を占めており，これに死亡原因第 1 位である心不全を加えると実に全体の 3 割強が CVD イベントで亡くなっている．

　透析患者では，CVD イベント発症リスクが高く，また発症後の生存率が低い（致死率が高い）．すなわち，「罹患しやすく，治りにくい」．CVD リスクの高い血液透析患者において総コレステロール値（total cholesterol：TC）などの脂質プロファイルと総死亡や CVD による死亡との関係には炎症や低栄養が大きく影響を与える．炎症や低栄養が存在すると TC および non HDL-コレステロール値は逆相関を示す[3]．逆に炎症や低栄養が存在しない場合は正の相関を示す．すなわち炎症や低栄養が存在すると TC が低いほど総死亡や CVD による死亡のリスクは上昇する．高齢化の進む透析患者では低栄養を示す患者は少なくなく，より丁寧なアセスメントが必要となる．

スタチンの薬物動態

　前項でも述べたように慢性腎臓病（chronic kidney disease：CKD）患者では，投与される薬剤の腎排泄寄与率が薬物動態に大きく影響を与える．薬物動態の基本は，吸収（<u>A</u>bsorption），分布（<u>D</u>istribution），代謝（<u>M</u>etabolism），排泄（<u>E</u>xcretion）の ADME であり，各段階を薬剤ごとによく理解することが重要である．

232

5. 腎機能低下患者の処方提案［ケース2］

● 吸収（Absorption）

　薬剤の吸収率やバイオアベイラビリティなどが重要な情報である．一般的に脂溶性の高い薬剤では吸収率は高いが，初回通過効果を受けやすいためバイオアベイラビリティは低くなる．水溶性薬剤ではその逆となる傾向がある．その他にも併用薬剤により小腸での吸収率が変化する場合や下痢，高度の腸管浮腫などにより吸収が低下する場合があるので注意が必要である．小腸での代謝を大きく受ける薬剤では，投与方法（内服か注射か）によってもバイオアベイラビリティが変化する．また，腎機能の低下によりバイオアベイラビリティが変化する薬剤も報告されている．

● 分布（Distribution）

　脂肪組織の増減により分布容積に変化を及ぼす場合や高度の炎症により血管透過性が亢進し，分布容積が増大するため血中濃度が低下する場合もある．一般的に加齢に伴い体脂肪は減少するため脂溶性の高い薬剤では分布容積が小さくなる．逆に新生児などでは体脂肪が少なくなるため水溶性の薬剤は影響を受ける．

● 代謝（Metabolism）

　併用薬により代謝酵素が阻害される場合，薬剤自体の代謝が阻害されるだけでなく，小腸での吸収に影響を及ぼす．また，併用薬により代謝酵素が誘導される場合は，その影響が併用薬中止後も暫く続くことも考慮したい．腎機能低下患者では肝代謝型薬剤が好まれるため，代謝酵素に影響を与える薬剤が併用される場合は，その影響を受けやすいため注意が必要である．

● 排泄（Excretion）

　薬剤の消失に関しては，腎機能が最も影響が大きい．特に腎排泄寄与率の高い薬剤が処方された場合には，腎機能を評価し，薬剤選択および投与量，投与間隔をその薬剤の薬理効果など参考に検討する．注目すべきは尿中未変化体排泄率であるが，内服時のデータであればバイオアベイラビリティを考慮する必要があり，薬剤の血中半減期から尿中回収時間を確認するなどのピットフォールが存在する．

　薬剤ごとのパラメーターについては多くの場合はインタビューフォームに記載があり，各製薬会社のホームページから参照が可能である．実際に薬剤のパラメーターを確認し，その内容からその薬剤の特性を「推測」することが重要である．今回取り上げたアトルバスタチンを含めたストロングスタチンの主な薬物動態パラメーターを表1に示す．薬剤がどのような形で体の外へ出ていくかを確認する必要があるため，代謝と排泄がポイントになる．

233

第2章 ケースで学ぶ処方提案

表1 各ストロングスタチンの主な薬物動態パラメーター
（各薬剤のインタビューフォームより抜粋）

	アトルバスタチン （リピトールほか）	ピタバスタチン （リバロほか）	ロスバスタチン （クレストールほか）
バイオアベイラビリティ	12.2%	60%	29%
尿中未変化体排泄率	2%未満 [経口投与時]	2%未満 [経口投与時]	10.4% [経口投与時]
蛋白結合率	95%以上	99%以上	89.0%
分布容積	565 L/man	1.5 L/kg [サル]	67.9 L/man
関与する主な代謝酵素	CYP3A4	CYP2C9	CYP2C9 CYP2C19
代謝物の活性	あり	なし	ほぼなし

　本症例で処方されたアトルバスタチンは，主にCYP3A4により代謝を受け，その代謝物にも弱いながら薬理活性がある．バイオアベイラビリティは12.2%と低いが，尿中未変化体排泄率も2%未満と低く，薬剤としての腎排泄寄与率は低い．これらからアトルバスタチンは，CYP3A4による代謝を主とした肝代謝型薬剤であり，腎機能の「程度」には影響を受け難く，投与量，投与間隔の調節は必要ないと思われる．

　また，アトルバスタチンは蛋白結合率が非常に高く，透析に使用するダイアライザーのポアサイズを通過できないため透析による除去は期待できない．実際にアトルバスタチンが投与された血液透析患者の報告では，単一および2週間の反復投与でもアトルバスタチンとその代謝物の薬物動態パラメーターは健常人と比較して有意な差はなく，血液透析患者ではアトルバスタチンの投与量，投与間隔の調節は必要がなく，透析性も低い結果となっている[4]．これは，その他のスタチンでも同様の傾向があり，例外として肝取り込みトランスポーターOATP（organic anion transporting polypeptide）1B1の関与が明らかになってきているロスバスタチンの高用量では注意が必要である．

CKD患者へのスタチン投与による心血管系イベント抑制効果

　スタチンを脂質異常症を有する患者へ投与する真の目的は，LDL-コレステ

5. 腎機能低下患者の処方提案［ケース2］

ロール値やTCなどの脂質プロファイルを改善することではなく，心血管死や心筋梗塞などのCVDイベントの発症を少なくすることである．スタチンによる脂質低下療法のCVDイベントに対する有効性は，これまで多くの大規模臨床試験によって示されている．下記に主要な試験を腎機能別に記載する．

① MEGA study[5]

PE(I)CO	説明	症例
P: Patient	どのような患者が	冠動脈疾患既往のない軽〜中等度（総コレステロール値220〜270 mg/dL）の高脂血症患者
E: Exposure (I: Intervention)	ある治療/検査をするのは	プラバスタチン10〜20 mg＋食事療法
C: Comparison	別の治療/検査と比べて	食事療法
O: Outcome	どうなるか	主要血管複合イベント（致死性および非致死性心筋梗塞，狭心症，心臓死および突然死，血行再建術を含む冠動脈疾患の初発）

　腎機能低下を有さず，冠動脈疾患既往のない軽〜中等度（TC 220〜270 mg/dL）の高脂血症患者約7,832例を対象とし，PROBE法を用いた臨床試験．食事療法単独群と食事療法＋プラバスタチン（10〜20 mg/日）併用群を平均5.3年追跡した結果，プラバスタチン併用によって主要血管複合イベントが食事療法群と比較して相対リスクとして33％減少させた．

② コクランレビュー[6]

PE(I)CO	説明	症例
P: Patient	どのような患者が	透析を行っていない成人CKD患者
E: Exposure (I: Intervention)	ある治療/検査をするのは	スタチン
C: Comparison	別の治療/検査と比べて	プラセボもしくは無治療
O: Outcome	どうなるか	主要心血管系イベント，全死亡，心血管死亡

　スタチンを用いた53の臨床試験のメタ解析では，透析患者を除くCKD症例において，スタチン投与は各CKDステージにおいても死亡率，主要なCVD

第2章 ケースで学ぶ処方提案

イベント発症率を約20%低下させる.

　上記結果などから国内でも2012年に改訂された「動脈硬化性疾患予防ガイドライン2012年版」では新たにCKDを動脈硬化のリスクファクターとし,積極的な介入を推奨している.海外に目を向けても慢性腎臓病国際ガイドライン（KDIGO）が「成人CKD患者の脂質管理ガイドライン」を2013年に改訂し,こちらはCKDステージがG1～G5を対象に「50歳以上であればLDLコレステロール値に依らずスタチン治療を推奨」とより積極的な介入を推奨している.以上のようにガイドラインベースにおいてCKD患者へのスタチンの投与は積極的に推奨されている.

血液透析患者へのスタチン投与による心血管系イベント抑制効果

　血液透析患者へのスタチン投与による心血管系イベントの抑制効果は不明な点が多いのが現状である.代表的な臨床知見を示す.

① 4D study[7]

PE(I)CO	説明	症例
P: Patient	どのような患者が	2型糖尿病を有する維持血液透析患者
E: Exposure (I: Intervention)	ある治療/検査をするのは	アトルバスタチン（10～20 mg）
C: Comparison	別の治療/検査と比べて	プラセボ
O: Outcome	どうなるか	冠動脈血管死,非致死的心筋梗塞,脳卒中の複合エンドポイントが減少するか

　2型糖尿病を有する維持透析患者1,255名を対象とし,アトルバスタチンを用いた前向き二重盲検無作為化試験では,プラセボと比較してCVDイベントによる死亡も非致死性の心筋梗塞も脳卒中の発症率も統計的に有意な差は認めなかった.

236

② AURORA study[8)]

PE(I)CO	説明	症例
P: Patient	どのような患者が	血液透析を 3 カ月以上受けている患者
E: Exposure (I: Intervention)	ある治療/検査をするのは	ロスバスタチン 10 mg
C: Comparison	別の治療/検査と比べて	プラセボ
O: Outcome	どうなるか	冠動脈血管死, 非致死的心筋梗塞, 非致死性脳卒中の複合エンドポイントが減少するか

　維持透析患者 2,776 名を対象としたロスバスタチンを用いた前向き二重盲検無作為化試験では，ロスバスタチンの 3 カ月の投与により LDL コレステロール値を 43％減少させたが，こちらもプラセボと比較して CVD イベントによる死亡も非致死性の心筋梗塞も非致死性の脳卒中の発症率も統計的に有意な差は認めなかった．AURORA study に関しては，糖尿病，心血管疾患の既往，高血圧，高 LDL コレステロール値など様々なサブグループ解析が行われているが，それぞれにおいても両群間で統計的に有意な差は認められていない．

③ コクランレビュー[9)]

PE(I)CO	説明	症例
P: Patient	どのような患者が	血液透析を受けている患者
E: Exposure (I: Intervention)	ある治療/検査をするのは	スタチン
C: Comparison	別の治療/検査と比べて	プラセボもしくは無治療
O: Outcome	どうなるか	主要心血管系イベント, 全死亡, 心血管死亡

　上記の 4D，AURORA 各試験を含み，これら試験の影響が大きいレビューではあるが，透析患者を対象とした 2013 年のコクランレビューでは，13 件の RCT のメタ解析にてスタチンの投与により主要血管イベントが RR 0.95（0.88〜1.03），全死亡が RR 0.96（0.90〜1.02），心血管死亡が RR 0.94（0.84〜1.06）といずれも有意な減少を示すことはできなかった．

第 2 章 ケースで学ぶ処方提案

　上記の結果を受け，2013 年に改訂された KDIGO の「成人 CKD 患者の脂質管理ガイドライン」では，成人の透析患者に対してスタチンもしくはスタチンとエゼチミブの併用療法は推奨されていない（透析導入以前から継続して内服している場合は導入に際して投与を中止することは推奨していない）．一方で，国内のガイドラインでは，LDL コレステロール高値が心疾患イベントのリスクとなるという疫学調査などから食事療法や運動療法で改善を認めない高脂質血症に対してスタチンの投与を考慮するように提案している．

スタチン以外の薬剤による心血管系イベント抑制効果

　現在本邦で処方可能なスタチン以外の脂質異常症を改善する薬剤として，フィブラート系薬剤，EPA 製剤，エゼチミブ，PCSK9 阻害薬などがある．フィブラート系薬剤については，血清クレアチニン値が 2.0 mg/dL 以上の腎機能低下患者に対しては禁忌となっており，血液透析患者に使用することは難しい．エゼチミブに関しては，CKD 患者を対象とした SHARP study が報告されている．

① SHARP study[10]

PE(I)CO	説明	症例
P: Patient	どのような患者が	血清クレアチニンが男性では 1.7 mg/dL，女性では 1.5 mg/dL 以上の透析中あるいは未透析の 40 歳以上の患者
E: Exposure (I: Intervention)	ある治療/検査をするのは	シンバスタチン 20 mg＋エゼチミブ 10 mg
C: Comparison	別の治療/検査と比べて	プラセボ
O: Outcome	どうなるか	主要血管複合イベント（非致死的心筋梗塞，冠動脈死，虚血性脳卒中，透析アクセス手技以外の全血管再建術）

　本研究の全対象群では，主要評価項目が複合アウトカムのため注意が必要であるが，有意にイベントの発症を抑制させる結果となった．しかし，透析患者のみを対象としたサブ解析では，血液透析，腹膜透析患者ともにプラセボと比較して有意な差は示すことができなかった．SHARP study では開始 1 年間は

5. 腎機能低下患者の処方提案［ケース2］

上記の2群に加えてシンバスタチンのみを内服する群を設定し，エゼチミブの安全性を評価しており，そのシンバスタチン群の評価に注意が必要であるが，それを割り引いたとしても透析患者に対して有用性を示されてはいない．

新しく本邦でも上市されたPCSK9阻害薬については，透析患者をはじめとしたCKD患者を対象とした研究は行われていないものの，CVDイベント発症を主要評価項目としたFOURIER試験が報告されている．

② FOURIER study[11]

PE（I）CO	説明	症例
P: Patient	どのような患者が	動脈硬化性心血管疾患の既往を有する患者
E: Exposure (I: Intervention)	ある治療/検査をするのは	スタチン（アトルバスタチン換算で20 mg以上）＋エボロクマブ（隔週に1回140 mgまたは毎月1回420 mgを皮下投与）
C: Comparison	別の治療/検査と比べて	プラセボ
O: Outcome	どうなるか	主要血管複合イベント（心血管死，心筋梗塞，脳卒中，不安定狭心症による入院または は冠動脈血行再建術）

本研究は，CKD患者を対象としたものではないが，新規薬効を有するPCSK9阻害薬が真のアウトカムを改善するか検証した研究であるため記載する．本研究では，ベースラインのLDL-コレステロール値の中央値は92 mg/dLであったが，48週後には30 mg/dLまで低下させている．主要評価項目の発症率は，プラセボ群と比較して相対リスクを15％低下させた．なお，主要評価項目を個別に解析した結果，エボロクマブ群において心筋梗塞および脳卒中の発症率はプラセボ群と比較して有意にリスク低下が認められたが，心血管死については有意なリスク低下は認められなかった．また，本研究での二次評価項目に対するNNT（number needed to treat）は，年換算で154となっており，PCSK9阻害薬が非常に高薬価であることを考えると，少なくとも血液透析患者を対象とした臨床研究の結果が出るまでは透析患者に対して積極的な投与は推奨されないのではないかと考える．

JCOPY 498-07922

239

第2章 ケースで学ぶ処方提案

どのような処方提案を行うか

　筆者の現状の対応としては，血液透析患者に対して新規にスタチンが処方された場合は処方医に処方意図を確認している．その場合，患者の背景などを考慮して処方中止を提案している．ただし，必ずしも中止を主張するわけではなく，処方医とのディスカッションを通じて投与されることもある．また，透析患者では処方薬剤が多数となり，服薬継続が困難となる場合が多い．そのような場合では中止薬の候補に挙げることもある．一方で，透析患者においてスタチンによる真のアウトカムの改善が示されていない原因としてアドヒアランスの不良が指摘されているため[12]投与開始となった場合は，適切に内服できるよう患者の意見を聞きながら対応している．

　透析患者の CVD イベントは，スタチンが改善しうるプラーク由来の動脈硬化ではなく，リン・カルシウム代謝に由来する異所性石灰化の寄与が大きいと推察される．そのため適正な透析量の確保や食事療法，そしてまだ真のアウトカムを改善するという明確なエビデンスはないものの[13]リン吸着剤の適正使用などに注力したい．

　透析患者へのスタチン療法が CVD イベントを減少させるかは現状では明らかではない．透析患者に対するスタチンの投与により，副作用の発現頻度の上昇は認められないものの，リスク-ベネフィットの天秤はバランスを欠くと考え，処方医への情報提供の必要性を感じている．スタチンの効果は腎機能の低下に伴い低下していくため[14]，CKD 患者に対しては早期よりスタチンの投与を提案したい．

■参考文献

1) Kundhal K, et al. Clinical epidemiology of cardiovascular disease in chronic kidney disease. Nephron Clin Pract. 2005; 101: c47-52.
2) 政金生人，他．わが国の慢性透析療法の現状（2014 年 12 月 31 日現在）．透析会誌．2015; 49: 1-34.
3) Liu Y, et al. Association between cholesterol level and mortality in dialysis patients: role of inflammation and malnutrition. JAMA. 2004; 291: 451-9.
4) Lins RL, et al. Pharmacokinetics of atorvastatin and its metabolites after single and multiple dosing in hypercholesterolaemic haemodialysis patients. Nephrol Dial Transplant. 2003; 18: 967-76.
5) Nakamura H, et al. Primary prevention of cardiovascular disease with pravastatin in

5. 腎機能低下患者の処方提案［ケース2］

Japan（MEGA Study）: a prospective randomised controlled trial. Lancet. 2006; 368: 1155-63.

6) Palmer SC, et al. HMG CoA reductase inhibitors（statins）for people with chronic kidney disease not requiring dialysis. Sao Paulo Med J. 2014; 132: 314-5.

7) Wanner C, et al. Atorvastatin in patients with type 2 diabetes mellitus undergoing hemodialysis. N Engl J Med. 2005; 353: 238-48.

8) Fellstrom BC, et al. Rosuvastatin and cardiovascular events in patients undergoing hemodialysis. N Engl J Med. 2009; 360: 1395-407.

9) Palmer SC, et al. HMG CoA reductase inhibitors（statins）for dialysis patients. Cochrane Database Syst Rev. 2013; doi: 10.1002/14651858. CD004289. pub5.

10) Baigent C, et al. The effects of lowering LDL cholesterol with simvastatin plus ezetimibe in patients with chronic kidney disease（Study of Heart and Renal Protection）: a randomised placebo-controlled trial. Lancet. 2011; 377: 2181-92.

11) Sabatine MS, et al. Evolocumab and Clinical Outcomes in Patients with Cardiovascular Disease. N Engl J Med. 2017; 376: 1713-22.

12) Murali KM, et al. Medication adherence in randomized controlled trials evaluating cardiovascular or mortality outcomes in dialysis patients: A systematic review. BMC Nephrol. 2017; 18: 42.

13) Palmer SC, et al. Phosphate-Binding Agents in Adults With CKD: A Network Meta-analysis of Randomized Trials. Am J Kidney Dis. 2016; 68: 691-702.

14) Messow CM, et al. Meta-analysis of statins in chronic kidney disease: who benefits?. QJM. 2017; Mar 14. doi: 10.1093/qjmed/hcx040.

〈鈴木大介〉

第2章 ケースで学ぶ処方提案

6 精神科疾患患者の処方提案
［総論］

精神科では処方提案は難しいというのは本当か

　実際に多くの薬剤師から「精神科領域の処方提案は難しい」という意見を聞くことがある．それはなぜかと考えると，第一に挙げられるのは，薬剤師の精神科医療に関する知識や経験の少なさであろう．たとえば医師や看護師は学生の間に精神科での実習が必須になっているが，精神科を現場で学んでから臨床に出る薬剤師はいまだに少ない．また，精神科病院に勤務する様々な医療専門職のうち，精神科医療を学ばずに資格免許を取得できるのは薬剤師だけである．

　それでは，精神科で十分な経験を積んだ薬剤師であれば簡単に処方提案ができるかというと，ここにも難しい壁が存在する．精神疾患の病態というものは何か客観的な検査値で測れるものではなく，ほとんどがその患者に関わるスタッフによる丁寧な観察と推論に基づく主観的な評価によって治療が決定し，進められていくからである．たとえば感染症であれば，起炎菌と感染部位が特定できれば抗菌薬の種類が，腎機能など薬物動態学的パラメータを見積もることで投与量を決めることができる場合が多く，そのようなケースでは客観的データを手にして処方提案するというのは比較的容易と思われる．しかし，精神疾患に対する向精神薬処方についての処方提案では，その患者の病態を自分の五感で把握し（大げさではなく嗅覚ですら重要な情報となることがある），自分なりに状態像を診立てて，最適な処方を提案する必要がある．しかし，それはあくまで主観に基づくがゆえに，当然ながら医師がもつ患者の状態像との違いが起こり得るため，安直な処方提案は医師-薬剤師間の衝突や摩擦を生む．そのために精神科領域の処方提案は難しいと考えられがちなのだと考える．

　かつては，そのような患者の状態像の診立てというのは医師の専権事項と考えられており，医師の頭脳という，いわばブラックボックスの中で繰り出される処方に薬剤師は追従するほかなかった．しかし，現代は様々な専門職がそれぞれの立場からの状態像，すなわち職種ごとの診立てを持ち寄って，それを互

242　　JCOPY 498-07922

6. 精神科疾患患者の処方提案 ［総論］

いにすりあわせて，そこから医師が治療方針を決めていくのが精神科チーム医療の基本的考え方となっている．よって，チーム医療が主流になってくると，そこには薬剤師も意見を述べる機会が生まれてくる．そして処方提案の余地も生まれてきているのである．

　とはいえ，精神科領域においても処方提案が薬剤師の職能を発揮する行為の1つであるからといって，処方提案そのものが目的であってはならない．精神科領域において薬剤師がコミットしなければならないものは，日本病院薬剤師会が定めた精神科専門薬剤師の定義がまさにそれを現している．

精神科専門薬剤師の定義（一般社団法人日本病院薬剤師会ホームページより）
1. 精神疾患の病態と患者特性を十分理解していること
2. 向精神薬の薬理作用を十分理解していること
3. 高度な薬物療法に関する知識と多くの臨床経験をもち，患者個々の症状や状況に合った薬物療法を医師，患者の双方に提案できること
4. 向精神薬による副作用の予測ができ，その解決方法を熟知し，医師，患者の双方に提案できること
5. 精神疾患患者との良好なコミュニケーションができ，薬物療法について話し合うことができること
6. 適切な薬物療法の提供による精神疾患患者の社会復帰を支援し，地域においても薬学的管理ができること
7. 精神科薬物療法に関する研究ができること
8. 精神科医療及び精神保健福祉を十分理解していること

　このうち，3と4において「提案できること」という言葉が出てくる．それも医師，患者の双方に提案できることとなっている．ここではこの後，遅発性ジスキネジアという重篤な副作用が問題となったケースと，多剤併用大量処方のケースとの2つの症例を用いて，上記のような提案を具体的にはどのように行ったかについて述べる．いずれも統合失調症の症例であり，しかも入院を要するほどの重症患者であるので，一般病院や保険薬局ではあまり出会うことのないケースかもしれないが，あえて治療や介入にかなり難渋するようなケースにおける処方提案を示すことで，もっとシンプルで軽症な患者においては気軽に円滑な処方提案ができるようになるのではないかということを狙ってのことである．疾患の性質上，背景情報や経過の詳細についてはフィクションとして

第2章 ケースで学ぶ処方提案

執筆したが，その症例における主題と介入の方向性は著者が実際に経験したことに基づいてリアリティを維持できるよう配慮して執筆した．ぜひ，自分が精神科病棟の薬剤師になったつもりで読んでみていただきたい．きっと精神疾患を合併している一般病棟に入院中の患者や外来治療を受けている患者の向精神薬処方への介入についてもヒントになるようなことがみえてくるはずである．

精神科疾患患者の真のアウトカム

さて，精神疾患に対する処方をよりよいものにしようとするのであれば，精神疾患の真のアウトカムについても考えなければならない．多くの疾患において，長生きできること，すなわち死亡リスクは真のアウトカムとなりえる．これは精神疾患においても例外ではなく，死亡は通常最も避けるべきアウトカムになる．特に，自殺は死亡の中でもさらに避けなければならないアウトカムである．そして，死亡しなければ何が真のアウトカムとなるかについて考えてみると，精神疾患においては入院を避けられることが非常に重要なアウトカムであるであることに留意しておきたい．

精神疾患においては，入院，それも長期に渡るものは「社会的な死」を意味することがある．入院治療を要するケースがすべて長期入院するわけではないが，精神疾患において入院の要否を決めるのは通常は疾患の重症度ではなく社会への適応度であり，入院することは一時的とはいえ社会からの隔離であることは間違いない．そしてそれが長期化するほど，患者は社会ではなく病棟生活に適応してしまい，社会復帰どころか退院そのものが困難になることがあり，それがいわゆる社会的入院というものになっている．

このことは，見方を変えれば，精神症状が多少あるとしても社会の受け入れがあれば，その患者は社会で生きていけるということと同義である．つまり，どのような精神症状があったとしても，その患者が地域社会で生きていけるかどうかは社会の問題であるともいえる．ゆえに通常，ただそれだけを評価するのであれば，精神症状は真のアウトカムではなく代用のアウトカムと考えて差し支えない場合が多い．確かに，たとえば幻覚妄想症状や躁病エピソードなどの発症は社会生活を著しく困難にするが，それらが治療によりほぼ消失したとしても，家族や周囲の人間がその患者を受け入れることができなければ，その患者は退院できないかもしれない．ゆえに，精神疾患に対する薬物療法も症状

244　JCOPY 498-07922

6. 精神科疾患患者の処方提案［総論］

を消失させることが目的ではなく，社会適応できるようにすることを目的にしなければならない．社会適応できるレベルにもっていくために精神症状をコントロールする必要があるのである．

　これを頭に入れておけば，精神科領域のエビデンスを読む時にも見え方が変わってくる．薬物療法の評価がPANSS（Positive and Negative Syndrome Scale：陽性・陰性症状評価尺度）やBPRS（Brief Psychiatric Rating Scale：簡易精神症状評価尺度）のスコアで改善がみられるというものだったとしても，それは決して患者の真のアウトカム（社会復帰できるか，長生きできるか，幸せに生きていけるか，など）に直接はつながらないということがわかるだろう．もちろん，病的な症状が改善しないよりは改善した方が社会復帰しやすいわけだが，症状を何らかのスコアで点数化したものが改善するかどうかが最も重要というわけではなく，他の様々な要因が関係して最終的に真のアウトカムにつながるのである．その点では，治療からの脱落をアウトカムとしたエビデンスの方がより重要なアウトカムだといえる．処方提案をするにしても，処方が変わりさえすればその患者の問題がすべて解決できるなどとは考えない方がよい．

精神科領域での処方提案のための心構え

　最後に，これは他の疾患領域の薬物療法に対する処方提案にもいえることではあるが，精神科領域では特に意識しなければならないと考えていることを述べる．Evidence-based medicine（EBM）とは，①患者の好みや行動，②周囲の環境や患者の病状，③医療者の技術や経験，④科学的根拠の4つの要素を統合して臨床における判断を下すものであるが，なぜevidence basedとわざわざ名付けているかというと，④科学的根拠が十分に考慮されずに医療が行われているということに対する注意喚起のようなものと著者は理解している．精神科でも例外ではなく，これまでは科学的根拠が顧みられていない治療が多かったように思うが，それはおそらく医師によるパターナリズムで治療が決まってきたことも大いに関係しているように思われる．

　しかし，現代は精神科領域であってもチーム医療が基本的な考え方になってきており，精神科医が治療の決定にあたって周囲の専門職に情報提供や意見を求めることも増えてきた．そこで薬剤師には，適切な科学的根拠という情報提供が求められているのである．これは何も臨床医学論文のようなエビデンスを

JCOPY 498-07922

245

第2章 ケースで学ぶ処方提案

そのまま提供するということではない．薬剤師が現場でアセスメントしたことを元に，そこから抽出した疑問への対応のために適用できそうなエビデンスを検索し，その妥当性を評価して，自分の意見として情報提供するということである．このステップを踏んで処方提案を行うことそのものは薬剤師によるEBMの実践の1つになるはずである．

　しかし，そのようにして医師に伝えた情報や提案が採用されるかどうかは大した問題ではないということも理解しておかねばならない．なぜなら，医師はEBMの実践を意識しているかどうかにかかわらず，上記の4つの要素を統合して臨床における判断を行っている．どんなにエビデンスを顧みない医師であっても，薬剤師がエビデンスに基づいた処方提案や情報提供を行ったのであれば，それは必ず医師の判断要素の1つに入るのであるから，4つの要素が揃う，すなわち，EBMを実践させることに寄与するのである．それで薬剤師からの処方提案が採用されるかどうかは，エビデンスの重さに対して他の3つの要素が重いか軽いかによる．どんなに妥当な処方提案を行ったところで，他の3つの要素の比重がより重ければそれは採用されないのであるから，そうなった時は仕方のないことと考えるべきである．特に精神疾患というものは先に述べたように周囲の環境や人間関係が病状に影響することが多いため，多くの場面でそれらの要素が重くなりがちである．だとすると，薬剤師として行った処方提案が採用されなかったとしたら，それはあなたが行った処方提案が間違っていたわけでも，医師がエビデンスを無視した不適切な治療をしようとしているわけでもない．精神科領域の薬物療法のエビデンスは，有効性が限定的であったり，薬剤間の差がほとんどなかったりと曖昧なものが多い．差がほとんどない，あるいははっきりしないからこそ，いつも悩ましくもあるし，誰が悪いともいえない．だが，エビデンスを踏まえた薬剤師からの処方提案がある精神科医療が行われるのとそうでない精神科医療とでは，仮に短期的な判断は同じものになったとしても，それが積み重なった先のもっと長期的なアウトカムはきっと異なるものになるであろう．

　悪者探しをしている暇があったら，目の前の患者の背景や周囲の関係性をよく観察し，それらを踏まえたうえで，医師の先回りをするような次の処方提案を心がけよう．価値ある経験を積み，医師をはじめ様々な職種との良好な関係を築くことができるほどに薬剤師からの処方提案は光るものになると考える．

〈桑原秀徳〉

第2章 ケースで学ぶ処方提案

6 精神科疾患患者の処方提案

［ケース1］抗精神病薬の副作用が問題となった症例

症例：抗精神病薬の副作用への対処

20歳代，女性，統合失調症．

生育には特に問題はなく，地元の高校を卒業した後は実家を離れた大学に進学して一人暮らしを始めた．しかし，大学やアルバイト先での人間関係に馴染めず，孤立した生活を送っていたところ，自分の行動をいちいち指摘したり注釈を付けてきたりする幻聴が出現し，次第に周囲から監視や盗撮をされているという妄想をもつようになった．不眠や不安，強い猜疑心に苛まれ，次第に授業にも出席しなくなり，部屋に引きこもる状態が続いた．連絡が取れなくなって心配した両親が部屋を訪ねた時には，室内は壁や天井や鏡が破壊され荒廃した状態であり，本人は極端な低栄養・脱水状態で身動きできず横たわり，朦朧とした状態で訳のわからない言葉をつぶやくのみであった．

救急搬送されて補液治療が開始されたが，意識が澄明になってくると不穏になり点滴を引き抜くなどして暴れるため，ハロペリドールとビペリデンの筋注を施行．眠ったところで補液にハロペリドールとビペリデンを混注して点滴し，精神科治療が必要として精神科病院に転院となった．精神科病院に転院してきた頃には落ち着きを取り戻しており，穏やかに会話が可能となっていたため，そのまま栄養状態が改善するまで同じ点滴で治療した．5日目からはハロペリドールの経口投与に切り替えられ，そのままの処方を継続し，疾患教育なども行いながら3カ月後に退院となった．なお，入院経過中にはアカシジアの発生がみられたためにプロメタジンとクロナゼパムが追加され，また不眠に対してブロチゾラムとレボメプロマジンも追加され，便秘が発生したためにセンノシドも追加となっている．

退院後もそのままの処方が継続されており，定期的に外来通院も行い，服薬もほとんどできていたようである．しかし，意欲や興味が湧かず，一日中無為に過ごすことが多いため復学はできずにいた．退院から1年ほど経過した頃，

第2章 ケースで学ぶ処方提案

薬剤師が調剤した外来処方の投薬時に，口周囲に本人の自覚していない不随意運動を認めた．

【処方提案前の精神科処方】
ハロペリドール錠3 mg　　1回2錠
プロメタジン錠25 mg　　1回1錠　1日2回朝・夕食後
クロナゼパム錠0.5 mg　　1回1錠　1日2回夕食後・寝る前
ブロチゾラム錠0.25 mg　　1回1錠
レボメプロマジン錠50 mg　1回1錠
センノシド錠12 mg　　1回3錠　1日1回寝る前

このような処方に至った背景

　抗精神病薬はクロルプロマジンの登場以降開発され，統合失調症のドパミン仮説に従って強いドパミン D_2 受容体遮断作用をもち，用量と臨床効果，そして錐体外路症状の発生が線形的に関連する薬剤である第1世代抗精神病薬と，国内ではリスペリドン以降に登場し，臨床効果と錐体外路症状の発生が必ずしも相関しないというその「非定型的」な作用を特徴とする第2世代抗精神病薬に大別することができる．通常用量であれば，一般的には錐体外路症状の発生は第2世代抗精神病薬の方が少ないと考えられているため，通常は第2世代抗精神病薬のうちいずれかが初発の統合失調症治療には第一選択薬として使われるケースがほとんどであろう．しかしながら，第1世代抗精神病薬であっても比較的力価の低い薬剤を選択するか，比較的低用量で使用する限りは錐体外路症状の発生は第2世代抗精神病薬とあまり変わらないのではないかとする報告もあり[1]，製薬メーカー主導で第1世代抗精神病薬に不利となる研究デザインによるエビデンスが植え付けたイメージなのかもしれない．

　ゆえに，有効性や安全性の面であまり大きな違いがないのであれば，第1世代抗精神病薬を最初の薬剤に選択することも不思議なことではない．むしろ，本症例のようにたまたま当初に導入した治療が補液に混注したハロペリドールであったというケースもあるだろう（点滴静注可能な第2世代抗精神病薬は国内未承認）．しかも，それが著効したのであれば，異なる抗精神病薬への変更に伴うリスクを嫌って同じ薬剤で内服治療に切り替えることも十分に合理的である．そのために，本症例ではハロペリドールが選択されているのであろう．た

248

だし，もちろんそこには処方する医師の好みというファクターも大きく関わるとは思われるが，それに関してはまた後述する．本症例のような処方は比較的まれなケースではあるかもしれないが，エビデンスという点からも，また逆に医師の好みという点からも，このような処方はこれからも決してありえないものではない．

医師との治療方針の共有

本症例にて認められた口周囲の不随意運動は，ハロペリドールの投与後1年以上を経過して出現しており，遅発性ジスキネジアではないかと考えられた．ひとまず主治医に情報提供という形でこのことを報告し，改めて治療方針について確認してみることにした．

【主治医の思いや方針】
・いつもほとんど喋らずすぐ診察が終わる患者なので最近あまり注意していなかったが，そういわれれば遅発性ジスキネジアの可能性は十分ありえる．
・最初によく効いたのでそのままハロペリドールを使ってしまったが，それがよくなかったかもしれない．
・復学まではあまり処方変更のリスクを取りたくない．
・とはいえ，やはり問題だと思うので，次の診察の時に注意してみて，変更を考える．

このように医師に対して報告し，気付きを与えるだけでもおそらく処方は変わっていくであろう．精神科領域においては疾患の病態や副作用は客観的な数値で現れるものよりも慎重で丁寧な観察によって認識できることが多い．また，疾患による症状なのか薬の副作用なのか判別が難しい現象も多い．ゆえに，様々なスタッフが患者を見守り，そこで観察したことを報告してシェアすることには大きな意義がある．そのような観点からは，このように副作用の可能性に気付いて医師に報告しただけでも，薬剤師の役割としては十分なものかもしれない．しかし，そこをもう一歩進めて処方提案というところにつなげてみよう．まずそれには，処方をよりよいものにしたいという思いもシェアすることでそれは可能になる．よりよいものにしたいということは，これまでの処方もよいものとして認め，決して否定しないという態度である．医師からこれまで

第2章 ケースで学ぶ処方提案

の処方の経緯を聞き出したことで，これまでの状況であればその処方が最適であったことを率直に伝え，ただし今は状況が変わったので改めて違う処方も検討してみるのもよいのではないかという提案を行い，こちらでも調べてみるのでもし何かよい情報があれば提供する，という感じで伝えると，薬剤師の提案が頑なに拒まれることはないのではないかと考えている．

　また，本症例のような錐体外路症状への対応の場合は，薬剤師もそれを評価できるようになっておいた方がよい．たとえば，薬原性錐体外路症状評価尺度（Drug Induced Extrapyramidal Symptoms Scale: DIEPSS）[2]は毎年各地で講習会が行われており，それを受講すればそれを用いた評価ができるようになるので扱いやすい．錐体外路症状を歩行，動作緩慢，流涎，筋強剛，振戦，アカシジア，ジストニア，ジスキネジア，概括重症度の9項目でそれぞれ5段階評価するものであり，主観的な評価とはいえ，比較的明瞭なアンカーポイントがあるので再現性や客観性は高く，他職種とも共有しやすいと思われる．

抗精神病薬の副作用への考え方

　遅発性ジスキネジアは，抗精神病薬を長期間（通常は数カ月以上）投与した際に口周囲，舌，顔面，頸部，上下肢などに現れる不規則な不随意運動で，比較的高用量で治療していると発生リスクが高いといわれているが，遺伝的要因も示唆されており[3]，その発生を予測することはなかなか困難なのが現状である．その病態としては，完全には解明されていないものの，ドパミン神経を長期間遮断しすぎたためにドパミン神経の感受性亢進が起こり，それによって不随意運動が出現するという仮説は有力である[4]．実際に，抗精神病薬は原因薬ではあるが，増量や追加を行うと一時的に症状が軽減することを臨床ではしばしば経験する．また，錐体外路症状への対処で用いられる中枢性抗コリン薬は遅発性ジスキネジアを悪化させるといわれており，小規模なランダム化比較試験ながら抗コリン薬の中止で改善したとの報告がある[5]．したがって，根本的な対応としては抗精神病薬の減量または変更，中枢性抗コリン薬の中止や減量であるが，処方変更そのものが治療中の精神疾患の悪化を招くリスクであるため，簡単にはそのような選択をとることは難しい．

　とはいえ，遅発性ジスキネジアは仮に原因抗精神病薬を中止しても速やかに軽快することはなく，対処せずにそのまま経過すると不可逆的なものとなるこ

250

とや，見た目にも非常に奇異な印象を与えてしまうことのため，患者の QOL は生涯に渡って大きく損なわれることになる．特に，本症例のように若い女性の患者の場合はきわめて慎重に考え，統合失調症治療に伴うやむを得ないこととは安易に考えず，早期に発見して早期に介入することが望まれる．

　遅発性ジスキネジアは，抗精神病薬の中でも非常に対処が難しい副作用である．というのも，上記のように発生の予測は難しく，一度発生すれば薬剤を中止すればよいというものでもない．本来治療すべき精神疾患が悪化すればまさに元も子もない状態になるので，対処するとしたら，そのままの薬剤で減量するか，あるいは他剤へ変更するかといった選択になる．そしてそのような問題は他の副作用にもいえることである．比較的高頻度に起こる振戦などの薬剤性パーキンソニズムや体重増加などもそれらがあるからといって薬剤を安易に中止するわけにいかないケースが大半である．つまり，副作用の問題を指摘するのであれば，どうすればよいのかというプランも用意する必要がある．ここでは対処の難易度がかなり高い遅発性ジスキネジアを取り上げるので，他の副作用についても同じような考え方で処方提案のプランを考えることができるであろう．

　処方提案のプランを考える際は，やはり臨床でのエビデンスが非常に重要な根拠となる．とはいえ，そのエビデンス自体も実は，近年の報告によれば遅発性ジスキネジアの発症リスクは第 1 世代または第 2 世代抗精神病薬の間で明確な差がないとされている[6]．一応，小規模な研究ながらクロザピン，オランザピン，クエチアピンへの変更は遅発性ジスキネジアを軽減するという報告があるが[7-9]，その後に上述の Hugenholtz らの報告[1]や Adam らの報告[6]によって第 2 世代抗精神病薬の優越性に否定的なエビデンスが出ていることを考えると，それらの結果も単純には鵜呑みにはしにくい．ゆえに，どの薬剤に変更すると一度発生した遅発性ジスキネジアの症状を軽減できるかについてはよくわかっていないというのが現状であろう．

　とはいえ，何らかの対応をするのであれば，上記の 3 薬剤には限定的ながらエビデンスがあるというのは手がかりにはなるであろうし，これらに加えてアリピプラゾールにも症例報告レベルではあるが遅発性ジスキネジアの改善に有効であったとするものがあり[10]，ドパミン受容体のパーシャルアゴニストであ

るという薬理学的な特性を考慮すると有用ではないかと考えられる．したがっ
て，現実的にはこれらの4剤のうちいずれかへの変更をまず検討すべきと考え
られた．

処方の提案

　実際の処方の提案にあたっては，まず上記の4剤が候補になるわけである
が，そのうちクロザピンはきわめて厳しい処方制限のある薬剤であり，しかも
処方開始時には入院させる必要があるため，今回のケースにおいては現実的で
はない．ではクエチアピン，オランザピン，アリピプラゾールが代わりになる
かというと，これらは「効き方」がかなり異なる薬剤であるので，医師にも受
け入れられにくいと考えられた．

　この「効き方」というきわめて感覚的で曖昧なものは，BPRS や PANSS の
ような評価尺度には現れない，全体的な効果や，副作用も多少含めてその薬剤
がもたらすものである．それはその薬剤を何人もの患者に使って，その様子を
細かく長く観察して身に付いていく感覚である．実は向精神薬の使い分けの鍵
は統計学によって明らかになる差異ではなく，個々の薬剤の効き方の差異にあ
るといっても過言ではあるまい．これは精神疾患が症候群的な診断であり，1
人1人の内因的な病態が異なることが多いため，薬剤のレスポンダーとノンレ
スポンダーを見分けるためにはそれぞれの薬剤がどういう効き方をして，どう
いう状態の患者の治療に向いているかを感覚的に理解しておくことが必要だか
らである．

　たとえば，ハロペリドールは，ドパミン D_2 受容体を非常に強力にブロックす
るところからも，幻覚や妄想に対して効く時は切れ味よく効き，α_1 受容体もか
なりブロックすることも相まって，強い鎮静効果を迅速にもたらす（表1）．た
だし少量からでも錐体外路症状が現れやすく，それらをビペリデンなどの抗コ
リン薬で抑えたとしても，過剰なドパミン神経の遮断は意欲や感情の喪失をも
たらすため，話をしていても何か通じていないような，打っても響かないよう
な，そんな印象がある．実際に著者が少量試しに飲んでみた時の感覚では，頭
に何か非常に重いものがのしかかってくる感じが強かった．

　そのような感じで比較してみると，まずクエチアピンはかなり用量を上げて
いかないと幻覚妄想にはほとんど効かないが，飲みなれていないと眠気が少量

6. 精神科疾患患者の処方提案 ［ケース1］

表1 主な抗精神病薬と各種受容体親和性
（村崎光邦，他．臨床精神薬理．2008；11：845-54[11]）

	ハロペリドール	アリピプラゾール	オランザピン	クエチアピン	ブロナンセリン	リスペリドン
D_2	3.19	0.988	35.4	370	0.284	4.19
$5\text{-}HT_{2A}$	32.7	6.30	0.787	42.8	0.640	0.227
$5\text{-}HT_{1A}$	1,260	0.238	1,260	76.2	1,060	114
α_1	14.3	43.6	44.8	14.9	9.44	1.76
H_1	4,060	11.7	4.96	15.7	3,660	148
M_1	>10,000	>10,000	5.70	149	47.5	>10,000

表中の数字は Ki 値．小さいほど親和性が高い．

からきわめて強く出る薬剤である．著者も少量のクエチアピンを試しに飲んでみた時は強烈に眠いという感覚しかなかった．オランザピンも鎮静は強いがクエチアピンほどではなく，ドパミン神経の遮断だけではなく抗ヒスタミン作用や抗コリン作用も程々に合わさった鎮静なのでハロペリドールのように元気を押さえ込むような無理矢理感は少なく，適量を十分に長期間使うと意欲面にも賦活的に作用するように思う．これも試し飲みしてみた時は，ふわっとリラックスしたような比較的心地よい鎮静の感覚があった．アリピプラゾールは低用量で賦活，高用量で鎮静という傾向が極端に現れる薬剤で，D_2受容体への親和性は最強クラスである一方で自身が部分作動薬として作用するという特徴のためと思われるが，他剤からの切り替え時に中途半端な漸減漸増をすると病状を不安定にしやすく扱いづらい（これを恐れると非常に提案しにくい薬剤である）．とはいえ鎮静作用は高用量でも他剤と比べれば軽く，当たってくれれば（幻覚妄想に十分に効いてくれさえすれば）錐体外路系や代謝・内分泌系副作用が最も少ないので最高の薬剤となる可能性があるという，ちょっと博打っぽい印象の薬剤である．

このように，各薬剤の効き方がいずれもかなり異なるということは，ある意味まったく異なる薬物療法を提案することになるため，医師も処方変更を躊躇しがちである．受け入れられやすい処方提案というのは，まったく治療方針を変えるのでなければ，ある程度前の薬剤と面影の似る薬剤を選択する方がよ

第2章 ケースで学ぶ処方提案

い．その似た効き方とは，薬理学的な面からある程度予測は可能であるので薬理学的な特性が似ている薬剤を選択するのがよいだろう．その点から考えると，ハロペリドールに最も近い薬剤としてブロナンセリンが選択できると考えた．ハロペリドールがきわめて有効であるということは，おそらくD_2受容体への作用がこの患者の治療において最も重要なのであろう．だとすると，ハロペリドールと各種受容体への親和性が近く，ハロペリドールとの違いは5-HT_{2A}受容体の遮断すなわち錐体外路症状の軽減が見込め，抗コリン薬を減らせるかもしれないというメリットもあるブロナンセリンはよい候補となるであろう．ブロナンセリンで遅発性ジスキネジアが軽減するという有力なエビデンスはみつからなかったが，抗コリン薬を減らすことで間接的に副作用を減らすことは期待できることを医師に情報提供すればよいのである．

　これらのことから，具体的な処方提案としては，まずクエチアピン，オランザピン，アリピプラゾールへの切り替えは遅発性ジスキネジア改善を多少のエビデンスをもって期待することはできるが，ハロペリドールとはかなり効き方の異なる薬剤であり，医師としては躊躇するところではないだろうかという切り出し方をして医師の反応をみた．その反応はまさにここまでに述べたような予想通りのものであったので，そこで，ではブロナンセリンはどうだろうか，受容体結合プロファイルもハロペリドールと似ているし，同じような効果が期待できるのではないだろうか，そして抗コリン薬を減らすことができれば遅発性ジスキネジアに対処できるかもしれない，という提案である．

その後の経過とまとめ

　本症例は，結局ブロナンセリンへの変更を行うこととなった．その際には，等価換算（表2）を参考にしてハロペリドール12 mg/日をブロナンセリン24 mg/日への置換を提案し，まずは両薬剤半量ずつの併用を経て，その通りに処方が変更された．処方が変更になった直後は特に何も変化が起きなかった．このように処方変更しても何も変化がないというのは決して悪いことではない．最悪なのは，治療すべき精神症状が悪化することであるので，それが起こらなければ，「待つ」という戦略が採れる．特に本症例のような遅発性ジスキネジアの場合は，回復には非常に時間を要することが想像されるため，まず待つことができるのは第一歩としては成功といえる．ただし，今回は2段階で置換した

6. 精神科疾患患者の処方提案［ケース1］

表2	主な抗精神病薬の等価換算

(稲垣　中，他．臨床精神薬理．
2012；15：397-404[12])

クロルプロマジン	100
ゾテピン	66
ハロペリドール	2
レボメプロマジン	100
アリピプラゾール	4
オランザピン	2.5
クエチアピン	66
パリペリドン	1.5
リスペリドン	1

が，場合によってはもっと細かく漸減漸増した方がよいこともある．特に前薬に強い抗コリン作用がある薬剤が使われている場合は，抗コリン作用のリバウンドやそれに伴って不安や焦燥などの精神症状が現れることもあるため，より慎重に切り替えを行うことが望ましい．

　こうしてブロナンセリンへの置換を成功させた後は，錐体外路症状の状態を確認しながらいよいよ抗コリン薬であるプロメタジンの漸減を提案していくことになる．ハロペリドールではやはり錐体外路症状によって仮面様顔貌となっていたのか，ブロナンセリンへの変更後はいくらか表情に柔らかさがみられるようになった．そこで，ハロペリドールによる治療中よりは錐体外路症状が軽減しているはずと考えて，プロメタジンの漸減中止を提案した．しかしここで，主治医はハロペリドールでの治療中に軽度ながらアカシジアが発生したので，またそれが起こると薬を飲みたがらなくなるのではないかと考え，かなり精神症状は安定していることから，先にブロナンセリンを16 mg/日に減量した．この用量で3カ月ほど維持しても精神症状の悪化はみられなかったため，ここからまず朝のプロメタジンを中止し，特に問題ないことを確認して，夕の方も中止というスケジュールとなった．

第 2 章 ケースで学ぶ処方提案

【処方調整開始後約半年の処方】
ブロナンセリン錠 8 mg　　1 回 1 錠　1 日 2 回朝・夕食後
クロナゼパム錠 0.5 mg　　1 回 1 錠　1 日 2 回夕食後・寝る前
ブロチゾラム錠 0.25 mg　 1 回 1 錠　1 日 1 回寝る前

　約半年で，上記のような処方となった．プロメタジンには比較的強い鎮静作用があるため，これが中止になった頃から日中に外出するようになるなど活動性が上がり，さらにそれに伴ってと思われるが，不眠がかなり改善したためにレボメプロマジンも中止となった．これらの薬剤は抗コリン作用が強く，そのための便秘もあったのだが，これらの薬剤の中止の結果，センノシドも必要がなくなった．

　向精神薬は様々な副作用があり，それらへの対処のためにまたさらに薬剤が増えるという処方カスケードの状態に陥ることが多いが，それはより副作用の少ない薬剤の種類や用量を見出して，それに変更することができた時には逆に多くの薬を減らすことも可能になるのである．そのような，副作用への対応のために処方された薬というのは，必要なくなった後もそのまま処方が継続されやすい特徴がある．そのため，薬剤師から継続の必要性を確認するという形でのアプローチが有効であり，ぜひ忘れずにチェックしたいところである．

　当初最も大きな問題点であった遅発性ジスキネジアは，処方調整に従って徐々に改善をみせたが，結局ほぼ消失するまでには 1 年以上を要した．このような重大な副作用は発生させないのが一番であるが，不幸にも発生してしまった場合にはできるだけ速やかな対応が望まれる．とはいえ，そのようなケースにおいて明確な答えはエビデンスを探してみても明らかにならないことがほとんどである．しかし，そこで明確な答えがないからといって医師だけに任せていては，より適正な薬物療法を提供するという薬剤師の職能は絵に描いた餅も同然である．処方提案とは答えを提供することではなく，一緒に悩んで解決方法を試行錯誤するものだというスタンスで臨みたいものである．

■参考文献
1) Hugenholtz GW, et al. Haloperidol dose when used as active comparator in randomized controlled trials with atypical antipsychotics in schizophrenia: comparison with officially recommended doses. J Clin Psychiatry. 2006; 67: 897-903.

6. 精神科疾患患者の処方提案［ケース1］

2) 稲田俊也. DIEPSS を使いこなす. In: 改訂版 薬原性錐体外路症状の評価と診断—DIEPSS の解説と利用の手引き—. 東京: 星和書店; 2012.

3) Chang FC, et al. Clinical significance of pharmacogenomic studies in tardive dyskinesia associated with patients with psychiatric disorders. Pharmgenomics Pers Med. 2014; 7: 317-28.

4) Lerner PP, et al. Tardive dyskinesia (syndrome): Current concept and modern approaches to its management. Psychiatry Clin Neurosci. 2015; 69: 321-34.

5) Greil W, et al. Effect of anticholinergics on tardive dyskinesia. A controlled discontinuation study. Br J Psychiatry. 1984; 145: 304-10.

6) Adam UU, et al. Tardive dyskinesia in a South Asian population with first episode psychosis treated with antipsychotics. Neuropsychiatr Dis Treat. 2014; 10: 1953-9.

7) Bassitt DP, et al. Clozapine efficacy in tardive dyskinesia in schizopurenic patients. Eur Arch Psychiatry Clin Neurosci. 1998; 248: 209-11.

8) Kinon BJ, et al. Olanzapine treatment for tardive dyskinesia in schizopurenia patients: a prospective clinical trial with patients randomized to blinded dose reduction periods. Prog Neuropsychopharmacol Biol Psychiatry. 2004; 28: 985-96.

9) Cortese L, et al. Reduction in neuroleptic-induced movement disorders after a switch to quetiapine in patients with schizophrenia. J Clin Psychoparmacol. 2008; 28: 69-73.

10) Osorio RS, et al. Treatment of tardive dyskinesia with aripiprazole. Neurotox Res. 2010; 17: 432-4.

11) 村崎光邦, 他. Blonanserin への期待　ドパミン-セロトニン拮抗薬—新規統合失調症治療薬 blonanserin の受容体結合特性—. 臨床精神薬理. 2008; 11: 845-54.

12) 稲垣　中, 他. 新規抗精神病薬の等価換算（その6）Paliperidone 徐放錠. 臨床精神薬理. 2012; 15: 397-404.

〈桑原秀徳〉

第2章 ケースで学ぶ処方提案

6 精神科疾患患者の処方提案

［ケース2］多剤併用大量処方が問題となった症例

症例： 多剤併用大量処方

　50歳代，男性．統合失調症，糖尿病．

　現在両親との3人で暮らしている．他のきょうだいとは疎遠．高校生の頃に幻聴と妄想が現れ，家庭内で暴れたことがきっかけで，統合失調症と診断されて精神科病院に初回入院．その間に高校は中退となる．1年程度の入院期間を経て退院となったが，外来通院や服薬ができずに再燃を繰り返し，これまでに計5回の入退院歴がある．したがって仕事に就いたことは一度もない．しかし，ここ15年ほどは自室に引きこもり，両親と訪問看護スタッフ以外の人との接触がない状態で何とか入院せずに経過してきた．

　服薬はずっと不規則で，機嫌がよい時は訪問看護師の促しに従って素直に飲むが，機嫌が悪い時や両親からの服薬の促しには従わない．通院は両親や訪問看護師の説得によって不規則ながらもだいたい月に1回程度行えており，その際に抗精神病薬の持効性注射剤を投与しているため，おそらくそのおかげで何とか入院せずに状態を維持できているものと思われる．しかしながら，その効果は十分とはいえず，「隣の人が昼も夜も大声で騒ぎ立てる」，「遠くからこちらをじっと監視している人がいる」などの幻聴や妄想が，服薬をしないことが続くとしばしば強まり，突然大声で怒鳴ったり夜も寝ずに室内をウロウロしたりと精神的に不穏な状態を呈することを繰り返してきた．

　最近は本人をずっと支えてきた両親も高齢となり，疲弊が目立ち始めている．このたび，しばらく服薬を拒否し続けたために外に向かって大声で叫ぶなどの迷惑行為，威圧的態度や暴言が増えたことに耐えかねた両親が主治医と相談し，本人の同意は得られないため医療保護入院させることとなった．

6. 精神科疾患患者の処方提案［ケース2］

```
【入院直前の精神科処方】
  リスペリドン錠2 mg        1回2錠
  ビペリデン錠1 mg          1回1錠   1日3回朝・夕食後と寝る前
  ゾテピン錠50 mg           1回2錠   1日1回朝食後
  ゾテピン錠50 mg           1回4錠   1日1回夕食後
  レボメプロマジン錠50 mg    1回5錠
  フルニトラゼパム錠2 mg     1回1錠
  クアゼパム錠15 mg         1回1錠   1日1回寝る前
  プロメタジン錠25 mg       1回2錠
  ジアゼパム錠10 mg         1回1錠   1日2回夕食後と寝る前
  ハロペリドール持効性注射剤400 mg   4週間に1回筋注
```

このような処方が生まれた背景

　精神疾患の患者では治療経過が数十年に渡る患者もいるため，その間に何度も主治医が交代しているケースも多い．そのため，現在の主治医がその患者の治療経過や過去の治療薬への反応などをよく知らないこともある．さらに，本症例のようにギリギリのところで何とか自宅生活に適応できていたケースでは何か問題が起こったとしても思い切って処方を変えてみるというのは，自宅生活が破綻するリスクが高いためにどうしても及び腰になる．また，不穏な患者に何とか落ち着いてもらいたい家族も思い切った処方変更は遠慮しがちである．そのため，たとえば不穏になるたびに薬を少し増量して対応するようなことを繰り返していると，何年も経った後にふとよくみた時には凄まじい多剤併用大量処方になっていることがある．そしてその時にはもう思い切って減らしてみることがさらに難しくなっているのである．

　また，拒薬を繰り返しているとどうしてもそれを織り込んで多めの処方となりがちである．抗精神病薬の増量はもちろん錐体外路症状などの副作用の発現があり，プロメタジンなど鎮静目的の薬の追加も抗コリン性の副作用や過鎮静などがあるが，患者にとってはますます飲みにくい薬となるためにさらに拒薬するという悪循環にも陥りがちである．

　この症例ではそのように自発的な服薬が期待できなかったために持効性注射剤も導入されていたが，比較的多めといえる量を用いても服薬ができていない

第2章 ケースで学ぶ処方提案

時期には症状が増悪していたことを考えると，おそらくほとんど効いていなかったのではないかと考えられる．

　ゆえに，この処方では持効性注射剤が必要であれば何に切り替えるか，そして服薬の受け入れが可能なレベルまで減薬は可能かどうかが鍵となると考えた．

医師との治療方針の共有

　本症例は，いったんこれまでと同じ内容で入院処方が開始となり，病棟看護師の確認により確実な服薬が行われたが，やはり早々に日中ずっと臥床してスタッフの声かけにも反応が乏しくなるなど明らかな過鎮静がみられた．そこでやはり処方の大幅な変更が必要なのではないかと考え，まずは主治医に今後の治療方針を確認した．

【主治医の当初治療方針】
・確かに薬は多過ぎるようなので，入院を機に処方調整するつもり．
・とはいえ，不穏になって暴れる可能性も高い患者なので，薬は減らすがある程度の鎮静は残しておきたい．
・やはり持効性注射剤は必要．次回の投与からパリペリドンパルミチン酸エステル水懸筋注を使ってみたい．
・多少なりとも治療の受け入れがよくなって両親の不安が軽くなれば，自宅への退院を予定．

　さて，大きな方向性としては先に述べたものと変わりはないようだが，パリペリドンパルミチン酸エステル水懸筋注（以下，PP-LAI）を使うつもりであるというのは少し気がかりとなる．本剤は2014年4月に厚生労働省によって安全性速報（いわゆるブルーレター）が発出されており，パリペリドンまたはリスペリドン経口剤での治療効果と忍容性が確かめられた後に使用すること，急激な精神興奮などの治療や複数の抗精神病薬の併用を必要とするような不安定な患者には用いないことなどが注意喚起されている．この症例では服薬がきちんとできればかなり落ち着いた状態を維持できるとはいうものの，リスペリドンとゾテピン，レボメプロマジンおよび持効性注射剤としてのハロペリドールの4剤併用状態であり，ハロペリドールはほとんど効いてなさそうだとしても，その他のどれが効いているのかがよくわからないといった疑問はある．

260

6. 精神科疾患患者の処方提案［ケース2］

　PP-LAIと統合失調症患者の死亡リスクとの関連は，海外の研究が多いもののメタアナリシスによれば他の持効性注射剤や経口剤との差は見出すことができず[1]，全体的な有効性と安全性は他の抗精神病薬と大きな違いはない[2]．しかしながら，国内の事例を分析した報告では，症状が不安定な患者に高用量を投与した場合に心室性不整脈のリスクを高めている可能性を指摘するものがある[3]．そのことを考慮すれば，PP-LAIを導入する際には現在の主剤であるリスペリドンだけでなくその他の抗精神病薬についてもできるだけ減量しておく必要があると思われ，本症例についてもそのように進めていくことで治療方針を医師と共有した．

抗精神病薬の効果の考え方

　抗精神病薬は主に幻覚妄想状態すなわち精神病症状の改善を期待して使用するものであるが，強力な鎮静作用もあるため鎮静目的で使用することもある．しかし，抗精神病作用と鎮静作用は臨床の現場ではしばしば混同されがちである．精神科臨床において抗精神病作用は患者–薬剤特異的に現れることをしばしば経験するのに対して，鎮静作用は，薬剤により程度の差は大きいものの，用量を増やしていけばどの薬剤にもみられるようになる非特異的な作用として現れるという特徴がある．

　このことをエビデンスで示したものはみつからないが，統合失調症に対する抗精神病薬の効果をネットワークメタアナリシスの手法を使って評価してみると各薬剤の効果量の差はほとんどないに等しいかわずかな差である[1]ということに対して，実際の臨床では，ある抗精神病薬はまったくの無効であったのに別の系統の抗精神病薬は著効することがあるという現象をうまく説明しているように思われる．つまり，抗精神病薬の抗精神病作用とは，ドパミン神経を遮断したその先に脳内で起こる何か未解明な変化によってもたらされるものであり，その何かこそが統合失調症をはじめとした精神病性障害の病態の中核部分であって，幻聴や妄想，ましてやそれによって現れた不穏や興奮，敵意や猜疑心などはあくまで周辺的な症状だといえる．言い換えると，幻聴や妄想は自我障害や思考障害が表出した症状であり，あくまで代用のアウトカムであることに注意しなければならない．ゆえに，抗精神病薬の抗精神病作用は患者の内因的な病態の何かと全体的な受容体親和性プロファイルもしくは化学構造とが関

第2章 ケースで学ぶ処方提案

連して現れるものと考えられる.

抗精神病薬の有効性はPANSSやBPRSのような精神症状評価尺度のスコアが改善するという単純な方法で評価するのではなく,実際の臨床現場では,幻聴や妄想が消失した時には当然有効であったと評価できるが,幻聴や妄想の内容がよい方向に変化した場合も有効であったと評価できる.幻聴を幻聴だと自覚できるようになったりソフトな内容の言葉に変わったりというのは有効であったと捉えてよいし,妄想は体験としての記憶そのものからは消せないので,たとえば「今までずっと盗聴され監視されていたけど最近はなくなったみたい」というのは非常によい変化である.しかしこれらをまだ幻聴や妄想が持続しており効果が不十分と評価してしまうと,薬を増やしてしまう方向に治療が向かいかねないので注意が必要なのである.

さらに,薬剤を増量していくと非特異的に現れる鎮静作用もまた臨床では抗精神病作用と見誤りやすい.鎮静作用は抗精神病薬の共通作用機序である中枢ドパミン神経の遮断だけでなく,薬剤によっては抗コリン作用や抗ヒスタミン作用による中枢のアセチルコリン神経やヒスタミン神経の遮断を介して現れるため,受容体占拠率に依存的であり,血中濃度すなわち投与量や薬物動態との関連が強く,そのため非特異的なものであり抗精神病作用より発現が早いと考えられる.過鎮静の状態になると,一見すると興奮が収まっているので効果があったようにみえているだけかもしれない.しかし中核的な部分の改善がなければそれは単に精神病症状が潜在化しているだけという状態である.そうなると,また何かのきっかけで症状が表出し,そのたびに薬が追加されるという方向に治療が進みがちである.

このように,抗精神病薬の効果を見誤ることはいずれも必要以上に薬を増やしてしまう方向へ治療を向かわせることに注意が必要である.それらをきちんと見極めるには,丹念に患者の様子を観察し,言葉や行動,表情などのわずかな変化を捉える必要がある.ただし薬剤が体内から消失すると速やかに精神状態が悪化するような場合は抗精神病作用ではなく鎮静作用をみていると考えてよいと思われる.また,各薬剤の詳細な違いは本書が解説するところではないため割愛するが,抗精神病作用というよりはむしろ積極的な鎮静を期待して用いる抗精神病薬をいくつか抑えておくと処方提案の幅が広がる.

処方の提案

　本症例では，従来のスケジュールに従って入院当日にハロペリドール持効性注射剤が投与されたため，PP-LAIの初回投与はその4週間後となった．そこで，それまでにリスペリドンを現在の12 mg/日から6 mg/日へ，ゾテピンとレボメプロマジンもできるだけ漸減していくことを提案した．これは，医師がPP-LAIの維持用量は100～150 mg/4週と想定していたことから，それに等価なリスペリドン投与量は4～6 mg/日と考えられるため，まずはそのように誘導することを目的として，あくまで「確認ですが…」という形でそのようにすることへのコンセンサスを得た．抗精神病薬の変更の際はクロルプロマジン換算値（前項の表2を参照）を用いることが標準的であり，医師もそれによる等価性を意識することが多い．ただし，クロルプロマジン換算値はあくまで国内外での臨床試験での有効用量に基づいた換算であるので，抗精神病作用として等価なのであって，鎮静作用の強さは等価ではないことには注意が必要である．

　ここで，リスペリドンは早速6 mg/日へ，ゾテピンは朝から50 mg，レボメプロマジンも50 mg減量となった．その後，1週間ほど経過を観察したが特に何も変わらないようなので，1週間ごとにゾテピンとレボメプロマジンを50 mgずつ減量することを提案した．このように毎週漸減する場合，忙しい医師はそれを忘れてしまいがちなので，毎週コンタクトを取って確認するか，カルテへの付箋などで継続した注意喚起をすることが望まれる．

　入院4週後からはPP-LAIが導入になったため，リスペリドンは中止となり，ゾテピンは100 mg/日，レボメプロマジンは50 mg/日まで減量された．この頃には日中臥床傾向は相変わらずであったが，患者本人から眠気が残る訴えがみられるようになった．そこで，患者にはそれを直接医師に伝えるよう助言し，看護師から夜間の睡眠状況や病棟生活への適応状況を確認したうえで，医師に対して長時間作用型ベンゾジアゼピン系薬であるジアゼパムやクアゼパムの中止ができるのではないかという報告の形で処方提案を行った．その結果，それらの薬剤を順次中止していくこととなった．

　入院9週後より，PP-LAIは維持量としての100 mgが投与となった．この頃になると，作業療法への参加もみられるようになった一方で，1人で独語している様子もしばしば観察され，活発な幻聴の存在が疑われた．ここで，以前

第 2 章 ケースで学ぶ処方提案

はかなり高用量の抗精神病薬での治療が行われていたことから，現在の PP-LAI の用量が低すぎる可能性と，実はほとんど効いていない可能性が両方考えられた．現在の治療薬への反応性を探る場合は増量という方法があり，他剤への変更であれば，糖尿病を合併していることと持効性注射剤が選択できるという点でアリピプラゾールへの変更が妥当と考え，そのどちらかを検討してみるよう主治医に提案した．主治医の方針としては，そろそろ退院させたいので症状悪化のリスクを伴う他剤への変更はしたくないとのことだったので，次回から PP-LAI を 150 mg に増量することと，それまではパリペリドン錠 3 mg を経口投与で追加するとパリペリドンの血中濃度としては同等となることが予想され，次回の PP-LAI 増量を待たずに早めに結果を知ることが可能となるため試してみるよう提案したところ，早速パリペリドン錠 3 mg が追加処方となった．

その後の経過とまとめ

本症例は，その後入院 17 週目に退院となった．退院時の処方は以下のようになった．

【退院時の精神科処方】
　ゾテピン錠 50 mg 　　　　　1 回 1 錠　1 日 2 回朝・夕食後
　フルニトラゼパム錠 2 mg　1 回 1 錠　1 日 1 回寝る前
　（パリペリドンパルミチン酸エステル水懸筋注 150 mg　4 週間に 1 回筋注）

実は，PP-LAI が 150 mg に増量されても特に錐体外路症状の発現を認めなかったことから，おそらくこれまで多剤併用大量処方であったがための錐体外路症状予防目的と思われるビペリデンやプロメタジンといった抗パーキンソン病薬はもはや不要ではないかと考え，これらの漸減中止をさらに提案し，それが行われたのである．

このような処方提案のやり方には，1 つ主要な軸が存在する．それは，医師もうすうす思っているが，つい後回しにしたり忘れたりしてしまいがちな細かいところに手が届くような提案をすることである．いいかえれば，気付きを与えることである．仮定の話にはなるが，本症例はおそらく治療の方向性としては，もし薬剤師が関与しなかったとしても，リスペリドンとハロペリドール持

効性注射剤からPP-LAIへの切り替えは導入されたであろう．しかし，数カ月の入院期間の間に上記処方のようになるまで処方の整理が行えたかどうかはわからない．もちろん，退院まで処方の整理を意識して取り組む精神科医も多いので，薬剤師からの提案で処方の方針が変わることはないかもしれない．とはいえ，薬剤師からの処方提案は，医師の処方方針を変えることだけではないのである．その医師が考えそうなことを読み取り，それが妥当なものであれば先回りしてそれを口にするのも立派な処方提案であると著者は考える．

　幸か不幸か，統合失調症治療に対する抗精神病薬の効果は各薬剤間にあまり大きな違いはないということを様々なエビデンスが示している．あまり大きな違いがないのであれば，どの薬剤を選択してみても，それは明らかな間違いとはいえないのであるから，そこには医師の好みや感覚を優先させるだけの余裕をもってみてもよいはずである．ゆえに，仮に薬剤師からの処方提案が採用されなかったとしても，それは意味がなかったということではなく，他に優先させるべき要素が強かったというだけなので，悔やむことも憤ることも必要はない．気持ちを切り替えて次の臨床疑問に向き合い，エビデンスを探して，自分なりに様々な要素を鑑みながら次の処方提案をしてみよう．

■参考文献
1) Kishi T, et al. Mortality Risk Associated With Long-acting Injectable Antipsychotics: A Systematic Review and Meta-analyses of Randomized Controlled Trials. Schizophr Bull. 2016; 42: 1438-45.
2) Zhao YJ, et al. Long-term antipsychotic treatment in schizophrenia: systematic review and network meta-analysis of randomised controlled trials. BJPsych Open. 2016; 2: 59-66.
3) Nagamine T, et al. Sudden Cardiac Death Associated with Long Acting Injectable Antipsychotics. Int Med J. 2016; 23: 211-3.

〈桑原秀徳〉

第2章 ケースで学ぶ処方提案

7 超高齢者患者における処方提案
［総論］

　日本老年学会と日本老年医学会合同の「高齢者に関する定義検討ワーキング
グループ」が平成29年3月31日付で公開した報告書[1]によると，超高齢者は
90歳以上と定義されている．

> 提言：高齢者の新たな定義
> 65〜74歳　准高齢者・准高齢期（pre-old）
> 75歳〜　　高齢者・高齢期（old）
>
> なお，高齢者の中で，超高齢者の分類を設ける場合には，90歳以上とし，超高
> 齢者・超高齢期（oldest-old ないし super-old）と呼称するものとする．

　ただ，日本人の平均余命，男性80歳，女性87歳[2]を考慮すれば，おおよそ
85歳という年齢を1つの基準として，超高齢者の薬物療法を考えていくこと
もまた大きな違和感はないだろう．年齢区分と超高齢者という呼称の関係はき
わめて恣意的な対応であり，本来的に明確な基準があるわけではない．臨床現
場の実情，これはやや個人的な経験が多分に含まれているかもしれないが，実
際にはこうした年代の薬物療法に悩まされる機会が多いのもまた事実である．
したがって，本項では85歳を超える高齢者に対して超高齢者という言葉を使
う．

　超高齢者の薬物療法における処方提案では，当然ながら患者の腎機能や肝機
能あるいは身体活動量など考慮していく必要があるのだが，そういった要素は
85歳未満の一般的な高齢者，あるいは腎機能障害を有する非高齢者でも注意
すべきことであろう．超高齢者の薬物療法において特に留意すべきファクター
は何か．それは残された寿命，つまり余命である．

266

7. 超高齢者患者における処方提案［総論］

高齢者の平均余命について

　平成 27 年簡易生命表[2]によると，平均余命は 85 歳の男性では 6.3 年ほどである（表 1）．この 6.3 年を長いと感じるか，あるいは短いと感じるかは人それぞれであろう．ただ，1 つ注意が必要なのは，このデータはあくまで平均余命であって，基本的には健常者におけるデータであるということだ．当然ながら，何らかの疾病に罹患していれば，この期間はさらに短くなると考えられる．

表 1　主な年齢の平均余命（単位: 年）（参考文献 2 より）

年齢	男			女		
	平成 27 年	平成 26 年	前年との差	平成 27 年	平成 26 年	前年との差
0 歳	80.79	80.50	0.29	87.05	86.83	0.22
5	76.02	75.74	0.28	82.27	82.07	0.20
10	71.05	70.77	0.28	77.30	77.09	0.21
15	66.08	65.81	0.27	72.32	72.12	0.20
20	61.17	60.90	0.27	67.37	67.16	0.21
25	56.31	56.05	0.26	62.43	62.23	0.20
30	51.46	51.21	0.25	57.51	57.32	0.19
35	46.62	46.38	0.24	52.61	52.42	0.19
40	41.80	41.57	0.23	47.73	47.55	0.18
45	37.05	36.82	0.23	42.90	42.72	0.18
50	32.39	32.18	0.21	38.13	37.96	0.17
55	27.89	27.68	0.21	33.45	33.28	0.17
60	23.55	23.36	0.19	28.83	28.68	0.15
65	19.46	19.29	0.17	24.31	24.18	0.13
70	15.64	15.49	0.15	19.92	19.81	0.11
75	12.09	11.94	0.15	15.71	15.60	0.11
80	8.89	8.79	0.10	11.79	11.71	0.08
85	6.31	6.24	0.07	8.40	8.35	0.05
90	4.38	4.35	0.03	5.70	5.66	0.04

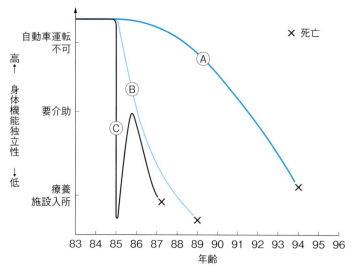

図1 身体機能依存度と年齢の推移（A：健常，B：変性疾患の罹患，C：重度の破壊的なイベント）
(Reuben DB. JAMA. 2009; 302: 2686-94[3])

　図1は身体機能と年齢の関係を示したものである．たとえば，Bで示された曲線のようにアルツハイマー型認知症病やパーキンソン病など，機能的改善が難しい，慢性的な変性疾患を発症した場合，その後適切なケアを受けたとしても，身体機能は低下し，残された余命は健常者の半分くらいになってしまう可能性がある．また大腿骨頸部骨折や，脳卒中などのイベントを発症した場合，Cで示された曲線のように一時的には身体機能低下からの回復が見込めるが，完全なる回復は見込めず，最終的な寿命もかなり短くなってしまうこともまれではないだろう[3]．

加齢とともに変化していく薬の役割

　余命の限られた超高齢者の薬物療法において，特に注意すべきは予防的薬剤の使用である．予防的薬剤とは，たとえば，スタチン系薬剤や降圧薬，糖尿病治療薬など，今現在における何らかの身体症状に対する対症的な治療薬ではなく，将来的な心筋梗塞や脳卒中などの合併症を予防するために服用する薬剤で

ある．この予防，という言い方が適切かどうかはわからないが，つまりスタチン系薬剤であれば，コレステロール値を下げるために薬剤を服用するのではなく，心血管疾患の発症や死亡を先送りするために服用するのである．

　一般的に，心血管疾患に対する薬物療法において，心血管イベントのリスク低下は，患者個々の潜在的なリスクに依存する．たとえば，喫煙者であり，高血圧，糖尿病，脂質異常症を有するなど，心血管イベントの発症リスクが潜在的に高い患者では，低リスクの患者よりも，薬物療法により得られるベネフィットは大きいと考えられる．しかしながら加齢そのものが死亡リスクの主要な決定要因である超高齢者においては，余命に対して，治療で得られるベネフィットが必ずしも大きくなるとは限らない．

　超高齢者に対して使用されている予防的な薬剤は，その投与継続を定期的に見直すべきであり，得られるベネフィットが潜在的に小さいのであれば，薬物治療中止という処方提案を行うきっかけとなるだろう．超高齢者において，薬学的ケアのウエイトが，疾患の改善および予防的薬物治療から，緩和的・対症的薬物治療へ移っていくというのは，余命という観点からすれば明らかである．このような枠組みで超高齢者の薬物療法を考えた時，投与される薬の剤数は減少していくように思われる．しかしながら実際には加齢ともに，多剤併用傾向になっていることは否めない．

多併存疾患と多剤併用

　65歳以上の1,347,564人を対象としたスウェーデンの研究[4]によれば，加齢とともに余命は減るが，多剤併用状態（5剤以上の併用と定義したポリファーマシー状態）でない期間も減少していくことが示されている（図2）．

　65歳では，余命20年の41％を占める約8年間を多剤併用状態で過ごし，また75歳では，余命の半分以上が多剤併用状態にあるという結果だ．つまり，多くの高齢者が死を迎えるまで多剤併用状態である可能性が示唆されている．本研究は日本人を対象にしたものではないが，我が国でも同様の傾向があることを明確に否定することは困難であろう．なお多剤併用状態にある人（点線）では全体の平均余命（太線）よりも余命が少なく推移しているが，これは後述する多併存疾患など，潜在的に死亡リスクが高いことも影響していると思われる．

第2章 ケースで学ぶ処方提案

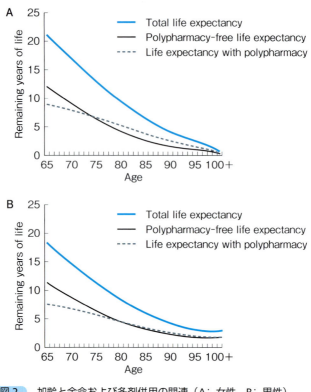

図2 加齢と余命および多剤併用の関連（A：女性，B：男性）
(Wastesson JW, et al. J Am Med Dir Assoc. 2016；17：31-5[4])

　このように高齢になるに従い，投与薬剤数が多くなっていくのは，高齢者では保有する疾患が増加していくことがその主要な要因といえる[5]（図3）.
　2つ以上の慢性疾患を有する状態を**多併存疾患（マルチモビディティ）**と呼ぶが，たとえば5つの慢性疾患，具体的にはCOPD，糖尿病，高血圧，変形性関節症，骨粗鬆症を有する79歳の女性において，ガイドライン通りの治療を行うと12剤の薬剤が必要といわれている[6].

　これまでの考察から，超高齢者の薬物療法を考えていくにあたり，特に，限られた余命，多併存疾患という要素を踏まえ，処方提案を行っていく必要があることがおわかりいただけたかと思う．以下，代表的な慢性疾患である高血圧，脂質異常症，糖尿病を取り上げ，予防的薬剤の考え方を示そう．

7. 超高齢者患者における処方提案［総論］

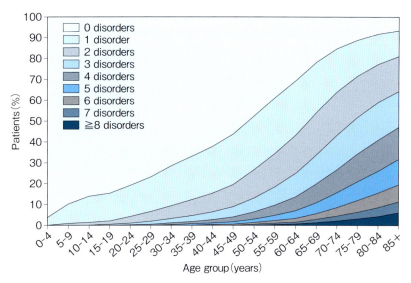

図3　年齢と保有疾患数の割合（Barnett K, et al. Lancet. 2012；380：37-43[5]）

降圧療法で考えてみる超高齢者の薬物療法

　降圧療法によりどれだけイベント発生のない期間を得ることができるのか，年齢別にその期間を推定したシミュレーション解析[7]が報告されている．

　この報告は複数の疫学研究の参加者コホートから推定された治療効果をもとに，生涯にわたるイベントがない状態での絶対的余命増加（gains in event-free life expectancy：GLE），いうなれば個人の獲得余命ということになるが，極言すればイベント先送り期間を算出したものといえる．

　たとえば男性において40歳で降圧療法を開始した際のGLEは，冠動脈疾患で20カ月（相対増加4.5％），脳卒中で32カ月（相対増加7.0％），心血管イベントで32.6カ月（相対増加7.8％）である．なお，得られる効果は女性よりも男性の方が大きい（表2）．

　また，男性においては加齢に伴い，各イベントにおけるGLEが減少していることがわかる．女性では治療開始年齢とGLEに明確な関連性は認めないが，

第2章 ケースで学ぶ処方提案

表2 冠動脈疾患（CHD），脳卒中（Stroke），心血管イベント（CVE）のGLE
（Kassaï B, et al. Vasc Health Risk Manag. 2005; 1: 163-9[7]）

		降圧療法開始年齢							
		40歳		50歳		60歳		70歳	
		女性	男性	女性	男性	女性	男性	女性	男性
CHD	GLE (months)	9.0	20.3	10.0	16.6	10.6	13.3	10.3	10.3
	RGLE (%)	2.0	4.5	2.7	5.18	3.7	6.2	5.2	8.1
Stroke	GLE (months)	14.2	32.2	15.7	26.0	16.5	21.0	16.2	16.9
	RGLE (%)	3.1	7.0	4.3	7.9	5.9	9.6	8.5	13.2
CVE	GLE (months)	19.2	32.6	21.3	27.0	22.1	21.5	21.3	16.5
	RGLE (%)	4.3	7.8	5.9	9.2	8.4	11.2	11.5	15.0

GLE: gain in event-free life expectancy（イベントのない状態での絶対的余命増加）
RGLE: relative gain in event-free life expectancy（イベントのない状態での相対的余命増加）

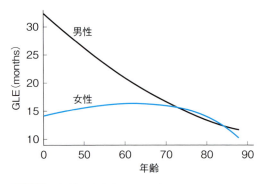

図4 年齢と脳卒中のGLE（Kassaï B, et al. Vasc Health Risk Manag. 2005; 1: 163-9[7]）

この研究では70歳をピークに脳卒中のGLEが減少することが示されている（図4）．

一方で，相対的な余命増加（RGLE）は男女ともに増加している．超高齢者において，降圧療法継続によるイベント先送り効果は，非高齢者よりも小さいとはいえる．しかし，治療がない場合と比較して相対的なベネフィットは大きくなり，決して降圧療法が無益というわけではない．

7. 超高齢者患者における処方提案 ［総論］

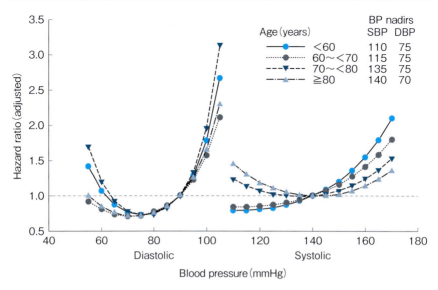

図5　血圧と心血管アウトカム（全原因死亡，非致死的心筋梗塞，非致死的脳卒中）の関連（Denardo SJ, et al. Am J Med. 2010; 123: 719-26[10])）

　実際，80歳を超える高齢者（平均83.6歳）3,845人を対象に降圧療法の有効性を検討したランダム化比較試験[8])では，中央値1.8年の追跡で，一次アウトカムである脳卒中が低下傾向，二次アウトカムである総死亡が有意に低下したことが報告されている．

　ただし，ここで注意が必要なのだが，より厳格な血圧コントロールが必要かと問われれば必ずしもそうではない．臨床的に安定した50歳以上の高血圧性冠動脈疾患患者22,576人を対象としたINVEST研究[9])のサブ解析[10])では，年齢別に血圧の値と，全原因死亡，非致死的心筋梗塞，非致死的脳卒中の複合アウトカムの関係が検討されているが，70歳以上の高齢者では，収縮期血圧で140 mmHg付近が最も低く，120 mmHgではむしろ増加しているのだ（図5）．

　また，80歳以上で収縮期血圧が130 mmHg未満の施設入居者1,127人を対象とした縦断研究[11])では降圧薬の服用が2剤以上服用していると死亡リスクが1.78倍増加する（ハザード比1.78 [95%信頼区間1.34-2.37]）ことが報告されている．

第 2 章 ケースで学ぶ処方提案

　超高齢者における降圧療法にはベネフィットがないとはいえず，むしろ治療
は継続すべきケースが多いように思うが，多数の薬剤を用いてまで厳格な血圧
コントロールを行うことは必ずしも必要ではない．高血圧治療における処方提
案では，こうした余命へのインパクトと降圧目標値が非高齢者と異なる点に注
意したい．

　なお，参考までに，米国内科学会（American College of Physicians:
ACP）と米国家庭医療学会（American Academy of Family Physicians:
AAFP）が作成したガイドラインでは，60 歳以上の高齢者において，収縮期血
圧を 150 mmHg 未満を目標としている．また，脳卒中の既往のある患者，心
血管疾患ハイリスク患者では目標収縮期血圧は 140 mmHg 未満となってい
る[12,13]．

脂質異常症治療で考えてみる超高齢者の薬物療法

　スタチン系薬剤の心血管イベント抑制効果は，当然ながら患者個々の潜在的
なイベントリスクに大きく影響を受ける．しかし，超高齢者においては，他の
予防的薬剤と同様，余命というファクターはより重要である．図 6 はスタチン
療法（一次予防）開始に起因する，余命の予測平均増加に関する解析結果[14]で
ある．余命の平均増加は血圧や総コレステロール値，喫煙状況で変化するが，
年齢という要素に注目すれば，加齢に伴い，獲得余命が鮮やかに減少している．
　図 6 に示された数値が必ずしも妥当性の高いデータとはいえないかもしれな
い．また，このデータはあくまで平均値であり，実際にはごく少数の限られた
集団で，より大きな余命を獲得し，残りの大部分の集団ではそれほど獲得余命
が変化しないということはあり得る．とはいえ，このような薬剤効果の不平等
性があるにせよ，余命というファクターが薬物治療のベネフィットに与える影
響は軽視できないであろう．

糖尿病治療で考えてみる超高齢者の薬物療法

　これまで報告されている 2 型糖尿病の主要なランダム化比較試験に参加した
人たちは，平均で 60 歳前後であり，85 歳以上の超高齢者が組み入れられるこ

Women　　　　　　　　　　　　　　Men

図6　スタチンの投与による獲得余命（月数）
（Fontana M, et al. Circulation. 2014; 129: 2539-46[14]）

Systolic blood pressure (mmHg) / Cholesterol (mmol/L) — 160 200 240 280 320 (mg/dL)

Age 85-89

Panel	SBP	4	5	6	7	8
Women Non-smoker	180	2.1	2.3	2.5	2.8	3.1
	160	1.5	1.6	1.8	2.0	2.3
	140	1.0	1.2	1.3	1.5	1.6
	120	0.7	0.8	0.9	1.0	1.1
Women Smoker	180	3.4	3.7	4.0	4.3	4.6
	160	2.5	2.8	3.1	3.4	3.7
	140	1.8	2.1	2.3	2.5	2.8
	120	1.3	1.5	1.6	1.8	2.0
Men Non-smoker	180	2.0	2.2	2.4	2.7	2.9
	160	1.4	1.6	1.8	2.0	2.2
	140	1.0	1.1	1.3	1.4	1.6
	120	0.7	0.8	0.9	1.0	1.1
Men Smoker	180	3.2	3.5	3.7	4.0	4.2
	160	2.4	2.7	2.9	3.2	3.4
	140	1.8	2.0	2.2	2.4	2.7
	120	1.3	1.4	1.6	1.8	2.0

Age 80-84

Panel	SBP	4	5	6	7	8
Women Non-smoker	180	4.0	4.4	4.7	5.1	5.5
	160	3.0	3.3	3.6	4.0	4.3
	140	2.1	2.4	2.7	2.9	3.3
	120	1.5	1.7	1.9	2.1	2.4
Women Smoker	180	5.9	6.3	6.6	6.9	7.2
	160	4.8	5.2	5.5	5.9	6.3
	140	3.6	4.0	4.4	4.7	5.1
	120	2.7	3.0	3.3	3.6	4.0
Men Non-smoker	180	4.1	4.4	4.8	5.1	5.5
	160	3.1	3.4	3.7	4.0	4.4
	140	2.2	2.5	2.8	3.1	3.4
	120	1.6	1.8	2.0	2.2	2.5
Men Smoker	180	5.8	6.1	6.4	6.6	6.8
	160	4.8	5.1	5.5	5.8	6.1
	140	3.7	4.1	4.4	4.8	5.1
	120	2.8	3.1	3.4	3.7	4.0

Age 75-79

Panel	SBP	4	5	6	7	8
Women Non-smoker	180	5.7	6.2	6.7	7.2	7.7
	160	4.3	4.7	5.2	5.7	6.2
	140	3.1	3.5	3.9	4.3	4.7
	120	2.2	2.5	2.8	3.1	3.4
Women Smoker	180	8.3	8.7	9.1	9.5	9.8
	160	6.8	7.3	7.8	8.2	8.7
	140	5.2	5.7	6.2	6.7	7.2
	120	3.9	4.3	4.7	5.2	5.7
Men Non-smoker	180	6.2	6.7	7.2	7.7	8.1
	160	4.8	5.2	5.7	6.2	6.7
	140	3.5	3.9	4.3	4.7	5.2
	120	2.5	2.8	3.1	3.5	3.9
Men Smoker	180	8.6	9.0	9.3	9.6	9.9
	160	7.2	7.7	8.2	8.6	9.0
	140	5.7	6.2	6.7	7.2	7.7
	120	4.3	4.8	5.2	5.7	6.2

Age 70-74

Panel	SBP	4	5	6	7	8
Women Non-smoker	180	7.2	7.8	8.4	9.1	9.7
	160	5.4	5.9	6.5	7.1	7.7
	140	3.9	4.3	4.8	5.3	5.9
	120	2.8	3.1	3.5	3.9	4.3
Women Smoker	180	10.4	11.0	11.5	12.1	12.5
	160	8.5	9.1	9.7	10.4	10.9
	140	6.5	7.2	7.8	8.4	9.1
	120	4.9	5.4	5.9	6.5	7.1
Men Non-smoker	180	8.4	9.0	9.7	10.3	10.9
	160	6.4	7.0	7.7	8.3	9.0
	140	4.7	5.3	5.8	6.4	7.0
	120	3.4	3.8	4.2	4.7	5.2
Men Smoker	180	11.6	12.1	12.6	13.0	13.4
	160	9.7	10.4	11.0	11.5	12.1
	140	7.7	8.4	9.0	9.7	10.3
	120	5.8	6.4	7.0	7.7	8.3

Age 65-69

Panel	SBP	4	5	6	7	8
Women Non-smoker	180	8.3	9.0	9.8	10.5	11.3
	160	6.2	6.8	7.5	8.2	8.9
	140	4.5	5.0	5.5	6.1	6.8
	120	3.2	3.6	4.0	4.4	5.0
Women Smoker	180	12.2	12.9	13.6	14.3	14.9
	160	9.8	10.6	11.3	12.1	12.8
	140	7.6	8.3	9.0	9.8	10.5
	120	5.6	6.2	6.8	7.5	8.2
Men Non-smoker	180	10.4	11.2	12.0	12.9	13.7
	160	8.0	8.7	9.5	10.3	11.1
	140	5.9	6.5	7.2	7.9	8.7
	120	4.2	4.7	5.2	5.8	6.4
Men Smoker	180	14.6	15.3	16.0	16.6	17.2
	160	12.1	12.9	13.7	14.5	15.3
	140	9.6	10.4	11.2	12.0	12.9
	120	7.2	8.0	8.7	9.5	10.3

Age 60-64

Panel	SBP	4	5	6	7	8
Women Non-smoker	180	8.9	9.7	10.6	11.4	12.3
	160	6.7	7.4	8.1	8.9	9.7
	140	4.8	5.4	6.0	6.6	7.3
	120	3.4	3.8	4.3	4.8	5.3
Women Smoker	180	13.3	14.1	14.9	15.7	16.5
	160	10.6	11.5	12.3	13.2	14.0
	140	8.1	8.9	9.7	10.6	11.4
	120	6.0	6.7	7.4	8.1	8.9
Men Non-smoker	180	11.9	12.9	13.9	14.9	15.8
	160	9.2	10.0	10.9	11.8	12.8
	140	6.7	7.4	8.2	9.0	9.9
	120	4.8	5.4	6.0	6.6	7.4
Men Smoker	180	16.9	17.8	18.7	19.5	20.2
	160	14.0	14.9	15.9	16.8	17.8
	140	11.1	11.9	12.9	13.9	14.9
	120	8.3	9.1	10.0	10.9	11.8

Age 55-59

Panel	SBP	4	5	6	7	8
Women Non-smoker	180	9.3	10.1	11.0	11.9	12.8
	160	6.9	7.6	8.4	9.2	10.1
	140	5.0	5.6	6.2	6.9	7.6
	120	3.5	4.0	4.4	5.0	5.5
Women Smoker	180	13.9	14.8	15.7	16.6	17.4
	160	11.1	12.0	12.9	13.8	14.7
	140	8.5	9.3	10.1	11.0	11.9
	120	6.2	6.9	7.6	8.4	9.2
Men Non-smoker	180	13.0	14.1	15.2	16.3	17.4
	160	9.9	10.9	11.9	12.9	14.0
	140	7.3	8.1	8.9	9.8	10.8
	120	5.2	5.8	6.5	7.2	8.0
Men Smoker	180	18.6	19.7	20.7	21.6	22.5
	160	15.3	16.4	17.5	18.5	19.6
	140	11.9	13.0	14.1	15.2	16.3
	120	9.0	9.9	10.9	11.9	12.9

Age 50-54

Panel	SBP	4	5	6	7	8
Women Non-smoker	180	9.6	10.5	11.4	12.3	13.3
	160	7.1	7.9	8.7	9.5	10.4
	140	5.1	5.7	6.4	7.1	7.8
	120	3.6	4.1	4.6	5.1	5.7
Women Smoker	180	14.4	15.4	16.3	17.3	18.2
	160	11.5	12.4	13.4	14.3	15.3
	140	8.7	9.6	10.5	11.4	12.3
	120	6.4	7.1	7.9	8.7	9.5
Men Non-smoker	180	13.8	15.0	16.2	17.4	18.6
	160	10.5	11.5	12.6	13.7	14.9
	140	7.7	8.5	9.4	10.4	11.4
	120	5.5	6.1	6.8	7.6	8.5
Men Smoker	180	19.9	21.1	22.2	23.3	24.3
	160	16.3	17.5	18.7	19.8	21.0
	140	12.7	13.8	15.0	16.2	17.4
	120	9.5	10.5	11.5	12.6	13.7

とはまれである．したがって，心血管イベント予防の観点から，超高齢2型糖尿病患者における最適な血糖コントロールについて実質的なことはよくわかっていない．一般的には糖尿病罹病期間の長い患者における厳格血糖コントロールの恩恵はわずかであり，害の方が大きい．65歳以上の高齢者ではHbA1cが7.5％を下回るかもしくは，9％を超えると，ベネフィットよりもリスクが上回ると考えられている[15]．超高齢者の余命を考慮すれば，血糖管理目標としては，糖尿病合併症の予防というよりはむしろ，極端な高血糖，低血糖を防ぐことの方が重要だといえるかもしれない．

超高齢者における処方提案

予防的薬剤の投与中止は，患者からしてみれば，医療従事者に見捨てられて

第 2 章 ケースで学ぶ処方提案

しまったと感じることもあるかもしれない．予防的薬剤を継続していること
は，患者に対して希望をもたらしている側面は確かにある．したがってこれら
薬剤の継続要否は患者の思いを十分に把握せねばならない．そのうえで，超高
齢者にとって，残された余命は 10 年もないこと，併存疾患を有している患者
ではさらに余命は短くなることを踏まえたうえで，予防的薬剤のベネフィット
がどれだけ得られるだろうか，それは有害事象リスクを上回るものか熟慮する
ことが肝要であろう．こうしたアセスメントをもとに，医師と適切に連携し，
薬物療法の最適化を図ることが大切である．

■参考文献

1) 日本老年医学会．高齢者に関する定義検討ワーキンググループ報告書．https://www.jpn-geriat-soc.or.jp/info/topics/pdf/20170410_01_01.pdf

2) 厚生労働省．平成 27 年簡易生命表の概況．主な年齢の平均余命．http://www.mhlw.go.jp/toukei/saikin/hw/life/life15/dl/life15-02.pdf

3) Reuben DB. Medical care for the final years of life："When you're 83, it's not going to be 20 years". JAMA. 2009；302：2686-94.

4) Wastesson JW, et al. Remaining Life Expectancy With and Without Polypharmacy：A Register-Based Study of Swedes Aged 65 Years and Older. J Am Med Dir Assoc. 2016；17：31-5.

5) Barnett K, et al. Epidemiology of multimorbidity and implications for health care, research, and medical education：a cross-sectional study. Lancet. 2012；380：37-43.

6) Boyd CM, et al. Clinical practice guidelines and quality of care for older patients with multiple comorbid diseases：implications for pay for performance. JAMA. 2005；294：716-24.

7) Kassaï B, et al. Treatment of high blood pressure and gain in event-free life expectancy. Vasc Health Risk Manag. 2005；1：163-9.

8) Beckett NS, et al. Treatment of hypertension in patients 80 years of age or older. N Engl J Med. 2008；358：1887-98.

9) Pepine CJ, et al. A calcium antagonist vs a non-calcium antagonist hypertension treatment strategy for patients with coronary artery disease. The International Verapamil-Trandolapril Study（INVEST）：a randomized controlled trial. JAMA. 2003；290：2805-16.

10) Denardo SJ, et al. Blood pressure and outcomes in very old hypertensive coronary artery disease patients：an INVEST substudy. Am J Med. 2010；123：719-26.

11) Benetos A, et al. Treatment With Multiple Blood Pressure Medications, Achieved Blood Pressure, and Mortality in Older Nursing Home Residents：The PARTAGE Study. JAMA Intern Med. 2015；175：989-95.

12) Qaseem A, et al. Pharmacologic Treatment of Hypertension in Adults Aged 60 Years or Older to Higher Versus Lower Blood Pressure Targets：A Clinical Practice Guideline From the American College of Physicians and the American Academy of Family Physicians. Ann Intern Med. 2017；166：430-7.

7. 超高齢者患者における処方提案［総論］

13) Weiss J, et al. Benefits and Harms of Intensive Blood Pressure Treatment in Adults Aged 60 Years or Older: A Systematic Review and Meta-analysis. Ann Intern Med. 2017; 166: 419-29.

14) Fontana M, et al. Patient-accessible tool for shared decision making in cardiovascular primary prevention: balancing longevity benefits against medication disutility. Circulation. 2014; 129: 2539-46.

15) Lipska KJ, et al. Polypharmacy in the Aging Patient: A Review of Glycemic Control in Older Adults With Type 2 Diabetes. JAMA. 2016; 315: 1034-45.

〈青島周一〉

第2章 ケースで学ぶ処方提案

7 超高齢者患者における処方提案

［ケース1］用法が複雑な多剤併用例

85歳男性．日常生活は1人で支障なくこなせており，歩行なども問題ない．薬の用法が複雑で，服用するのが大変だという訴えがあった．また自宅には残薬が多数あるとのこと．本人は「薬のおかげで生きているから，やめるわけにはいかない」と考えており，薬物治療の継続には一定の理解が得られている．夜間の頻尿は気になるが，下肢のしびれ，疼痛は以前より改善している．現病歴および患者情報は以下の通り．

現病歴

65歳: 高血圧　　　　　76歳: 逆流性食道炎

68歳: 糖尿病　　　　　77歳: 過活動膀胱

69歳: 脂質異常症　　　82歳: 神経障害性疼痛

75歳: 変形性関節症

現在の処方

グルメピリド錠1mg	2錠	分1 朝食直前
リナグリプチン錠5mg	1錠	分1 朝食直前
バルサルタン錠80mg	1錠	分1 朝食後
アムロジピン錠5mg	2錠	分2 朝食後・就寝前
ボグリボースOD錠0.2mg	3錠	分3 毎食直前
イコサペント酸エチル粒状カプセル300mg	6包	分3 毎食直前
ミラベグロン錠50mg	1錠	分1 朝食後
ベザフィブラート徐放錠200mg	1錠	分1 夕食後
プレガバリンカプセル75mg	2Cap	分2 朝・夕食後

278

患者情報

収縮期血圧：130～150 mmHg，拡張期血圧：80 mmHg，体重：61 kg

臨床検査値	20XX 年 2 月	20XX 年 5 月	20XX 年 7 月
HLD コレステロール（mg/dL）	39	33	41
LDL コレステロール（mg/dL）	142	139	141
中性脂肪（TG）（mg/dL）	121	108	125
血糖値（mg/dL）	91	74	110
HbA1c（%）	−	5.5	5.7
CRE（mg/dL）	1.34	1.43	1.34
CCr（mL/min）*	35	33	35

*Cockcroft-Gault の式より算出

処方提案の基本方針

　本症例の薬物療法において，気になる点を挙げてみよう．やはり，処方薬剤数の多さは注目すべきポイントであろうか．それに加えて，服用方法がかなり複雑である．患者自身，服薬が大変であると訴えており，なおかつ残薬も発生しているようだ．処方されている薬剤がしっかり飲めているか，というとその可能性はかなり低いといわざるを得ないだろう．

　本症例では一包化を行い，服薬支援を行う方法も考えられる．しかし，アドヒアランスが極度に悪い状態で，処方薬をすべて指示通り服薬するとどうなるのか？という想像力は大事である．臨床検査値をみて，目につく数値はないだろうか．本症例では HbA1c が，6% 未満とやや低いことに注目すべきである．経口糖尿病薬のアドヒアランスが悪くてこの値ならば，それが改善することによって起こり得るのは，血糖値のさらなる低下であり，これは重篤な低血糖発症につながる可能性が高い．有害性が疑われる薬物療法のアドヒアランスを向上させることは死亡リスク増加につながるといわれている[1]．そもそも服用方法の複雑さが入院や死亡リスクの増加に関連するという報告も存在する[2-4]．

第2章 ケースで学ぶ処方提案

　以上を踏まえると，処方提案にあたり，本ケースでは，多剤併用状態の解消というよりは，服用方法の複雑性を解消することを第1の目標に設定するのが現実的であろう．なぜならば，患者本人が服用方法の複雑性に困っているからである．処方内容をみて薬物治療の問題点はいくらでも指摘できるかもしれない．それについては後ほど，詳しく検討していくが，処方提案にあたっては医師の処方内容に関して，問題点の指摘に終始することは避けるべきである．

　そもそも問題というのは，処方内容にあるのではなく，それを問題と認識する人の問題であることが多い．薬剤師として指摘する問題点は，医師が考える問題点と必ずしも重ならないことは多々ある．こうした価値観の違いは処方提案を実践するにあたり，医師と薬剤師の間で信念対立を生み出してしまう．場合によってはその関係を極度に悪化させてしまうだろう．

　本症例においては，まずは患者の困っている点は何かを明らかにし，そのうえで薬物治療の妥当性をエビデンスに基づき客観的に評価していくこと，さらに医師の治療方針という価値観を考慮することが大切だ．

　薬物治療の妥当性については，現在処方されている薬剤を，大きく「予防的薬剤」と「対症的薬剤」に分けて考えるとよいだろう（表1）．両者は薬物療法を考えるうえで，考察すべき薬剤効果の時間軸が決定的に異なるからだ．ここで結論を先取りすれば，予防的薬剤は将来的な合併症に関するリスクベネフィットを考えていくが，対症的薬剤の場合は，今現在の症状に対するリスクベネフィットを考えていくことになる．

表1　症例における予防的薬剤と対症的薬剤

予防的薬剤	対症的薬剤
グリメピリド（糖尿病合併症予防） リナグリプチン（糖尿病合併症予防） バルサルタン（高血圧合併症予防） アムロジピン（高血圧合併症予防） ボグリボース（糖尿病合併症予防） イコサペント酸エチル（脂質異常症合併症予防） ベザフィブラート（脂質異常症合併症予防）	ミラベグロン（過活動膀胱症状の緩和） プレガバリン（しびれ，疼痛の緩和）

予防的薬剤のリスク/ベネフィット評価

① 糖尿病治療薬

　グリメピリド（2 mg/日），リナグリプチン5 mg/日，ボグリボース0.6 mg/日の3剤が併用投与されている．85歳と高齢であること，罹病期間も10年以上あることから，厳格な血糖コントロールは不要である[5,6]．厳格な血糖コントロールは重篤な低血糖リスクを増加させる[7]．特に高齢者において，低血糖症状は識別困難なことが多い．認知症やせん妄症状との類似性の問題や，認知症患者などではそもそも症状を正確に伝えることが困難だからだ．さらに重篤な低血糖は認知症，心血管疾患，死亡リスクまで増加させる[8,9]．これまでの臨床研究の結果を踏まえれば，65歳以上の高齢者ではHbA1cが7.5%を下回るかもしくは，9%を超えると，ベネフィットよりもリスクが上回ると考えて，大きな誤りはないだろう[10]．

　高齢者の2型糖尿病患者における血糖管理について，2016年5月に公開された日本糖尿病学会のステートメント[11]によれば，血糖コントロールにおけるHbA1cの下限値が設定されており，患者の状態に応じて，その下限値は6.5〜7.5%となっている（154頁参照）．また，高齢者を対象にした観察研究[12]でも，経口糖尿病薬による血糖コントロールは，HbA1cが7〜7.9%に比べて，8〜8.9%，9%超でも死亡や機能低下に有意な差はないと報告されている（表2）．

表2 高齢者におけるHbA1cと死亡リスク，機能低下リスクの関連
（Yau CK, et al. J Am Geriatr Soc. 2012; 60: 1215-21[12]）

HbA1cカテゴリ（%）	調整相対危険（95%信頼区間）	
	死亡	機能低下
<7	0.97（0.71-1.33）	1.17（0.95-1.44）
7〜7.9	基準	基準
8〜8.9	1.16（0.76-1.77）	0.88（0.70-1.09）
>9	1.16（0.74-1.82）	1.10（0.81-1.49）

第 2 章 ケースで学ぶ処方提案

　以上を整理すれば，高齢糖尿病患者においては，患者の状態により，HbA1c
を 7.0%前後と設定することが現実的のように思われる．少なくとも本症例に
おける 6%以下という数値はかなり低いといわざるを得ない．現在投与されて
いる糖尿病薬は減量もしくは減薬を考慮したい．

　用法の複雑性を解消するという観点からいえば，ボグリボースの投与中止は
積極的に考慮できるだろう．同薬には心血管疾患を予防するという質の高いエ
ビデンスも 2017 年 9 月時点で存在しない．また介入後のアドヒアランス向上
を考慮すれば，低血糖リスクを低減するためにもグリメピリドもしくはリナグ
リプチンの減量あるいは中止を提案する必要もあるかもしれない．

② 脂質異常症治療薬

　ベザフィブラートとイコサペント酸エチル製剤が併用投与されている．フィ
ブラート系薬剤は主に高トリグリセリド血症に用いることが多い薬剤である
が，心血管疾患に対するその予防的効果は概ね以下のようにまとめることがで
きる．

- ・2 型糖尿病を有する脂質代謝異常患者を対象にフェノフィブラートの有効性
を検討したランダム化比較試験では冠動脈イベントの発症は減少傾向（ハ
ザード比 0.89〔95%信頼区間 0.75-1.05〕）にあるものの，冠動脈疾患死亡
に関しては増加傾向（ハザード比 1.19〔95%信頼区間 0.90-1.57〕）であっ
た[13]．
- ・総死亡を減らすわけではなく，心血管疾患以外の死亡が有意に増加するとい
うランダム化比較試験のメタ分析も報告されている[14]．
- ・一般的.には TG が高値ということは心血管リスクが高い患者であり，薬物治
療を行うとしてもフィブラートではなく，スタチンの使用を考慮すべきであ
る．

　またイコサペント酸エチル製剤には，日本人を対象にしたランダム化比較試
験[15]が報告されているが，その効果は 1 人の冠動脈イベント発症を防ぐため
に，同薬を 143 人に 4.6 年服用してもらう必要がある．つまり，その実効性に
関して，臨床上は非常に曖昧性を帯びた効果であるというよりほかない（薬剤
効果の曖昧性については第 1 章 5. を参照）．

本症例においての中性脂肪値と LDL コレステロール値はそれほど高値ではないが，高血圧，糖尿病を有していることから心血管疾患ハイリスク患者とはいえる．したがって，臨床的な実効性が曖昧なベザフィブラートおよびイコサペント酸エチルは，その投与を中止して，スタチン系薬剤へ切り替えるということは考慮できるかもしれない．

高齢者におけるスタチン系薬剤の心血管疾患に対する一次予防効果について，8 つのランダム化比較試験のメタ分析[16]が報告されている．この研究によれば，プラセボに比べて，心筋梗塞が 39.4％低下，脳卒中が 23.8％低下することが示されている．しかしながら，現時点において，76 歳以上の高齢者におけるスタチン系薬剤のリスク/ベネフィットを評価するにあたり，エビデンスは不十分であるといわれている[17]．

85 歳という本症例の年齢を考慮すれば，そもそもスタチンが本当に必要か，という問題も確かにある．とはいえ，本症例では比較的，患者の活動性が高く，なおかつ心血管疾患のハイリスク患者であることから，スタチン系薬剤への切り替え投与が処方提案としては現実的なところだろう．患者の思いや，医師の治療方針という価値観を考慮すれば，脂質異常症に対する薬物治療を完全に中止するという提案は受け入れられにくいかもしれない．まずは用法の複雑性という患者の困っている点に軸を置き，その上で妥当な薬物療法を考えていくことが肝要である．決断は常に誤りうる．だからこそ（医学的に）正しい判断を求めるのではなく，よりリアルな決断をしていくことが重要だったりする．

③ 高血圧治療

現在血圧は収縮期血圧で 150〜130 mmHg であり，良好にコントロールできているものと思われる．血圧が 130 mmHg を持続的に下回る場合には，降圧薬の減量を検討してもよいかもしれない．

対症的薬剤のリスク/ベネフィット評価

対症的薬剤としては，ミラベグロンとプレガバリンが該当している．

第 2 章 ケースで学ぶ処方提案

① ミラベグロン

同薬の有効性が患者にとってあまり実感されていないようであれば，高齢男性ということもあり，頻尿症状が前立腺肥大症に起因するものではないか精査してもよいかもしれない．なお，同薬剤の有害事象リスクに関する疫学的検討は限定的であるが，一般的には，高血圧症，鼻咽頭炎，尿路感染症，頭痛，便秘，上気道感染症，関節痛，下痢，頻脈，腹痛，倦怠感などが知られており，その漫然投与はできれば避けたい[18]．特に心疾患への配慮は必要かもしれない．重篤な心疾患を有する患者への薬剤使用は，そのリスク/ベネフィットについて熟慮を要する．

② プレガバリン

同薬の有効性について，患者も効果を実感しており，ふらつきなどの有害事象も出ていないことから，その投与中止はなかなか難しいかもしれない．しかしながら，本剤は主として未変化体が尿中に排泄されるため，腎機能が低下している患者では，血漿中濃度が高くなり副作用が発現しやすくなる恐れがある．神経障害性疼痛に対する用量はクレアチニンクリアランスに応じて，以下のように設定されている．

【クレアチニンクリアランス（mL/min）：≧60】
　1 日投与量：150〜600 mg
　初期用量：　1 回 75 mg 1 日 2 回
　維持量：　　1 回 150 mg 1 日 2 回
　最高投与量：1 回 300 mg 1 日 2 回
【クレアチニンクリアランス（mL/min）：≧30〜<60】
　1 日投与量：75〜300 mg
　初期用量：　1 回 25 mg 1 日 3 回または 1 回 75 mg 1 日 1 回
　維持量：　　1 回 50 mg 1 日 3 回または 1 回 75 mg 1 日 2 回
　最高投与量：1 回 100 mg 1 日 3 回または 1 回 150 mg 1 日 2 回
【クレアチニンクリアランス（mL/min）：≧15〜<30】
　1 日投与量：25〜150 mg
　初期用量：　1 回 25 mg 1 日 1 回もしくは 2 回または 1 回 50 mg 1 日 1 回
　維持量：　　1 回 75 mg 1 日 1 回
　最高投与量：1 回 75 mg 1 日 2 回または 1 回 150 mg 1 日 1 回

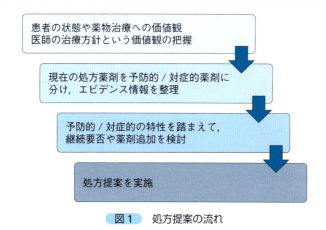

図1　処方提案の流れ

本症例のクレアチニンクリアランスは Cockcroft-Gault の式で単純計算しても 50 mL/min を下回っている．添付文書上の維持量は1回50 mg 1日3回または1回75 mg 1日2回となっており，現在の投与量で問題は少ないかもしれないが，今後，加齢とともにさらに腎機能が低下する恐れもあり，必要に応じて減量は考慮できるかもしれない．

処方提案

本項で述べてきた処方提案の流れをまとめると，図1のようになる．

情報提供にあたり，患者自身が現在の薬物療法に困っている点を軸として，それを踏まえたうえで，どのような薬物治療が最も妥当と考えるか，薬剤師としての意見をまとめることが肝要である．その際にエビデンスはとても役に立つ．しかし，リアルな決断をするにあたり，エビデンスのみならず，医師の治療方針という価値観も十分に考慮しなくてはならない．以下に本症例の処方提案の要点とその後の転帰についてまとめる．

第 2 章 ケースで学ぶ処方提案

薬剤名	処方提案
グルメピリド 1 mg	1 錠 分 1 朝食後（HbA1c 低値のため，投与量減量だけでなく中止も考慮）
リナグリプチン錠 5 mg	1 錠 分 1 朝食後
バルサルタン 80 mg	1 錠 分 1 朝食後
アムロジピン錠 10 mg	1 錠 分 1 朝食後 （添付文書上は 1 日 1 回投与）
ボグリボース OD 錠 0.2 mg	投与中止
イコサペント酸エチル粒状カプセル 300 mg	投与中止
ミラベグロン錠 50 mg	投与継続 （必要に応じて前立腺肥大症との鑑別精査）
ベザフィブラート SR 錠 200 mg	投与中止
	リピトール錠 5 mg　1 錠 分 1 夕食後 （新規追加）
プレガバリンカプセル 75 mg	必要に応じて減量を考慮 （75 mg 1 日 1 回など）

　上記提案において，グリメピリド 1 mg は 1 錠 分 1 朝食後，プレガバリンカプセル 75 mg は 1 カプセル 分 1 夕食後とそれぞれ減量され，ベザフィブラート，イコサペント酸エチル粒状カプセルは投与中止，新たにリピトール 5 mg が 1 錠 分 1 夕食後で開始となった．また頻尿は前立腺肥大ではなく過活動膀胱によるものであるとのことで，ミラベグロン錠 50 mg は継続となった．その他の薬剤については提案通りとなった．

　患者の転帰は良好で，その後の HbA1c は 6％台で推移，低血糖症状なども認めなかった．血圧やコレステロール値に関しても大きな変動はなく，何より薬の服用方法が整理されたことを患者本人がとても喜んでいた．現在では残薬が発生することもなく，アドヒアランス良好で経過中である．

■参考文献
1) Simpson SH, et al. A meta-analysis of the association between adherence to drug therapy and mortality. BMJ. 2006; 333: 15.
2) Lallc S, et al. Polypharmacy and Medication Regimen Complexity as Risk Factors for

7. 超高齢者患者における処方提案［ケース1］

Hospitalization Among Residents of Long-Term Care Facilities: A Prospective Cohort Study. J Am Med Dir Assoc. 2016; 17: 1067. e1-1067. e6.

3) Wimmer BC, et al. Medication Regimen Complexity and Polypharmacy as Factors Associated With All-Cause Mortality in Older People: A Population-Based Cohort Study. Ann Pharmacother. 2016; 50: 89-95.

4) Wimmer BC, et al. Medication Regimen Complexity and Number of Medications as Factors Associated With Unplanned Hospitalizations in Older People: A Population-based Cohort Study. J Gerontol A Biol Sci Med Sci. 2016; 71: 831-7.

5) Action to Control Cardiovascular Risk in Diabetes Study Group, Gerstein HC, et al. Effects of intensive glucose lowering in type 2 diabetes. N Engl J Med. 2008; 358: 2545-59.

6) Currie CJ, et al. Survival as a function of HbA (1c) in people with type 2 diabetes: a retrospective cohort study. Lancet. 2010; 375: 481-9.

7) Kelly TN, et al. Systematic review: glucose control and cardiovascular disease in type 2 diabetes. Ann Intern Med. 2009; 151: 394-403.

8) Yaffe K, et al. Association between hypoglycemia and dementia in a biracial cohort of older adults with diabetes mellitus. JAMA Intern Med. 2013; 173: 1300-6.

9) Hsu PF, et al. Association of clinical symptomatic hypoglycemia with cardiovascular events and total mortality in type 2 diabetes: a nationwide population-based study. Diabetes Care. 2013; 36: 894-900.

10) Lipska KJ, et al. Polypharmacy in the Aging Patient: A Review of Glycemic Control in Older Adults With Type 2 Diabetes. JAMA. 2016; 315: 1034-45.

11) 日本糖尿病学会. 高齢者糖尿病の血糖コントロール目標について. http://www.jds.or.jp/modules/important/index.php?page=article & storyid=66

12) Yau CK, et al. Glycosylated hemoglobin and functional decline in community-dwelling nursing home-eligible elderly adults with diabetes mellitus. J Am Geriatr Soc. 2012; 60: 1215-21.

13) Keech A, et al. Effects of long-term fenofibrate therapy on cardiovascular events in 9795 people with type 2 diabetes mellitus (the FIELD study): randomised controlled trial. Lancet. 2005; 366: 1849-61.

14) Saha SA, et al. The role of fibrates in the prevention of cardiovascular disease--a pooled meta-analysis of long-term randomized placebo-controlled clinical trials. Am Heart J. 2007; 154: 943-53.

15) Yokoyama M, et al. Effects of eicosapentaenoic acid on major coronary events in hypercholesterolaemic patients (JELIS): a randomised open-label, blinded endpoint analysis. Lancet. 2007; 369: 1090-8.

16) Savarese G, et al. Benefits of statins in elderly subjects without established cardiovascular disease: a meta-analysis. J Am Coll Cardiol. 2013; 62: 2090-9.

17) US Preventive Services Task Force, Bibbins-Domingo K. Statin Use for the Primary Prevention of Cardiovascular Disease in Adults: US Preventive Services Task Force Recommendation Statement. JAMA. 2016; 316: 1997-2007.

18) Bragg R, et al. Mirabegron: a Beta-3 agonist for overactive bladder. Consult Pharm. 2014; 29: 823-37.

〈青島周一〉

第2章 ケースで学ぶ処方提案

7 超高齢者患者における処方提案

［ケース2］ドネペジルによる徐脈が疑われた症例

　86歳女性．3年前よりアルツハイマー型認知症の診断を受けている．診断当時のMMSE（Mini Mental State Examination）は23点．頭部CTにて大脳の萎縮が認められ，ドネペジルの投与が開始された．また同時期の血液検査においてLDLコレステロール値が188 mg/dLと高値であったため，ロスバスタチンカルシウム錠2.5 mgの投与が開始されている．

　治療開始当時は夜間覚醒の頻度が多く，夜中に介護者である患者家族を起こし，騒ぎ始めるなどの状況が続いていた．そのため就寝前にフルニトラゼパムが追加となった．その後の経過は良好で，認知症の周辺症状は徐々に落ち着き，穏やかに過ごす日が多くなったという．しかしながら，1年前に誤嚥性肺炎を発症し入院．肺炎は軽快したものの，この入院をきっかけに認知機能低下が急速に進行した．現在では家族の顔すら判別は難しく，食事は全介助で何とか経口摂取が可能という状態である．また室内移動は不可能で，日中はほぼ寝たきりとなっている．

現在の検査データ

　収縮期血圧 140〜160 mmHg
　拡張期血圧 72〜94 mmHg
　HbA1c 6.4%
　心拍数 54 bpm
　LDLコレステロール 154 mg/dL
　MMSE 8点

288　　JCOPY 498-07922

7. 超高齢者患者における処方提案［ケース2］

現在の処方

ドネペジル塩酸塩 OD 錠 5 mg	1 錠	分 1 朝食後
エナラプリルマレイン酸 5 mg	1 錠	分 1 朝食後
ロスバスタチンカルシウム錠 2.5 mg	1 錠	分 1 夕食後
フルニトラゼパム錠 1 mg	1 錠	分 1 就寝前
酸化マグネシウム錠 500 mg	1 錠	分 1 就寝前

高齢認知症患者の臨床経過やその予後を把握する

認知症患者に限った話ではないが，慢性疾患を抱える超高齢者の薬物療法を考える際には，その臨床経過や，おおよその予後を把握することが肝要である．特に予防的薬剤の継続要否は，患者の余命を十分に考慮せねばならないからだ．

認知症診断後の生存期間中央値は 3～12 年程度である[1]．しかしながら，進行した認知症患者の場合では，潜在的な合併症リスクも高く，その平均余命の見積もりは難しい．最も一般的な合併症は，食事の摂取の問題が 86％を占め，発熱 53％，肺炎 41％と続く．これらのエピソードが発生した場合，予後は急速に悪化する[2]．

認知症患者の予後を推定するツールとして，Advanced Dementia Prognostic Tool（ADEPT）[3]と呼ばれるスコアがある．これは施設入所有無，年齢，性別，息切れ，褥瘡，ADL スコア，寝たきり，経口摂取不十分，便失禁，BMI，体重減少，うっ血性心不全の 12 項目をチェックするものだ（表 1）．

スコアレンジは 1.0 点から 32.5 点で，点数が高いほど予後が悪化する．このスコアを用いて，6 カ月後，12 カ月後の認知症患者の予後を検討したコホート研究[4]が報告されており，スコアごとの生命予後の見積もりは表 2 のようになる．

このデータが余命を確実に予測するものかについて，議論の余地があるが，少なくとも薬物治療，特に予防的薬剤の継続要否に関して重要な示唆を得ることができるであろう．

本症例は 86 歳で，ほとんど日中寝たきりであり，ADL スコアは 28 点，経口摂取は十分とはいえない．自力での排泄も不可能である．BMI に関する情報

第 2 章 ケースで学ぶ処方提案

表 1　Advanced Dementia Prognostic Tool（ADEPT）
(Mitchell SL, et al. JAMA. 2010；304：1929-35[3])

チェック項目	スコア（点）
90 日以内の介護施設入所あり	3.3
年齢　65 歳〜70 歳未満	1.0
70 歳〜75 歳未満	2.0
75 歳〜80 歳未満	3.0
80 歳〜85 歳未満	4.0
85 歳〜90 歳未満	5.0（★）
90 歳〜95 歳未満	6.0
95 歳〜100 歳未満	7.0
100 歳以上	8.0
男性である	3.3
息切れがある	2.7
ステージ 2 以上の褥瘡が少なくとも 1 つ以上ある	2.2
ADL スコアが 28 である*	2.1（★）
寝たきりである	2.1（★）
経口摂取不良である	2.0（★）
便失禁がある	1.9（★）
BMI が 18.5 未満である	1.8
最近の体重減少（30 日以内で 5%以上，180 日以内で 10%以上）が認められる	1.6
うっ血性心不全がある	1.5

*ベッド上の動作，衣服の着脱，排泄，移動，食事，身づくろい，歩行
の 7 項目について，5 点スケール（0: 自立，1 要観察，2, 限定的な介
助，3, 広範な介助 4, 全介助）で評価し 0 点から 28 点で評価.
（★）は本症例の該当項目

はないにしても，これだけで，スコアは 13.1 点となり，12 カ月後の死亡は
52%である．つまり 1 年後に死亡している確率は決して低くない．このような
患者に対して，予防的薬剤の継続が必要かどうか，熟慮する必要がある.

7. 超高齢者患者における処方提案［ケース2］

表2 認知症患者の生命予後

（Mitchell SL, et al. J Pain Symptom Manage. 2010；40：639-51[4]）

総スコア	症例数（割合）	6カ月後の死亡	12カ月後の死亡
1（minimum score）	84（ 0.04）	0.01	0.06
>1～2	236（ 0.11）	0.04	0.08
>2～3	1,232（ 0.56）	0.05	0.11
>3～4	2,609（ 1.20）	0.06	0.13
>4～5	5,859（ 2.69）	0.06	0.15
>5～6	9,784（ 4.49）	0.08	0.19
>6～7	14,700（ 6.74）	0.10	0.23
>7～8	18,439（ 8.45）	0.12	0.26
>8～9	21,634（ 9.92）	0.15	0.30
>9～10	23,036（10.56）	0.17	0.33
>10～11	22,509（10.32）	0.21	0.37
>11～12	20,938（ 9.60）	0.25	0.42
>12～13	18,632（ 8.54）	0.29	0.47
>13～14	15,038（ 6.90）	0.34	0.52
>14～15	111,691（ 5.36）	0.40	0.57
>15～16	9,512（ 4.36）	0.46	0.62
>16～17	6,721（ 3.08）	0.52	0.67
>17～18	4,955（ 2.27）	0.57	0.71
>18～19	3,585（ 1.64）	0.64	0.76
>19～20	2,547（ 1.17）	0.67	0.79
>20～21	1,777（ 0.81）	0.73	0.84
>21～22	1,154（ 0.53）	0.77	0.87
>22～23	648（ 0.30）	0.83	0.90
>23～24	385（ 0.18）	0.83	0.91
>24～25	188（ 0.09）	0.88	0.94
>25～26	99（ 0.05）	0.88	0.96
>26～27	58（ 0.03）	0.83	0.90
>27～28	21（ 0.01）	0.95	1.00
>28～32	17（<0.01）	1.00	1.00

ロスバスタチンカルシウムの継続要否

　スタチン系薬剤に関しては余命が短い患者において，その投与を中止しても死亡は有意に増加しないという報告がある[5]．

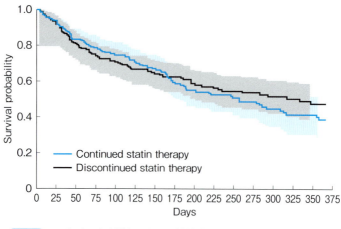

図1 スタチン中止群とスタチン継続群の累積生存
(Kutner JS, et al. JAMA Intern Med. 2015; 175: 691-700[5])

　この研究は，余命が1カ月～1年と見積もられ，スタチンを心血管疾患一次予防もしくは二次予防のために3カ月以上使用している患者381人を対象としたランダム化比較試験（非劣性試験）である．スタチンの継続投与群と，スタチン中止群を比較して60日以内の死亡やQOLが検討されている．

　被験者の平均年齢は74.1歳で，参加者の22％が認知機能障害患者，48.8％が，がん患者であった．60日以内の死亡はスタチン中止群で23.8％，スタチン継続群で20.3％となっており，差の90％信頼区間は−3.5～10.5％であった（図1）．本研究では，非劣性マージンは5％と設定されており，継続投与群に比べて，薬剤中止群の非劣性が示されたわけではないが，統計的な有意差は認めなかった．なおQOLに関してはスタチン中止群で有意に高いことが示された．

　先ほど検討したように，本症例では1年後の生存確率は決して高くはなく，また心血管疾患の既往もないため，スタチンにより得られる心血管疾患の予防効果はかなり低めに見積もった方がよいかもしれない．投与を継続するメリットはかなり小さいといわざるを得ない印象だ．

7. 超高齢者患者における処方提案［ケース2］

ドネペジルの継続要否

　本症例では，MMSE が 8 点と，認知症が既に進行しており，ドネペジルの有効性がほとんど期待できないと思われる．また心拍数が 54 bpm と徐脈傾向にあることに注目したい．ドネペジルの製剤添付文書には以下のような記述がある．

・定期的に認知機能検査を行う等患者の状態を確認し，本剤投与で効果が認められない場合，漫然と投与しないこと．
・本剤の投与により，QT 延長，心室頻拍（torsades de pointes を含む），心室細動，洞不全症候群，洞停止，高度徐脈，心ブロック（洞房ブロック，房室ブロック）等があらわれることがあるので，特に心疾患（心筋梗塞，弁膜症，心筋症等）を有する患者や電解質異常（低カリウム血症等）のある患者等では，観察を十分に行うこと．

　つまり添付文書上においても，認知機能に応じた処方の見直し，また心臓有害事象のモニタリングをするよう注意喚起している．

　ドネペジルを含む，中枢性コリンエステラーゼ阻害薬の有害事象リスクに関して，コホート研究[6]（解析対象 81,302 人，平均 80.4 歳）が報告されている．この研究によると，各有害事象リスクとリスクのハザード比［95％信頼区間］は，失神による受診 1.76［1.57-1.98］，徐脈による受診 1.69［1.32-2.15］，大腿骨頸部骨折 1.18［1.04-1.34］といずれも有意に上昇することが示されている．

　ドネペジルはあくまでも認知機能低下の進展を遅らせる薬剤にすぎず，症状の進行度合いによっては，本症例のように継続投与のベネフィットがほとんど期待できないケースも多い．さらに本症例では徐脈傾向にあり，これはドネペジルによる薬物有害反応が疑われる．同薬の投与中止は積極的に検討したいところだ．ドネペジルの中止にあたり，日本老年医学会の高齢者の安全な薬物療法ガイドライン 2015[7]には以下のような記載がある．

第2章 ケースで学ぶ処方提案

> 継続使用しているコリンエステラーゼ阻害薬・NMDA 受容体拮抗薬について，薬剤適正使用の観点から漫然と投与せずに終了を考慮する基準を設ける必要がある．基準としては，（1）進行したアルツハイマー型認知症患者のうち，意思疎通が図れない，寝たきりの状態または身体症状が悪化した患者，（2）明らかに薬剤効果が認められなくなった場合，（3）何らかの有害事象が発生した場合．

　徐脈をドネペジルの薬物有害反応とするならば，本症例では上記基準のすべてに該当していることになる．

　ドネペジルの認知機能低下抑制に関する効果について表3にまとめる．端的にいえば，その効果は 70 点スケールで 2〜3 点程度である[8]．また，介護施設入所などを先送りする効果も示されておらず[9]，臨床的有意な効果といえるのか，不明な部分も多い．ドネペジルのようなコリンエステラーゼ阻害薬の効果について，統計的な有意差こそあるものの，臨床的には限定的な効果である，という指摘もある[10]．

　とはいえ，突然のドネペジルの投与中止は安全といえるのだろうか．アルツハイマー型認知症と診断され約 1 年間ドネペジルで治療を受けた 62 歳女性の症例報告[11]によれば，微熱，消化管症状のためドネペジルの投与中止後，認知症症状の悪化，せん妄を発症したと報告されている．

　MMSE が 5〜13 点の中等度〜高度アルツハイマー型認知症患者を対象としたランダム化比較試験の事後解析[12]では，ドネペジル 10 mg 中止をした群に

表3　ドネペジルの認知機能低下抑制効果（Birks J, et al. Cochrane Database Syst Rev. 2006 Jan 25；（1）：CD001190[8]より作成）

■解析対象：軽度〜高度のアルツハイマー型認知症患者 5,272 人
（ランダム化比較試験 23 研究のメタ分析[8]）
■プラセボと比較した 24 週時点での認知機能低下抑制効果（ADAS-Cog*）
　　ドネペジル 5 mg/日：平均差−2.01 ポイント［95%信頼区間−2.69−−1.34］
　　ドネペジル 10 mg/日：平均差−2.80 ポイント［95%信頼区間−3.74−−2.10］
▶プラセボに比べて 2〜2.8 点/70 点，機能低下を抑制する

*Alzheimer's Disease Assessment Scale-cognitive subscale：認知機能を評価するための方法．0〜70 点で点数が高いほど重症．

おいて，投与継続群に比べ，1年以内の施設入所が約2倍（ハザード比：2.09 [95%信頼区間 1.29-3.39]）多いという結果になっている．ただし，この研究では3年後においてはあまり明確な差は認めなかった．さらに，ランダム化比較試験5研究のメタ分析では，コリンエステラーゼ阻害薬の中止で，認知機能の有意な悪化が報告されている[13]．

また，意外なことにドネペジルには延命効果が示唆されている．アルツハイマー型認知症，またはアルツハイマー型との混合型認知症患者 7,073 人（平均 79 歳）を対象としたコホート研究[14]では，中枢性コリンエステラーゼ阻害薬の使用において，心筋梗塞および総死亡の複合アウトカム，心筋梗塞発症，および総死亡のいずれもが有意に低下した（図2，表4）．

本研究は観察研究なので交絡の影響は少なからずあるだろう．しかし仮に，延命効果が期待できるとして，認知機能が低下した状態で生存が延長するという事態をどう捉えればよいだろうか．少なくとも延伸しているのが健康寿命ではないことを踏まえると，これはとても難しい問題である．

ドネペジルの継続要否に関しては，医療従事者の価値観だけでなく，患者を取り巻く様々な状況の中で，多種多様な価値観のもと判断がなされなければな

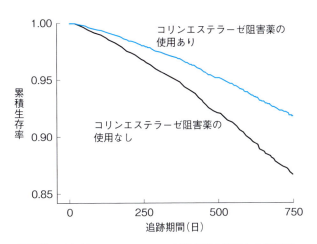

図2　中枢性コリンエステラーゼ阻害薬の使用と心筋梗塞，総死亡リスク（Nordström P, et al. Eur Heart J. 2013; 34: 2585-91[14]）

第2章 ケースで学ぶ処方提案

| 表4 | 中枢性コリンエステラーゼ阻害薬の使用と心筋梗塞，総死亡のリスク |

（Nordström P, et al. Eur Heart J. 2013；34：2585-91[14]）

■心筋梗塞発症と死亡の複合アウトカム
　　調整ハザード比 0.66〔95％信頼区間 0.56-0.78〕
■心筋梗塞発症
　　調整ハザード比 0.62〔95 信頼区間 0.40-0.95〕
■総死亡
　　調整ハザード比 0.64〔95 信頼区間 0.54-0.76〕

らない．つまり，医学的な妥当性のみならず，患者個別の状況に応じて，家族，介護者の価値観なども踏まえ，慎重な対応が求められるといえるだろう．最終的な価値判断を行う際，このようなエビデンス情報は重要な役割を果たすといえる．薬物治療中止にどんなメリット（ベネフィット）とデメリット（リスク）があるのか，その程度を客観的に共有できるからである．

フルニトラゼパムの継続要否

　フルニトラゼパムをはじめとするベンゾジアゼピン系薬剤には，認知症[15-18]との関連や肺炎発症リスク[19]，転倒[20]，骨折[21,22]など様々なリスクが報告されている．なお，認知症の関連については不明とした報告[23,24]もある．

　本症例では既に寝たきりの状態であること，認知症は末期の状態であることを踏まえると，転倒リスクや認知症発症リスクは臨床上，大きな問題とはならないかもしれない．また肺炎リスクについては，高齢者においては明確なリスク上昇を示さない，という研究報告[25]もある．

　意外なことに，超高齢者におけるベンゾジアゼピン系薬剤そのものリスクの程度はかなり曖昧である．誤解があるといけないのだが，あくまで"相対的に曖昧"ということであり，害がないといっているわけではない．たとえば，肺炎リスクに関してはベンゾジアゼピンを服用しているというよりは，認知症の合併症としての肺炎や，加齢そのもの方が，リスク因子としてのインパクトが強いかもしれない．患者の状態が落ち着いており，介護者や家族との関係性も問題ないようであれば，必ずしも今すぐに薬剤投与を中止すべき，ということ

でもないかもしれない（とはいえ，必ずしも飲み続けなければいけないというものでもない）．

処方提案

　超高齢認知症患者において，その薬物療法中止がきっかけで，患者の精神状態などが変化してしまうことはありうる．それによって患者とその家族（介護者）を取り巻く人間関係が悪化してしまうことは，薬による有害事象と同じように重大な問題であるといってよい．場合によっては，介護をしている患者家族が，患者本人に対して，つらくあたってしまうこともあるかもしれない．認知症周辺症状が介護者に与える心理的，精神的負担は想像以上に大きいものだ．

　認知症患者では事実と経験を保持する宣言記憶は失われても感情は残るといわれている[26,27]．薬物治療中止によりもたらされた患者–介護者（患者家族）間の関係性悪化が，当の患者にとって，どんな感情を与えうるのだろうか．そこに残されるのは，悲しみや苦しみの感情だけではないだろうか．余命が限られているということ，つまり患者の死を前に，わずかな有害事象リスク低減の代償として，大切な人との関係性を引き裂いてはならないと筆者は考える．
　もちろん，無益有害な薬剤の漫然投与は，避けるべきである．しかし，多少の有害事象リスクが存在するのだとしても，人と人との関わりあいの中で，楽しい感情，幸福な感情，そういった感情を患者本人に与えることができることは，命の限られた人にとってとても大切なことだと思う．医療が人を助けるのではない．人が人を助けるのだから．

　どんな臨床判断をすればよいのか，判断する時点では結局のところ何もわからないかもしれない．そこには判断することの困難さが明確に立ち現れる．しかし，我々医療従事者は，その困難さこそを学び続けねばならないのである．
　繰り返しになるが，認知症患者の薬物療法では，介護にあたるスタッフや，患者家族の思い，価値観なども考慮する必要がある．そこには様々な信念対立の可能性が潜んでいるが，患者本人とその家族が抱える苦しみに対して，どのような選択肢を提供できるのか，エビデンスはとても有用な示唆をもたらすはずだ．

第 2 章 ケースで学ぶ処方提案

　また，医師に対して薬剤投与中止提案をする際は，必ず根拠となった論文情報をそえ，リスク/ベネフィットを定量的な仕方で共有すべきである．視覚的に把握できる論文の図表などは積極的に活用したい．

　ドネペジルに関しては，投与中止時のデメリットについてもしっかり情報提供すべきである．しかし，リスクとベネフィットを単に書き散らかすのではなく，最終的な薬剤師としての意見を述べておくことは必要だ．どちらでもよいという根拠を提示することは臨床判断に多様性をもたらす．しかしながら，現場では 1 つの決断をしなくてはいけない．薬剤師の立場として，どのような決断を推奨することができるのか，それを薬剤師の意見として，医師に伝える必要があるだろう．

　なお本症例において，降圧薬であるエナラプリル，排便コントロールに用いている酸化マグネシウムは継続としたが，今後の状態変化により，必要に応じて継続要否を再考すべきである．以下に本症例の処方提案の要点とその後の転帰についてまとめる．

薬剤名	処方提案
ドネペジル塩酸塩 OD 錠 5 mg	徐脈の有害事象あり中止提案．ただし中止のデメリットについても十分な情報提供を行い，最終的には患者の価値観を主軸に臨床判断することを推奨
エナラプリルマレイン酸 5 mg	血圧コントロール良好につき継続
ロスバスタチンカルシウム 2.5 mg	一次予防効果の実効性は少なく中止提案
フルニトラゼパム 1 mg	継続
酸化マグネシウム錠 500 mg	継続

　上記提案において，ドネペジル，ロスバスタチンカルシウムは中止となり，他の薬剤は継続となった．処方変更後まもなく患者の徐脈は改善した．また，患者介護者である家族より「以前は食事の時などに涎が垂れていることが多かったのですが，最近ではそれがなくなったので，薬の副作用だったのでしょうか」と質問があった．

298

7. 超高齢者患者における処方提案［ケース2］

　流涎の症状は処方提案前に収集できていなかった情報ではあるが，おそらくドネペジルが原因薬剤だった可能性が高い．高齢者における食欲不振や体重減少などの症状は"年のせいだから"と軽視されることも多いが，実際には薬剤が原因で起こっていることも少なくない[28]．今回の流涎についても，患者家族は認知症の自然経過として捉えられており，異常な症状として認識されておらず医療者まで情報が伝わっていなかった．本症例では結果的に原因薬剤と思われるドネペジルが中止となったものの，事前の患者情報収集の重要さを改めて思い知らされた事例であった．

■参考文献

1) Todd S, et al. Survival in dementia and predictors of mortality: a review. Int J Geriatr Psychiatry. 2013; 28: 1109-24.
2) Mitchell SL, et al. The clinical course of advanced dementia. N Engl J Med. 2009; 361: 1529-38.
3) Mitchell SL, et al. Prediction of 6-month survival of nursing home residents with advanced dementia using ADEPT vs hospice eligibility guidelines. JAMA. 2010; 304: 1929-35
4) Mitchell SL, et al. The advanced dementia prognostic tool: a risk score to estimate survival in nursing home residents with advanced dementia. J Pain Symptom Manage. 2010; 40: 639-51
5) Kutner JS, et al. Safety and benefit of discontinuing statin therapy in the setting of advanced, life-limiting illness: a randomized clinical trial. JAMA Intern Med. 2015; 175: 691-700.
6) Gill SS, et al. Syncope and its consequences in patients with dementia receiving cholinesterase inhibitors: a population-based cohort study. Arch Intern Med. 2009; 169: 867-73.
7) 日本老年医学会，編. 高齢者の安全な薬物療法ガイドライン 2015. 東京: メジカルビュー社; 2015.
8) Birks J, et al. Donepezil for dementia due to Alzheimer's disease. Cochrane Database Syst Rev. 2006 Jan 25; (1): CD001190.
9) Courtney C, et al. Long-term donepezil treatment in 565 patients with Alzheimer's disease (AD2000): randomised double-blind trial. Lancet. 2004; 363: 2105-15.
10) Raina P, et al. Effectiveness of cholinesterase inhibitors and memantine for treating dementia: evidence review for a clinical practice guideline. Ann Intern Med. 2008; 148: 379-97.
11) Bidzan L, et al. Withdrawal syndrome after donepezil cessation in a patient with dementia. Neurol Sci. 2012; 33: 1459-61.
12) Howard R, et al. Nursing home placement in the Donepezil and Memantine in Moderate to Severe Alzheimer's Disease (DOMINO-AD) trial: secondary and post-hoc analyses. Lancet Neurol. 2015; 14: 1171-81.
13) O'Regan J, et al. Cholinesterase inhibitor discontinuation in patients with Alzheimer's disease: a meta-analysis of randomized controlled trials. J Clin Psychiatry. 2015;

第 2 章 ケースで学ぶ処方提案

76: e1424-31.

14) Nordström P, et al. The use of cholinesterase inhibitors and the risk of myocardial infarction and death: a nationwide cohort study in subjects with Alzheimer's disease. Eur Heart J. 2013; 34: 2585-91.

15) Billioti de Gage S, et al. Benzodiazepine use and risk of dementia: prospective population based study. BMJ. 2012; 345: e6231.

16) Billioti de Gage S, et al. Benzodiazepine use and risk of Alzheimer's disease: case-control study. BMJ. 2014; 349: g5205.

17) Zhong G, et al. Association between Benzodiazepine Use and Dementia: A Meta-Analysis. PLoS One. 2015; 10: e0127836.

18) Gomm W, et al. Regular Benzodiazepine and Z-Substance Use and Risk of Dementia: An Analysis of German Claims Data. J Alzheimers Dis. 2016; 54: 801-8.

19) Obiora E, et al. The impact of benzodiazepines on occurrence of pneumonia and mortality from pneumonia: a nested case-control and survival analysis in a population-based cohort. Thorax. 2013; 68: 163-70.

20) Woolcott JC, et al. Meta-analysis of the impact of 9 medication classes on falls in elderly persons. Arch Intern Med. 2009; 169: 1952-60.

21) Xing D, et al. Association between use of benzodiazepines and risk of fractures: a meta-analysis. Osteoporos Int. 2014; 25: 105-20.

22) Hwang JS, et al. Association of fracture risk with benzodiazepine among adults in South Korea. Int J Clin Pharmacol Ther. 2015; 53: 163-71.

23) Imfeld P, et al. Benzodiazepine Use and Risk of Developing Alzheimer's Disease or Vascular Dementia: A Case-Control Analysis. Drug Saf. 2015 38: 909-19.

24) Gray SL, et al. Benzodiazepine use and risk of incident dementia or cognitive decline: prospective population based study. BMJ. 2016; 352: i90.

25) Dublin S, et al. Use of opioids or benzodiazepines and risk of pneumonia in older adults: a population-based case-control study. J Am Geriatr Soc. 2011; 59: 1899-907.

26) Feinstein JS, et al. Sustained experience of emotion after loss of memory in patients with amnesia. Proc Natl Acad Sci U S A. 2010; 107: 7674-9.

27) Guzmán-Vélez E, et al. Feelings without memory in Alzheimer disease. Cogn Behav Neurol. 2014; 27: 117-29.

28) Alibhai SM, et al. An approach to the management of unintentional weight loss in elderly people. CMAJ. 2005; 172: 773-80.

〈青島周一〉

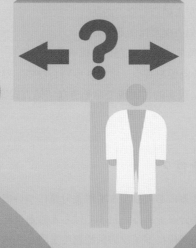

第3章 ● 医師の立場からみた処方提案

第3章 医師の立場からみた処方提案

1 総合病院医師の立場から 薬剤師に期待する処方提案とは

　盟友青島先生から「薬剤師に期待する処方提案」というテーマを頂き，薬剤師と処方提案について改めていろいろと考えてみた．
　"実際にどのくらいの医師が薬剤師からの処方提案を受けているのだろうか"
　"薬剤師が行う処方提案の中身ってどんなものだろうか"
　"処方提案が行われないとしたらその障壁は何か"
　"波風を立てないことがよいことなのか"
　"処方する前段階での処方提案はあるのか"
　"そもそも薬剤師に期待するなんてだいぶ偉そうだ"
　本項では，処方提案の概要をもう一度おさらいしつつ，処方提案を巡る"医師薬剤師間の障壁"や，現実的に実現できそうな"処方提案の落としどころ"を提案してみたいと思う．

そもそも処方提案とは？

　処方提案について考えるにあたり，まず医薬分業について考察しておく．現状日本の医薬体制は医薬分業である．日本ではもともとは医者が薬の処方も調剤も行っていたが，明治時代にドイツの医療制度を取り入れた時から医師が処方を，薬剤師が調剤を担当するようになった．
　医薬分業の歴史は，神聖ローマ帝国時代のフリードリヒ二世（1194〜1250年）までさかのぼる．フリードリヒ二世が毒殺を恐れ，医師が処方した薬剤を薬の専門家である薬剤師にチェックさせたのが始まりといわれている．そもそも医師が処方・調剤・死亡診断すべてを担当することはリスクである．間違いに気付きにくいだけでなく，悪用するような医師も出るかもしれない．少なくとも分業の始まりはそういったリスク回避のためであり，お互いの業務に対するダブルチェックのために生まれた仕組みだった．現在は，皮肉なことに医薬分業が広まったことで，専門職同士のミスコミュニケーションが生まれ，実際

1. 総合病院医師の立場から薬剤師に期待する処方提案とは

に有効なダブルチェックが機能しないという問題点が生まれている．

とはいえ疑義照会などによって，適切に用法用量や記載漏れ，処方日数などはチェックされますよという意見も聞かれる．実際の疑義照会について平成27年度に行われた全国薬局疑義照会調査報告書[1]をみてみると，疑義照会率は処方箋枚数 297,086 枚中 7,607 枚と全体の 2.56％で，中身としては，形式的疑義照会（記載漏れや判読不能）が 21.9％，薬学的疑義照会（用法用量や安全性上の疑義，投与日数に関するもの）が 78.1％だった．このデータからわかることは，疑義照会はたった 2.56％でしか行われていないということであり，残り 97.44％はスルーだということである．疑義照会による薬剤費節減は，推定103億円/年ともいわれ，疑義照会による処方変更が薬剤費節減に大きく貢献している可能性はあるが，それでも，表面的なやり取りしか行われていないともいえるかもしれない（第1章2．も参照）．

そんな背景を受けての処方提案である．処方提案という言葉自体はまだまだ馴染みが薄いかもしれないが，疑義照会という枠組みを超えた医師薬剤師の処方への取り組みが必要とされている．以下，処方提案について具体的に考察していく．

海外における処方提案～米国を中心に～

処方提案を先進的に行っている米国では，薬物治療共同管理（collaborative drug therapy management：CDTM）と呼ばれる制度が導入されている．こ

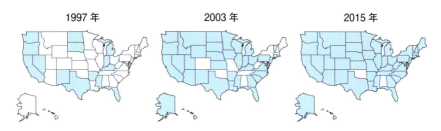

図1　米国における CDTM の経時的な拡がり（American College of Clinical Pharmacy, et al. Pharmacotherapy. 2015；35：e39-50[4]）

CDTM を実践することで，①安全性の向上，②治療アウトカムの向上，③医療費抑制，④QOLの向上などが期待されている．一方で，本邦では CDTM という法制度は認められていない．

第3章 医師の立場からみた処方提案

れは，「条件を満たす薬剤師が，医師と交わした共同業務の契約（プロトコール）に認められた範疇で薬物治療管理を行うこと」と定義されている[2]．具体的には，薬物療法の評価，薬の開始・選択・処方・投与量変更，薬物治療や副作用のモニタリングに関連する臨床検査のオーダー，継続的モニタリング，服薬指導，患者教育などが含まれている．CDTMを導入することで医療費削減につながったという報告[3]が出てから，全米に爆発的に拡がっている（図1）．一方，州ごとに実施できる業務内容が異なったりしているのも現状である．

日本でも認められる薬剤師の処方参画

日本での処方提案への取り組みにおいて，重要な提言が，2010年4月に厚生労働省医政局長通知として発出された「医療スタッフの協働・連携によるチーム医療の推進について[5]」である．医薬分業を推進している我が国において，薬剤師に処方権限はないが，現行制度下で薬剤師が実施可能な業務が具体

表1 薬剤師を積極的に活用することが可能な業務

1. 薬剤の種類，投与量，投与方法，投与期間などの変更や検査のオーダーについて，医師・薬剤師などにより事前に作成・合意されたプロトコールに基づき，専門的知見の活用を通じて，医師などと協働して実施すること

2. 薬剤選択，投与量，投与方法，投与期間などについて，医師に対し，積極的に処方を提案すること

3. 薬物療法を受けている患者（在宅の患者を含む）に対し，薬学的管理（患者の副作用の状況の把握，服薬指導など）を行うこと

4. 薬物の血中濃度や副作用のモニタリングなどに基づき，副作用の発現状況や有効性の確認を行うとともに，医師に対し，必要に応じて薬剤の変更などを提案すること

5. 薬物療法の経過などを確認したうえで，医師に対し，前回の処方内容と同一の内容の処方を提案すること

6. 外来化学療法を受けている患者に対し，医師などと協働してインフォームドコンセントを実施するとともに，薬学的管理を行うこと

7. 入院患者の持参薬の内容を確認したうえで，医師に対し，服薬計画を提案するなど，当該患者に対する薬学的管理を行うこと

8. 定期的に患者の副作用の発現状況の確認などを行うため，処方内容を分割して調剤すること

9. 抗がん剤などの適切な無菌調製を行うこと

的に明示されている（表1）.

　これによれば，米国の CDTM と類似したプロトコール作成も可能な業務として明記されている．このあたりは本邦で現実的にできそうな処方提案について具体例を示して考えていきたいと思う．

具体的な "処方提案の落としどころ" ～病院薬剤師編～

　病院勤務医の立場からいえば，病院薬剤師は処方提案を実践するにあたってかなり多くのメリットがある．処方提案の具体例やしやすくなるための工夫などについていくつか提案したい．

① 医師・薬剤師の協働の場の創出

　病棟業務などで医師と薬剤師が時間をかけて処方内容について話し合う機会は実はあまり多くないのではないだろうか．まずは，医師と共有する時間を増やすことが先決である．担当病棟の医師が行っているカンファレンスや回診には時間が許す限り参加し，医師が考えていることを理解したり，必要な時に情報提供したり，といった地道な活動が医師との信頼関係構築には必要である．たとえば，ICU ラウンドに薬剤師が同席してアドバイスをすることが，ICU 内の薬物副作用の減少，ICU 在室日数の短縮，医療費の抑制に有効だった[6]という報告がある．

　まずは医師の回診やカンファレンスに陪席したり，医師と合同で薬剤処方に特化したカンファレンスを開催するなどの共通の場を創出することが重要になる．場合によっては，院内横断チームでの協働なども突破口になることがある．医師とフランクに話し合える場を作ることが，処方提案の第一歩となると考えている．

② 持参薬確認と代行処方

　病棟薬剤師業務が増える中，持参薬確認を行っている薬剤師は多いのではないだろうか？　持参薬を確認し，患者が服用している薬剤を正確にリストアップすることは非常に重要である．実は，服用薬剤リストが不十分だと薬剤関連の有害事象が増えるという報告[7]もある．

　また，持参薬を確認し医師に報告する際に，相互作用や副作用チェックを行

第 3 章 医師の立場からみた処方提案

い，必要性の再評価をしてから主治医に報告することで処方提案につなげることができる．ただし，持参薬の場合には主治医・病棟薬剤師のみならず，かかりつけ医（処方元）や患者・家族の意見を十分に組み入れて調整を検討する必要がある．

③ 院内プロトコール作成/採用薬剤の適正化

これは上述の厚生労働省医政局長通知にも掲載されているが，日本病院薬剤師会は，医師・薬剤師などにより事前に作成・合意されたプロトコールに基づく薬物治療管理（protocol based pharmacotherapy management：PBPM）として，その実践を推奨[8]している．

このプロトコール作成のポイントは，"役に立つ"ことだと思う．まず最初に行うべきは，課題の抽出であり，現場で困っていることの解決のために策定するプロトコールであることを意識する．たとえば，診療ガイドラインが遵守されていない状況，疑義照会の件数が多い処方，費用対効果の悪い処方などを対象として，各職種が集まり各立場からの意見抽出，解決案の作成を行う．最終

表2 日本病院薬剤師会に報告された PBPM の実践例（一般社団法人日本医療薬学会. プロトコールに基づく薬物治療管理〔PBPM〕導入マニュアル. ver. 1. 2017[8]）

処方監査と入力支援（負担軽減）
- 入院患者の定期処方の入力支援（筑波大学病院など）
- 入院患者の処方の疑義照会結果の入力支援（徳島大学病院など）
- 持参薬の監査と処方入力支援（大分大学病院など）

検査オーダと投与量の適正化
- TDM の検査オーダの入力支援（名古屋大学病院，大分大学病院など）
- ワルファリン投与患者の PT-INR 検査支援（広島市立安佐市民病院など）

術前術後の検査や処方支援
- 術前中止薬説明・同意説明（福井県済生会病院など）

薬剤師の専門性の活用
- 抗がん薬治療レジメンの共同管理（JA 北海道網走厚生病院など）
- 抗菌薬適正使用のための薬剤師による感染症治療支援業務（熊本機能病院など）
- HIV 患者に対する薬剤選択，服薬計画の立案と外来患者指導（三重大学病院など）

外来指導への参画
- 経口抗腫瘍分子標的薬の副作用防止指導と副作用確認（大阪府立呼吸器・アレルギー医療センターなど）
- 精神科外来の特定薬剤副作用評価（己斐ヶ丘病院など）

的には病院としての正式な決定・取り決めとすることで，公的な処方提案にしてしまうのである．こういった仕組みを利用して全体的な処方の取り決めをしてしまうやり方は，正攻法かつ有効なやり方である．同様に院内の薬事委員会などで，採用薬剤の調整などを行うことで，使用可能な薬剤を制限し適切な処方へ導くという方法もまた重要になる．

表2にPBPMの実践事例を紹介する．

具体的な"処方提案の落としどころ"〜薬局薬剤師編〜

正直なところ，薬局薬剤師と病院医師との接点はかなり少ないのが現状だろう．このための突破口になるのは何か，そして，その関係性の中でできる"処方提案の落としどころ"は何かを考察してみる．

① まずは疑義照会から

どの薬局薬剤師でもあり得る病院医師との接点は疑義照会の場面だろう．疑義照会は電話で行われることが多く，まずこの時点で顔と顔がみえていない関係性でのやり取りであることはきちんと認識しておく必要がある．最初からコミュニケーションの段階として，相互理解が難しいレベルなのである．さらに電話でのやり取りには時間的制約が出てくる．特に医師が疑義照会を受けるタイミングの多くは外来診療中であり，基本的には電話をかけることで，相手側で行われているコミュニケーションの遮断を引き起こしている可能性があることを想像しておくとよいだろう．

その前提のうえで疑義照会を行う際には，わかりやすく，要点を簡潔に，相手に配慮して，といった3点を意識したプレゼンテーションを心がけたい．

② 病院医師と直接会うこと

コミュニケーションの段階を深め，より具体的な提案ができるようにするためには，直接会う機会をもつのが最もよいだろう．最初は病院で開催される勉強会やカンファレンスなどに参加して面識をもつことから始める．

人間は，知らない人間には冷たくできるが，知っている人間に対しては冷たくできないものである．この関係性の構築がその後の様々な処方提案や疑義照会に生きてくると思ったらよい．一朝一夕にはいかない地道な作業だろう．

第 3 章 医師の立場からみた処方提案

処方提案を巡る "医師・薬剤師間の障壁"

やはり医師と薬剤師の間には様々な障壁があるのを実感している．処方提案
の具体案を実践していくにあたって，障壁となり得る代表的な要因について考
察する．

① 権威勾配

現在の医療現場では医師とそれ以外の職種間で大きな権威勾配が生まれてい
るのは事実である．やはり医者は偉そうなのである．そして，医師はそれに無
自覚であることも多い．相手が権威勾配を感じると，不安に思っていることや
懸念事項を表出することができにくくなる．権威勾配は患者予後を悪くする可
能性があることが報告[9]されている．権威勾配が強い場合，医師に処方提案を
することはしばしば非常にハードルが高く，まずは相手のプライドを傷つけず
に関係性を作るところから始めることをお勧めする．

② 信念対立

医師も薬剤師もそれぞれの知識背景をもとにそれぞれの業務を遂行しようと
している．そして，お互い「患者の健康のため」という共通目標をもって業務
にあたっているにもかかわらず，実際に行おうとしていることが競合すること
がしばしば発生する．この医療者同士の対立を信念対立とか信念葛藤と呼んで
いる．この競合は医療従事者の仕事上のストレスの主要なものの1つ[10]で，医
療者同士だけでなく，患者や患者家族との間でも起こりうる葛藤である[11]．信
念対立の解決のためには，まず自身をメタ認知して，関心相関性という考え方
を通して，自己の信念もまた相対的なものであることを認識することが第一歩
になるだろう（詳細は第1章6．を参照）．

③ 相互不理解

医師も薬剤師も意外とお互いの業務内容について理解していないかもしれな
い．たとえば，医師の具体的な業務内容や処方意図，患者とのコミュニケー
ションや説明内容などはしばしば十分に伝わっていないことがある．相互に理
解していない専門職が協働するにあたって，4段階の階層が報告[12]されてい
る．図2の階層モデルで考えれば，いうまでもなくコラボレーションを目指す

308

1. 総合病院医師の立場から薬剤師に期待する処方提案とは

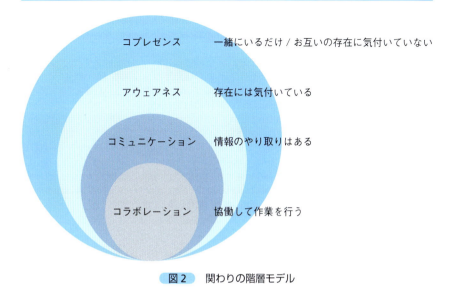

図2 関わりの階層モデル

べきである．この階層間の橋渡しが重要であり，まずはお互いの存在に気付くところから始め，徐々に情報のやり取りを繰り返し，最終的に共同作業を目指していくことが重要になる．

古来，医師と薬剤師は適正な処方のために分業化された．長い年月を経て，この分業化が仇となって十分な連携に至っていないのが現状だろう．これから医師と薬剤師の関係性の再構築を目指していく．お互いに専門性を生かした有機的な連携の形としての処方提案が各地で進んでいくことを期待したい．

■参考文献
1) 鹿村恵明, 他. 平成27年度全国薬局疑義照会調査報告書. 公益社団法人日本薬剤師会委託事業. 2016.
2) Hammond RW, et al. ACCP position statement: Collaborative drug therapy management by pharmacists-2003. Pharmacotherapy. 2003; 23: 1210-25.
3) Carmichael JM, et al. Collaborative drug therapy management by pharmacists. Pharmacotherapy. 1997; 17: 1050-61.
4) American College of Clinical Pharmacy, et al. Collaborative drug therapy management and comprehensive medication management-2015. Pharmacotherapy. 2015; 35: e39-50.
5) 厚生労働省医政局長通知（医政発0430第1号）. 医療スタッフの協働・連携によるチーム医療

第 3 章 医師の立場からみた処方提案

の推進について. http://www.mhlw.go.jp/shingi/2010/05/dl/s0512-6h.pdf

6) Kaboli PJ, et al. Clinical pharmacists and inpatient medical care: a systematic review. Arch Intern Med. 2006; 166: 955-64.

7) Nassaralla CL, et al. Implementation of a medication reconciliation process in an ambulatory internal medicine clinic. Qual Saf Health Care. 2007; 16: 90-4.

8) 一般社団法人日本医療薬学会. プロトコールに基づく薬物治療管理 (PBPM) 導入マニュアル. ver. 1. 2017. http://www.jsphcs.jp/cont/16/0613-1.pdf

9) Dayton E, et al. Communication failure: basic components, contributing factors, and the call for structure. J Qual Patient Saf. 2007; 33: 34-47.

10) McVicar A, et al. Workplace stress in nursing: a literature review. J Adv Nurs. 2003; 44: 633-42.

11) Chou LP, et al. Job stress and burnout in hospital employees: Comparisons of different medical professions in a regional hospital in Taiwan. BMJ Open. 2014; 4: e004185.

12) 松下 温, 他, 人間のかかわりの階層化の試み. 情処研報. 1993; 93: 1-5.

〈矢吹　拓〉

第3章 医師の立場からみた処方提案

2 診療所医師の立場から　薬剤師に期待する処方提案とは

　ひとくちに診療所といっても，セッティングによりその在り様は様々である．ここでは，プライマリケアを担う町医者（診療所医師）の立場から，薬剤師にどのような処方提案を期待しているかについて述べたい．

　私が伝えたいことは2点あり，処方提案の「手段」と「内容」についてである．前者については特にトレーシングレポートのことを，後者については添付文書にとどまらない情報を積極的に提供していこう，という思いについて勝手気ままに述べさせていただいた．

トレーシングレポートを活用しよう！

　診療所で処方を行う場合，自院での院内調剤と，調剤薬局による院外調剤の2通りの調剤パターンがあり，多くの患者は後者のパターンで薬を受け取る．

　筆者が勤めるやわらぎクリニックの門前薬局からの処方提案には，大きく2つの方法がある．1つはいわゆる疑義照会であり，そしてもう1つがトレーシングレポート（服薬情報提供書）を用いた提案である．これが非常に役立つ．

① トレーシングレポートとは？

　トレーシングレポートとは，調剤薬局から処方元の医療機関（処方医）宛に，FAXなどを用いて処方に関する情報提供を行う文書である．図1に，例として三重大学医学部附属病院薬剤部のものを紹介する[1]．この文書は，インターネット上で無料ダウンロードできる．三重大のものを紹介する理由は，ご覧の通り医師からの返信欄がついており，双方向的なコミュニケーションが可能という点で優れているからだ．

　このトレーシングレポートを当院から門前薬局に紹介し，適宜利用してもらっているのだが，情報共有に日々役に立っている．緊急性が高い場合は，電話による疑義照会（この表現が好きか嫌いかは別として）が行われる．投与禁

JCOPY 498-07922

311

第3章 医師の立場からみた処方提案

FAX：三重大学病院薬剤部 059-232-1201

FAX の流れ：保険薬局 → 薬剤部 → 処方医師

<注意> この FAX よる情報伝達は、疑義照会ではありません。
疑義照会は通常通り担当医へ電話にてお願いします。

処方医師＿＿＿＿＿＿ 科＿＿＿＿＿ 先生御侍史 報告日：＿＿＿年＿＿月＿＿日

薬剤情報提供書（トレーシングレポート）

患者 ID：
患者名：

保険薬局 名称・所在地

□ **患者は処方医師への報告を拒否していますが、治療上重要と考えられるので報告致します。**

TEL：＿＿＿＿＿＿ FAX：＿＿＿＿＿＿
担当薬剤師名：＿＿＿＿＿＿＿＿＿ 印

処方せんに基づき調剤を行い、薬剤交付いたしました。
□ 薬剤の使用状況、症状等
□ 処方内容に関する提案事項
　　　につき、ご報告いたしますので、ご高配賜りますようお願い申し上げます。

所見

薬剤師からの提案事項

　なお、大変お手数をおかけしますが、提案事項について先生のお考えをお聞かせいただき、今後の参考とさせていただきたいと存じます。
　よろしければ、下記にご記入いただき、返信いただければ幸いです。

返信欄

対応（医師記入欄）
　□ 報告内容を確認しました。
　□ 次回から提案通りの内容に変更します。
　□ 提案の意図は理解しましたが、現状のまま継続し、経過観察します。
　□ 提案の内容を考慮し、以下の様に対応します。

　　　年　　　月　　　日　　　　　医師名＿＿＿＿＿＿

※**本用紙をお受け取りになった医師は返信欄にコメント**いただき、**学内便等にて当院薬剤部へご返送**ください。

図1 トレーシングレポート

三重大のトレーシングレポート．返信欄がついており双方向的なコミュニケーションが可能である．

忌である場合，投与量に明らかな誤りがある場合などがこれにあたる．一方，緊急性は乏しいが伝達が必要と感じた場合，トレーシングレポートを利用するとよい．

② トレーシングレポートの強み

　トレーシングレポートにより，緊急性は乏しいが比較的重要な PIMs（potentially inappropriate medications：潜在的な不適切処方）や，処方にまつわる様々な気付きなど，伝えておくべきではあるが診療を妨げてまで電話しにくい（疑義照会しにくい）情報について，薬剤師から処方医に伝達することができる．

　医師の立場からすると，余裕のない外来の合間に伝えられるのではなく，少し余裕が出てきた時に確認できるため非常にありがたい．薬剤師にとっても，医師に余計な気を遣わなくて済む分，情報提供しやすくなる．「本来伝えるべきことをしっかり伝える」ことを繰り返すことで，薬剤師のプロフェッショナリズムを育むことができるだろう．「伝えるべきことを伝えていない」という思いを解決しないまま処方箋通りに調剤し続ければ，プロフェッショナリズムは崩壊するのではないだろうか．処方医とコミュニケーションの齟齬を繰り返し，重要だとわかっていても伝えられなくなり，自尊心についた傷がこれ以上深くならないよう，気がつけば自己防衛本能として事なかれ主義が身に付いたと切実に話す薬剤師に出会ったことがある．

　トレーシングレポートの利用はこのような悪循環を絶つチャンスにもなる．繰り返しになるが，トレーシングレポートの存在は，医師にとっても薬剤師にとっても，そして患者にとっても非常に有用な情報伝達ツールなのである．

③ Poly-doctors は polypharmacy をつくる !?

　複数の医療機関を受診している患者の処方には，医師のみならず薬剤師も十分注意を払う必要があるだろう．外来患者の処方整理は，入院患者の処方整理に比べて一般的に難易度が高いように感じる．理由の 1 つとして，時間的制約が大きい外来診療では，内服内容の全貌把握および一元管理を行いにくいことが挙げられる．また，たとえ他院の問題処方を認識したとしても重大なものでなければ，指摘するにはハードルが高い．他の医療機関により処方されている PIMs は指摘しづらいものなのだ．PIMs に気付いていても医療機関同士が指摘

第 3 章 医師の立場からみた処方提案

し合わないこともあるだろうし，指摘したとしても煙たがられることもあり，互いに敬遠しあうことはままある．そもそも処方を最適化するというアイデアをもたない医療機関を受診している患者も存在するだろう．

これらを踏まえると，複数医療機関に通院している外来患者のポリファーマシーについては，調剤薬局の薬剤師がゲートキーパーの役目を果たすのが理に叶っているように思う．処方内容の全貌について把握し，患者や各処方医と適宜コミュニケーションを取ってほしい．その際トレーシングレポートは，処方医との情報交換の際，調剤薬局の薬剤師の心強い味方になるだろう．

以上のように，トレーシングレポートは非常に有用な情報伝達ツールであるが，現時点では導入している調剤薬局は非常に少ない印象である．ぜひとも積極的に取り入れてもらえればと思う．もちろん，文書のみで伝わりにくい場合もある．時には膝と膝を突き合わせて，直に思いを伝えるのも大切だろう．

添付文書を越えた情報提供を行おう！

投与量の明らかな誤りや，投与禁忌の薬剤を認識し，情報伝達するのはいうまでもなく非常に大切である．しかし，診療時にほしい情報はこういった極端なもののみではない．目の前の患者にその薬を処方することにより，どのようなベネフィットやリスクが発生しうるのか．そういった情報を臨床医は知りたいのだ．

添付文書は確かに重要な情報である．しかし，そこにある内容のみでは上述のようなことを知るには明らかに不十分である．たとえば，抗菌薬を選択する際，添付文書内の情報のみでは不十分である．不十分どころか不正確なものまで紛れ込んでいる（悲しいことではあるが，事実である）．では，どのような情報があれば，処方の最適化が可能になり，そして患者の豊かな人生に貢献できるのだろうか．

① 外来診療はけっこう忙しい！

少し話は逸れてしまうが，上述の通り，診療所での外来診療はけっこう忙しいのである．厚生労働省「社会医療診療行為別調査」，「医療施設調査」などを参考にすると，医師 1 人が 1 日で診る外来患者数は平均 40 名前後であり，外

来診療にあてる時間をたとえば5時間とすると1人7.5分となる．このように限られた診療時間の中，薬剤についての詳しい情報を調べたいと思っても，なかなか難しいという医師も多いはずである．そんな時に薬剤師からの情報が得られれば，救われる医師・患者がたくさん現れるのではないだろうか．

② どんな情報がほしいか？

薬剤師からの積極的な処方にまつわる情報提供があれば心強い．しかし現状は，添付文書を越えるような情報については自分で調べざるを得ない．それが医師の務めであり当然だろうという意見もあるだろうが，薬剤師の務めでもあるのではないだろうか．

ある処方に問題があるかどうかをチェックする方法は様々である．"STOPP criteria"や"Beers criteria"のような explicit criteria（明示的な基準）を機械的に活用するのみだと，問題処方をピックアップするには不十分である．これは，各 criteria を知っておく必要がないということを意味しているわけではない．Criteria や診療ガイドライン，そして処方に関する重要性の高いエビデンスについては触れておき，必要時に引っ張りだせるようにしておく必要はあるだろう．

ありがたいことに，添付文書の情報についてはインターネットに接続しさえすれば，瞬時に確認可能である．そして各 criteria，診療ガイドライン，個々の処方にまつわるエビデンスといった情報も，インターネットに接続すれば入手可能なものがかなりある．

③「インターネットが使えない！」

インターネットは苦手，という薬剤師もいると思う．使いこなせることは理想ではあるが，必須ではない．特に，今まで使ってこなかった年配の薬剤師が今から習得するというのは確かに酷であり，効率もよくないだろう．個人が扱えるかどうかよりも，チームとして扱えるかどうかが大切である．当院でも私の父はインターネットを使わないので，情報に関しては私が適宜サポートしている．つまり，インターネットを使えるスタッフが使えないスタッフを適宜サポートすれば，それでよいのである．一方，父からはこれまでの膨大な経験からの，あるいは外科医の視点からのアドバイスを受けている．インターネットで調べても出てこないような珠玉のパールを伝授してもらえることもある．

第 3 章 医師の立場からみた処方提案

責める文化があったり，承認欲求が満たされにくい環境で働いていたりする場合，情報収集が苦手なスタッフ，あるいは逆に情報収集能力が卓越したスタッフそれぞれが孤立しうる．しかしそれでは非常にもったいない．インターネットからの情報収集が苦手でも，コミュニケーションが上手で患者からの情報収集がめちゃくちゃ上手だという年配の薬剤師もいるだろう．コミュニケーションには難ありだが，情報収集は得意だという若手もいるだろう．両者とも問題視されがちであるが，チームで多様性を共有し，得意分野を上手に活かし合うことができれば，よいチームをつくることはできるだろう．スラムダンクにおける湘北メンバーは，互いの長所を活かすことで絶対王者である山王工業と互角に渡り合うことができた[2]のと同様に（ネタバレに配慮した表現にしているつもりである），凸凹なチームでもよい結果を残せる，というようなことは時々経験する．全員がすべてのことに秀でている必要は一切ないのである．

④ MAI を参考に患者からの情報収集を！

患者から得たい情報とはどんなものだろうか？　Implicit criteria（黙示的な基準），たとえば適正処方インデックス MAI（medication appropriateness index）を参考にしてみてほしい（表 1）．この中に自分にない視点が 1 つでもあれば，それを意識してみるだけで日常業務に少しは役立つだろう．最適処方のためのチェックポイントについてチームで検討し，共有することは非常に有用である．

Explicit criteria やガイドラインに基づいているか否かの判断，あるいは処方に関するエビデンスの収集については，人工知能（artificial intelligence: AI）に取って代わられる時代が早晩来るだろう．しかし implicit criteria のようなアートの要素が強い基準については，機械的なチェックは難しい．MAI をきちんとチェックするには，一歩二歩踏み込んだ積極的な情報収集が必要になる．患者や医師と膝を付き合わせて対話し，上手に情報収集・情報提供してほしいと思う．

⑤ 診療所の医師は質の高い情報を渇望する

さて，少人数体制の診療所の弱点を赤裸々に告白したいと思う．情報弱者になる傾向，密室の医療になる傾向は否定できない．いい加減な診療をしても，生涯教育を怠ったとしても，誰もツッコミを入れてくれないかもしれない．診

2. 診療所医師の立場から薬剤師に期待する処方提案とは

表1 MAI（medication appropriateness index）（文献 3，4 を参考に作成）

MAI の 10 項目	最適処方のためのチェックポイント
①Indication 適応はあるか？	□禁忌ではないか？　□エビデンスの乏しい薬剤ではないか？　□高齢者に使用すべき薬剤か？　□そもそも診断は正しいか？　□症状が軽い・自然軽快傾向にもかかわらず処方していないか？　□非薬物療法で対応可能ではないか？　□余命から逆算して，患者に利益を与えない予防薬を内服していないか？
②Effectiveness 効果はあるか？	□（疾患・症状をコントロール不可能にもかかわらず/既に改善しているにもかかわらず）漫然と処方・do 処方していないか？　□明らかに害が利益を上回っている（今後上回りうる）ということはないか？　□NNT（number needed to treat）は考慮しているか？
③Dosage 用量は合っているか？	□不適切に多い/少ないということはないか？　□年齢・体格・腎機能を考慮しているか？　□添付文書を遵守するあまり低用量になっていないか？（特に抗菌薬などでよくみられる）
④Directions 指示は正しいか？	□適切な投与方法か？（抗菌薬やオピオイドを不均等な間隔で投与など）
⑤Practicaly 指示は現実的か？	□堪え難いほどの負担になっていないか？（仕事の都合で昼間は飲めない/不必要に 3 錠分 3/吸入の手技が困難/非常に高価で継続困難/血中濃度モニタリングが大変など）
⑥Drug-drug interaction 薬物間相互作用はないか？	□拮抗・増強する薬剤の使用はないか？　UpToDate の "Drug Interactions" やアプリ "epocrates" でヒットしないか？
⑦Drug-disease interaction 副作用は出ていないか？	□NNH（number needed to harm）はどの程度か？　□特定の疾患の増悪につながる禁忌処方はないか？　□Prescribing cascade はないか？
⑧Unnecessary duplication 不要な重複はないか？	□他院でも同様の処方がされていないか？　□お薬手帳を複数持っていないか？　□同系統薬剤の重複はないか？（ARB＋ACE 阻害薬など）
⑨Duration 期間は正しいか？	□処方期間が短すぎる・長すぎるということはないか？（菌血症なのに抗菌薬が 5 日で終了になっている/ビスホスホネートを 5 年以上使用している）
⑩Expensiveness 効果と安全性において同等な，より安価な薬はないか？	□不必要に高価な処方を選択していないか？（無駄に新薬，無駄に ACE 阻害薬ではなく ARB など）　□ジェネリックは検討してみたか？　□一石二鳥な薬に変えられないか？

（※）たとえば，余命 1 年未満の患者への 1 次・2 次予防目的のスタチン中止により臨床アウトカムを変えることなく，QOL 改善や医療費削減ができたという研究結果がある[5]．スタチンに限らず他の予防薬についても，患者の余命や余命 1 年未満であるかどうかを正確に予測することは難しいが，"surprise" クエスチョンを利用する方法がある．"この患者が 1 年後に死亡して私は驚くだろうか" と自問自答し，驚かないのであれば 1 年以内の死亡のハザード比 7.787（p<0.001）とされる[6]．

第3章 医師の立場からみた処方提案

療内容についてディスカッションする機会も多いとはいえない．製薬会社の情報を批判的吟味なしで処方してしまうこともあるだろう．インターネットで情報収集しない，医学書を読まない，勉強会に出て行かない，症例検討会を行わないという状況であれば，診療の質を担保することは叶わなくなるだろう．

しかし，医師免許を所有しさえすれば，診療の質を問われず自由に処方できてしまうのが現状である．このおかしな現状に愚痴をいっていても何も始まらない．見て見ぬフリをしていても始まらないのだ．

以上，診療所医師の立場から薬剤師に期待する処方提案について好き勝手に述べさせていただいた．薬剤師が処方にまつわる情報を医師・患者に提供することの重要性は明らかである．ぜひとも医療チームの一員としてサポートし，ひいては患者の幸せに貢献してほしい．

■参考文献
1) 三重大学医学部附属病院薬剤部ホームページ．http://www.hosp.mie-u.ac.jp/pharmacy/contents/report.php
2) 井上雄彦．SLAM DUNK．25～31巻．東京：集英社(ジャンプ・コミックス)；1995, 1996.
3) Gokula M, et al. Tools to reduce polypharmacy. Clin Geritr Med. 2012; 28: 323-41.
4) 北　和也．そもそも"ナゾ処方"とは？　不適切処方をしない/放置しないための8箇条．総合診療．2016; 26: 451-8.
5) Kutner JS, et al. Safety and benefit of discounting statin therapy in the setting of advanced, life-limiting illness: a randomized clinical trial. JAMA Intern Med. 2015; 175: 691-700.
6) Moss AH, et al. Prognostic significance of the"surprise"question in the cancer patients. J Palliat Med. 2010; 13: 837-40.

〈北　和也〉

索引

■ あ行

曖昧な疑義	17
アセトアミノフェン	69
アドヒアランス	279
アトルバスタチン	117, 234
アブレーション	144
アムロジピン	103
アモキシシリン	75
アリピプラゾール	251
アルツハイマー型認知症	288
アロプリノール	222
アンチバイオグラム	183
イコサペント酸エチル製剤	282
医師-薬剤師連携	4
一次情報	68
遺伝ゲノム学	30
医療関連感染	189
ウイルス性筋炎	119
黄色ブドウ球菌菌血症	195
横紋筋融解症	117
オランザピン	251
オルメサルタン	104

■ か行

ガイドライン	12
過活動膀胱	278
かかりつけ薬剤師	114
関わりの階層モデル	309
風邪	92
カテーテル関連血流感染	189, 208
カテーテル関連尿路感染	189
仮面様顔貌	255
カルバマゼピン	164

簡易精神症状評価尺度	245
感染制御チーム	176
感染性心内膜炎	195
疑義照会	2, 9, 32, 127, 303, 311
急性上気道感染症	96
急性腎障害	69, 214
胸水貯留	22
クアゼパム	263
クエチアピン	251
グラム染色	176
クラリスロマイシン	75, 95
クリニカルパス	161
グリメピリド	83, 281
クレアチンキナーゼ	117
クロザピン	251
クロルプロマジン	248
形式的疑義照会	9, 303
血液透析	232
結核	184
検査値	117
原著論文	12
見当識障害	162
抗凝固薬	142, 144
抗菌スペクトラム	184
抗菌薬	92, 174
抗菌薬適正使用支援チーム	176
高血圧	278
構造構成主義	55
高尿酸血症	222
抗不整脈薬	144
抗利尿ホルモン不適合分泌症候群	26
コミュニケーション	157
混合性結合組織病	168

■ さ行

酸化マグネシウム	125
ジアゼパム	263
糸球体濾過量	214
志向相関性	55
ジゴキシン	79
持参薬	305
脂質異常症	278
市中肺炎	179
ジフェニドール	105
ジフルプレドナート	109
手術部位感染	189
症候性低血圧	101
処方カスケード	33, 105, 139
処方参画	32
処方提案	19, 127
徐脈	293
腎盂腎炎	200
神経障害性疼痛	278
腎硬化症	216
人工呼吸器関連肺炎	189
人工知能	316
心臓超音波検査	143
信念対立	4, 52, 297, 308
信念対立解明アプローチ	54
真のアウトカム	244
シンバスタチン	78
心房期外収縮	143
信頼を築いたうえでの処方提案	34
診療陪席	136
錐体外路症状	250
水疱性類天疱瘡	110
スタチン	232
スペクトル	201
スボレキサント	76
セファゾリン	197, 204
セフェピム	191, 206
潜在的な不適切処方	313

センノシド	256
せん妄	164
ゾテピン	263
ゾルピデム	164

■ た行

対症的薬剤	280
対人業務	67
多併存疾患	270
チームワーク	49
遅発性ジスキネジア	249
超高齢者	266
痛風	222
低ナトリウム血症	22, 164
添付文書	11
統合失調症	248, 258
糖尿病	152, 278
ドネペジル	288
トピロキソスタット	225
トラマドール	69
トリアゾラム	76
トレーシングレポート	33, 35, 311
ドンペリドン	170

■ な行

2型糖尿病	82
ニフェジピン	76
認知症	152

■ は行

肺炎球菌	187
敗血症性ショック	199
パターナリズム	245
発熱性好中球減少症	206
パリペリドンパルミチン酸エステル	
	260
バンコマイシン	191, 208
病態生理	21
フェブキソスタット	222

副作用の分類	36
服薬情報提供書	311
フルコナゾール	170
フルニトラゼパム	288
プレガバリン	283
フロセミド	22
ブロナンセリン	254
プロベネシド	225
プロメタジン	255
平均余命	267
ベザフィブラート	282
弁証法的対立	52
ベンズブロマロン	225
訪問診療	136
ボグリボース	281
ボノプラザン	75
ポリファーマシー	33, 64, 135, 314

■ ま行

マルチモビディティ	135, 270
慢性腎臓病	214, 232
ミラベグロン	283
明確な疑義	17
メコバラミン	105
メチシリン感受性黄色ブドウ球菌	196
メチシリン耐性黄色ブドウ球菌	208
メチシリン耐性コアグラーゼ陰性	
ブドウ球菌	208
メトロニダゾール	75
メロペネム	204

■ や行

薬学的疑義照会	9, 303
薬原性錐体外路症状評価尺度	250
薬剤効果の曖昧性	47
薬剤師外来	136
薬剤性腎障害	217
薬剤耐性	174
薬物治療共同管理	303

薬物動態学	30
薬物動態学的相互作用	37
薬理学	30
薬力学	30
薬力学的相互作用	37
陽性・陰性症状評価尺度	245
用量反応関係	36
予防的薬剤	268, 280, 289
余命	266

■ ら行

ランソプラゾール	75
リスペリドン	263
リナグリプチン	110, 281
リバーロキサバン	78
流涎	299
臨床疑問	84
臨床検査	122
臨床上の懸念	19
臨床推論	21
レボセチリジン	109
レボフロキサシン	170, 179
レボメプロマジン	256, 263
6S モデル	41
ロスバスタチン	288

■ わ行

ワルファリン	71, 194

■ A

A-DROP	181
acute kidney injury（AKI）	214
Advanced Dementia Prognostic Tool（ADEPT）	289
AMR	174
artificial intelligence（AI）	316
Assessment of Belief Conflict in Relationship-14（ABCR-14）	52
AST	176

索引

B

Beers criteria	315
BPRS（Brief Psychiatric Rating Scale）	245

C

CAUTI	189
CDI	184, 189
CGA 分類	214
CHADS₂スコア	143
CHA₂DS₂-VASc スコア	143
chronic kidney disease（CKD）	214, 232
Clostridium difficile 感染症	184, 189
Cockcroft-Gault 式	218
CRBSI	189
CURB-65	181
CYP2D6	72
CYP3A4	78

D

de-escalation	186, 192
definitive	192
dissolution approach for belief conflict（DAB）	54
DOAC（direct oral anticoagulants）	144
DPP-4 阻害薬	110
Drug Induced Extrapyramidal Symptoms Scale（DIEPSS）	250
drug-induced kidney injury（DKI）	217

E

evidence-based medicine（EBM）	39, 106, 245
extensive metabolizer（EM）	72

G・H

glomerular filtration rate（GFR）	214
HCAI	189

I

ICT	176
IgA 腎症	226
iv to po switch	187

M

MAI（medication appropriateness index）	139, 142, 316
MRCNS（methicillin resistant coagulase negative Staphylococci）	208
MRSA（methicillin resistant Staphylococcus aureus）	208
MSSA（methicillin susceptible Staphylococcus aureus）	196

N

NNT（number needed to treat）	46, 112
NSAIDs	69

P

PANSS（Positive and Negative Syndrome Scale）	245
PIMs（potentially inappropriate medications）	313
PISCS（Pharmacokinetic Interaction Significance Classification System）	77
poor metabolizer（PM）	73
prescribing cascade	139
protocol based pharmacotherapy management（PBPM）	306

PSI（pneumonia severity index）
181
PT-INR 194
PubMed 86

Q

QT 延長 170
QT 延長症候群 172

S

SIADH 26, 164

SSI 189
STOPP criteria 315

T

TDM 192
torsades de pointes 170

U・V

urate transporter 1（URAT1） 226
VAP 189

■編著者プロフィール

青島周一（あおしま しゅういち）
医療法人社団 徳仁会 中野病院
NPO 法人 AHEADMAP 共同代表

2004 年城西大学薬学部卒業．保険薬局勤務を経て，2012 年 10 月より医療法人社団 徳仁会 中野病院勤務．2017 年 1 月，NPO 法人 AHEADMAP 共同代表．主な著書に『薬剤師のための医学論文の読み方・使い方（南江堂，2017，共著）』『ポリファーマシー解決！　虎の巻（日経 BP 社，2016，単著）』『薬剤師のための医学論文活用ガイド〜エビデンスを探して読んで行動するために必要なこと〜（中外医学社，2016，共著）』がある．

こうすればうまくいく！
薬剤師による処方提案　ⓒ

発　行　2017 年 12 月 10 日　1 版 1 刷

編著者　青 島 周 一

発行者　株式会社　中外医学社
　　　　代表取締役　青 木　滋

〒162-0805　東京都新宿区矢来町 62
電　話　03-3268-2701（代）
振替口座　00190-1-98814 番

印刷・製本/三報社印刷(株)　　　　　　　〈HI・HU〉
ISBN978-4-498-07922-9　　　　　　　　Printed in Japan

JCOPY　＜(社)出版者著作権管理機構 委託出版物＞

本書の無断複写は著作権法上での例外を除き禁じられています．
複写される場合は，そのつど事前に，(社)出版者著作権管理機構
（電話 03-3513-6969，FAX 03-3513-6979，e-mail: info@jcopy.
or.jp）の許諾を得てください．